How-nual Shuwasystem Industry Trend Guide Book

図解入門
業界研究

最新

医薬品業界の動向とカラクリがよ～くわかる本

業界人、就職、転職に役立つ情報満載

［第7版］

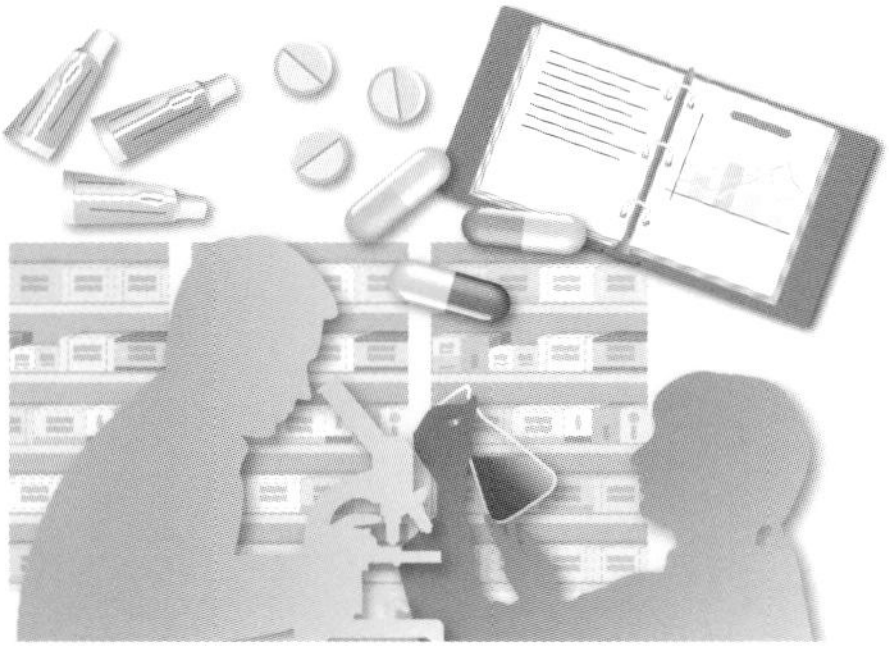

荒川 博之 著

秀和システム

はじめに

2019年末に突然発生した新型コロナウイルス感染症は、近年のグローバリゼーションの進展を踏み台に、驚くべきスピードで世界中に拡散しました。しかも、日々公表される死亡者数の多さには、だれもが恐怖を覚えたに違いありません。それでも、私たちは約3年間のそうした混乱の日々をなんとか乗り越え、感染防止のためのマスクを外し、再び繁華街に繰り出すようになり、平穏な日々を取り返しつつあるような風景がそこかしこに見られるようになりました。

しかし、忘れてはならないことがあります。コロナ禍の深い霧に隠され、私たちがつかの間見失っていたことがあるのです。それは、がん、認知症、循環器病、リウマチなど、私たちの人生に大きな影響を与える疾患が、今もなお世界的に増え続けていることです。しかも、コロナ禍においてはそれらの疾患の治療が後回しにされ、せっかく軽快しつつあった病態が、再び重症化する例も少なからず見られました。

医学・医療は着実に進歩していますが、われわれが克服しなければならない疾患は決して減っているわけではないのです。

拙著の意図は、人間の健康と命を守る方略の一つと考えられる医薬品にフォーカスし、その開発、製造、上市を担う製薬メーカーの来し方を振り返り、将来を展望し、創薬の意義を再確認することにあります。21世紀の最重要産業に位置づけられる医薬品産業に興味を持たれる方々のために、親しみやすいガイドブックとしての役割を果たすことができれば幸いです。

2023年6月吉日　荒川　博之

How-nual 図解入門 業界研究

最新医薬品業界の動向とカラクリがよ～くわかる本［第7版］

●目次

はじめに……3

第1章 医薬品業界の現状

1-1 世界の医薬品産業におけるコロナ禍の影響……12
1-2 コロナ禍でわかった新たな課題……14
1-3 医薬品産業はすでに転換期にあった……16
1-4 多極化する世界の医薬品市場……18
1-5 低迷する日本の医薬品産業①……20
1-6 低迷する日本の医薬品産業②……22
1-7 少子高齢化がもたらす真の問題とは……24
1-8 ジェネリック普及にもマイナス面が……26
1-9 ジェネリック・メーカーの不祥事……28
1-10 ジェネリック供給不足も新たな問題……30

コラム ビタミンの話① 道端でしゃがんで話す若者はビタミンB1欠乏症かも？……32

第2章 国内外大手メーカーの動向と主力製品

2-1 海外進出を加速させる国内大手メーカー……34
2-2 年々拡大する外資系メーカーの国内シェア……36
2-3 武田薬品の欧大手メーカー買収は吉と出るか……38
2-4 新薬1剤でグローバル企業となった大塚ホールディングス……40
2-5 海外に強いメーカーが合併したアステラス製薬……42

2-6 第一三共の柱は医療用医薬品……44
2-7 エーザイは認知症治療薬で世界進出……46
2-8 外資系の傘下に入った日本メーカーは成長……48
2-9 米国ファイザーは大型合併で
世界売上高一位に……50
2-10 ロシュは種々の画期的新薬の開発で
世界トップに……52
2-11 アッヴィは発足数年で
世界のトップメーカーに……54
2-12 ノバルティス・ファーマは
マンモスの結婚で誕生した……56
2-13 メルクは国内外の市場で
ファイザーとしのぎを削る……58
2-14 複数の有力医薬品をそろえる
世界の大手メーカー……60
コラム 日本人は肥満遺伝子を持っている……62

第3章 医薬品業界の仕組みと仕事

3-1 医学・医療の合言葉となったEBM……64
3-2 新薬の開発① 薬理学の基礎……66
3-3 新薬の開発② 治験とは……69
3-4 新薬の開発③ 認可と申請……72
3-5 医薬品開発の分業化
期待されるCRO(開発業務受託機関)……74
3-6 医薬品の輸入と輸出
日米欧共同のガイドライン……76
3-7 医薬品の分類方法……78
3-8 医薬品の製造業にはいろいろな種類がある……80
コラム 薬はいったいどの程度効くのか……82

第4章 製薬企業の組織

4-1 一般的な医薬品メーカーの組織……84
4-2 MRの仕事① 医薬情報担当者と呼ばれるスペシャリスト……86
4-3 MRの仕事② JPMAの行動基準……88
4-4 MRの仕事③ MRの営業が売上の鍵を握る……90
4-5 デジタル情報急増で学術部の業務が拡大……92
4-6 プロダクトマネージャの役割……94
4-7 研究開発(R&D)部門の仕事……96
4-8 生産部門の仕事……98
4-9 海外部門の仕事……100
4-10 法務・財務の仕事……102
4-11 レベルの高い教育研修制度……104
4-12 コミュニティ活動と環境対策……106
4-13 医薬品メーカーのIR活動……108
4-14 卸売業は医薬品産業の毛細血管……110
コラム 漢方は日本の伝統医学①……112

第5章 ドラッグストアと調剤薬局

5-1 厚生労働省が推進する医薬分業とは……114
5-2 医薬品小売業のさまざまな業態……116
5-3 大衆薬の売上増に貢献するスイッチOTC……118
5-4 医療用医薬品とOTCとの違い……120
5-5 医薬品と医薬部外品はどう違う……122
5-6 成長を続けるドラッグストア……124
5-7 調剤薬局は地域密着型のヘルスステーション……126
5-8 新たな調剤サービスを求めて……128
コラム 行政を動かしたドン・キホーテの挑戦……130

第6章 変わる医薬品開発の視点

6-1 医薬品は安全性の観点から三つの種類に分けられる……132
6-2 E-Drug、P-Drugという薬の分類法……134
6-3 拡大するジェネリック医薬品市場……136
6-4 改良後発品は新薬といえるか……138
コラム 覚えておきたい最新の医学・薬学・医療関連用語①……141
6-5 メタボリック・シンドロームの治療薬……142
6-6 耐性菌との終わりなき戦い……144
6-7 高齢人口拡大を踏まえた治療薬の開発……146
6-8 脳梗塞予防の薬に変身した鎮痛薬……148
6-9 胃腸薬の主役は消化剤から制酸剤へ……150
6-10 改良されてきた感染症ワクチン……152
6-11 新型コロナウイルスが背中を押した新規ワクチンの開発……154
6-12 オーファンドラッグの振興……156
コラム 漢方は日本の伝統医学②……158

第7章 医薬品業界のインサイドストーリー

7-1 医薬品は高い付加価値で利益を上げる……160
7-2 国内医薬品メーカーに見られる成り立ちの違い……162
7-3 売上増をはるかに超えるコスト増……164
7-4 日本市場は大きいがオリジナルの医薬品は少ない……166
7-5 医薬品に多いヒヤリハット事例……168
7-6 承認審査の遅れが医療費負担を増加させる……170
7-7 治験の空洞化……172
7-8 特許切れ後の新薬開発はゲノム創薬に……174

7-9 わが国の保険制度の問題点 176
7-10 薬害訴訟の歴史 178

第8章 医薬品業界の法律と規制

8-1 医薬品業界のすべてを監視する『厚生労働省』 182
8-2 『薬機法』は業界の基本法 184
8-3 医学研究における人権尊重を謳うヘルシンキ宣言 186
8-4 医薬品の品質管理を徹底させるGMP基準 188
8-5 医薬品は開発から流通まで厳重に管理される 190
8-6 ICHレギュレーションは新薬申請の国際規格 192
8-7 厳格な医薬品の広告規制 194
8-8 薬害を根絶するための安全対策 196
8-9 薬価制度の抜本改革 198
8-10 薬価は薬の公定価格 200
コラム ビタミンの話② 尽きることのないビタミンCの魅力 202

第9章 医薬品業界のトレンドとトピックス

9-1 世界の3大疾患における日本の貢献① 新興・再興感染症 204
9-2 世界の3大疾患における日本の貢献② がん 206
9-3 世界の3大疾患における日本の貢献③ 認知症 208
9-4 サイトカインという生体反応の鍵 210
9-5 酸化ストレスとアディポサイトカイン 212
9-6 腸内細菌叢へのアプローチ 214
9-7 低開発費で医薬品の価値を高めるDDS 216

9-8 ゲノム解析からゲノム創薬へ……218
9-9 ゲノムが導く新しい医薬品の世界……220
9-10 バイオテクノロジーと遺伝子治療……222
9-11 病気の原因と治療法のヒントになるSNP……224
9-12 遺伝子治療が抱える問題……226
コラム 覚えておきたい最新の医学・薬学・医療関連用語②……228

第10章 医薬品業界の未来像

10-1 世界の大手メーカーは難治・希少疾患にシフトか……230
10-2 日本の医薬品産業は再び成長できるのか……232
10-3 開発途上国への市場拡大は可能か……234
10-4 ゲノム創薬の戦場は拡大するか……236
10-5 動き始めた中国の医薬品産業……238
10-6 これからの医薬品卸売業……240
10-7 セルフメディケーションで医療費抑制を……242
10-8 テーラーメイド医療を支える医薬品……244
10-9 製薬協 産業ビジョン2025……246
10-10 医薬品産業は景気の動向に左右されない……248
10-11 期待される医薬品業界の発展……250
コラム 育薬こそ、未来への道しるべ……253

おわりに……254
主な医薬品業界関連団体一覧……255
主な医薬品関連企業一覧……256
主な医薬品関連団体一覧……260
索引……261

第1章

医薬品業界の現状

21世紀は「生命の世紀」といわれます。前世紀に人類は月の表面に降り立ち、自らが暮らす地球をその目で確かめました。

そして今、われわれは自らの内宇宙を探索する時代を迎えています。

1 世界の医薬品産業におけるコロナ禍の影響

人間の生命を支える医薬品は常に、最先端技術の反映であり、多大な収益をもたらす可能性を有する商品でもあります。しかし、2019年末から世界中を混乱させた新型コロナウイルス感染症により、安定成長を続けてきた医薬品産業は新たな試練と対峙しなければならなくなりました。

2019年末に始まった新型コロナウイルス感染症（以下、COVID-19）のパンデミック（感染爆発）は、世界の医薬品産業の成長予測をやや難しくさせました。もちろん、国の医療政策に後押しされる形でワクチン接種が世界的に推進され、そこにCOVID-19の治療薬も加えられたことで、一部の医薬品メーカーは大きな利益を得られました。しかしその一方で、パンデミックによって人々の医療へのアクセスが制限され、様々な疾患の治療薬の使用率は減少しました。このように通常とは異なる状況が、今後の医薬品産業の成長にどのような影響を与えるのでしょうか。このままCOVID-19関連以外の医薬品の製造が減少し、産業そのものが停滞してしまうのでしょうか。あるいは、COVID-19の新たな変異株の出現が今後も繰り返され、それに合わせたワクチンも順次開発され、さらに**ブースター接種***が繰り返されていくとすれば、COVID-19関連の医薬品が産業の成長を支えていくのかもしれません。一部の専門家は、「ワクチンの追加接種が定期に繰り返されることで感染はある程度落着き、医薬品産業の成長そのものは正常化される。少なくとも2026年までは年平均成長率（Compound Annual Growth Rate：CAGR）3～6%で推移する」と予想しています。

●がん、免疫、脳神経の3領域は成長

COVID-19の影響については様々な意見があ

用語解説
＊**ブースター接種**　すでにワクチン接種を行っている人に、同じワクチンを追加で接種すること。それによって、ワクチンの予防効果が高まったり、延長されたりする。

りますが、医薬品全体の使用量は2019年からずっと増加し続けています。これは、パンデミックという異常事態を受けての医薬品の備蓄が行われたことによる一時的な増加ともいわれていますが、それでも今後5年間で過去10年間の平均水準を大幅に上回る約3000の新薬が上市されると予想されています。それらによる新規の医薬品の支出額は1960億ドルと試算されており、特にがん、免疫（感染）、精神・脳神経の3領域の成長が期待されています。

　創薬は不確実性が高いため、かつては**プライベート・エクイティ（PE）**＊の投資対象にはなりにくいといわれてきましたが、世界有数のPEである米ブラックストーンは2020年、46億ドル規模のライフサイエンス専門ファンドを立ち上げ、仏サノフィなどに大型の投資を開始しています。それに続き、他のPE大手も続々とライフサイエンス分野への投資を加速しているようです。ヒトに行動制限がかけられようが、経済や物流が停滞しようが、成長し続ける医薬品産業の底力が、示されつつあります。

世界の医薬品売上高の推移と今後の展望（コロナ禍の影響含む）

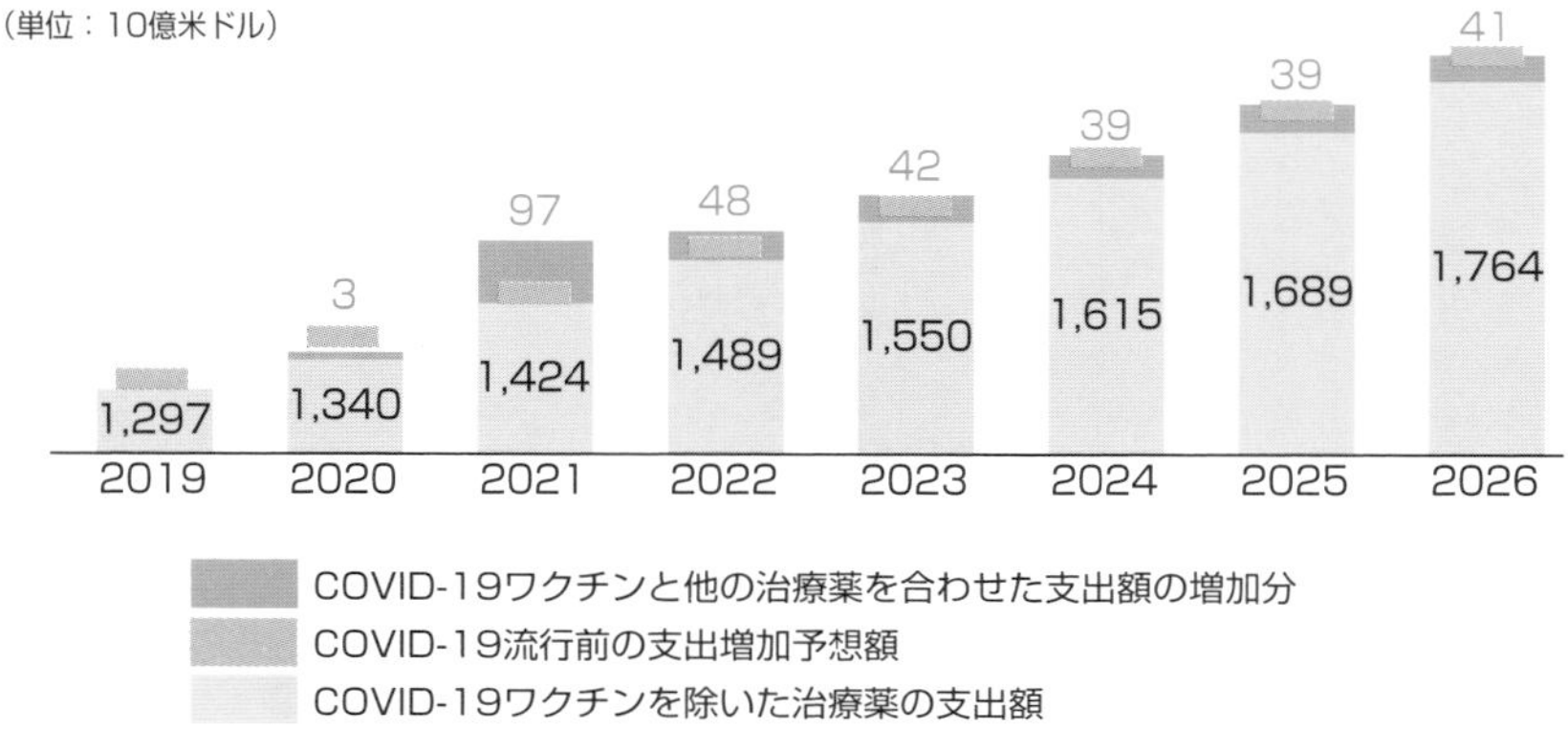

Source: IQVIA Market Prognosis, Sep 2021; IQVIA Institute, Nov 2021
出典：IQVIA「The Global Use of Medicines 2022 Outlook to 2026」(P9)「Exhibit 5: Changes in the historical and projected global medicine spending model due to COVID-19, 2019-2026, US$Bn」をもとに当社作成
https://www.iqvia.com/insights/the-iqvia-institute/reports/the-global-use-of-medicines-2022

用語解説

＊**プライベート・エクイティ（PE）**　未公開企業や不動産に対して投資を行う投資家や投資ファンドのこと。

2 コロナ禍でわかった新たな課題

COVID-19のパンデミックにおいては、予防ワクチンや治療薬、あるいは検査キットの開発、それらの数的確保や供給などをめぐり、医薬品メーカーが再考すべき課題が数多くあることが明らかになりました。医薬品産業のさらなる発展のためにはその課題解決が必要です。

2020年10月、米国のコンサルティング企業Clarivate のDecision Resources Groupのレポートで、COVID-19のパンデミックが医薬品産業にもたらす変化が提言されました。

1番目は、**グローバルサプライチェーン**＊の変化です。医薬品の供給・調達のプロセスはすでに国境をまたぐのが当たり前になっています。しかし、コロナ禍においては、医薬品を迅速かつ確実に国民に届けるために、多くの国が中央集中型による医薬品の備蓄や自国生産などを精力的に進めるようになりました。そうした中、日本では医薬品を製造するための原薬をほぼ中国に依存しているため、製造そのものが難しくなりました。そこで、日本政府は中国から日本に工場を移転する、あるいは中国以外に生産拠点を設けようとする企業への支援を開始しました。

2番目はIT技術のさらなる活用です。コロナ禍では抗原検査やPCR検査を頻繁に行い、その結果をもとに感染者の分布やクラスターを特定してきました。また、各国はより迅速かつ高精度の検査装置の開発とともに、地域での感染状況のより正確な追跡を可能にするシステムの構築も進めています。保険請求データや各医療機関の電子カルテの情報など、**リアルワールドデータ**を統合して解析できるシステムがあれば、感染症のみならず、様々な疾患の発生状況などもわかるため、医療全体の向上につながると考えられています。

用語解説

＊**グローバルサプライチェーン**　医薬品の原料調達、製造、社会への供給までを意味するサプライチェーン全体を、国内だけではなく海外拠点も含めて最適化する仕組み。

ワクチンや治療薬の承認・供給の迅速化も必要

3番目は、新規のワクチンや治療薬の開発のための臨床試験と製造販売承認の迅速化です。COVID-19感染症は通常、発症から改善までの期間が7～10日と短く、当初の日本では感染者数も少なかったため、臨床試験が難しい状況でした。そこで、リアルワールドデータを活用して、有効性と安全性が確認できたワクチンや治療薬を迅速に承認できるシステムの構築が必要です。

4番目は医療技術評価システムの再考です。今回のパンデミックでは、各国政府はその対応に追われ、他疾患の治療法や治療薬の評価が遅れました。医療技術の評価が常に適切かつ迅速に行われる環境構築が求められます。

5番目は、医療への投資の拡大と価格の統制です。先進諸国であっても、COVID-19対策に巨額の資金を投入したため、医療財政は逼迫しました。今回はそれに備えることが重要です。

リアルワールドデータの活用

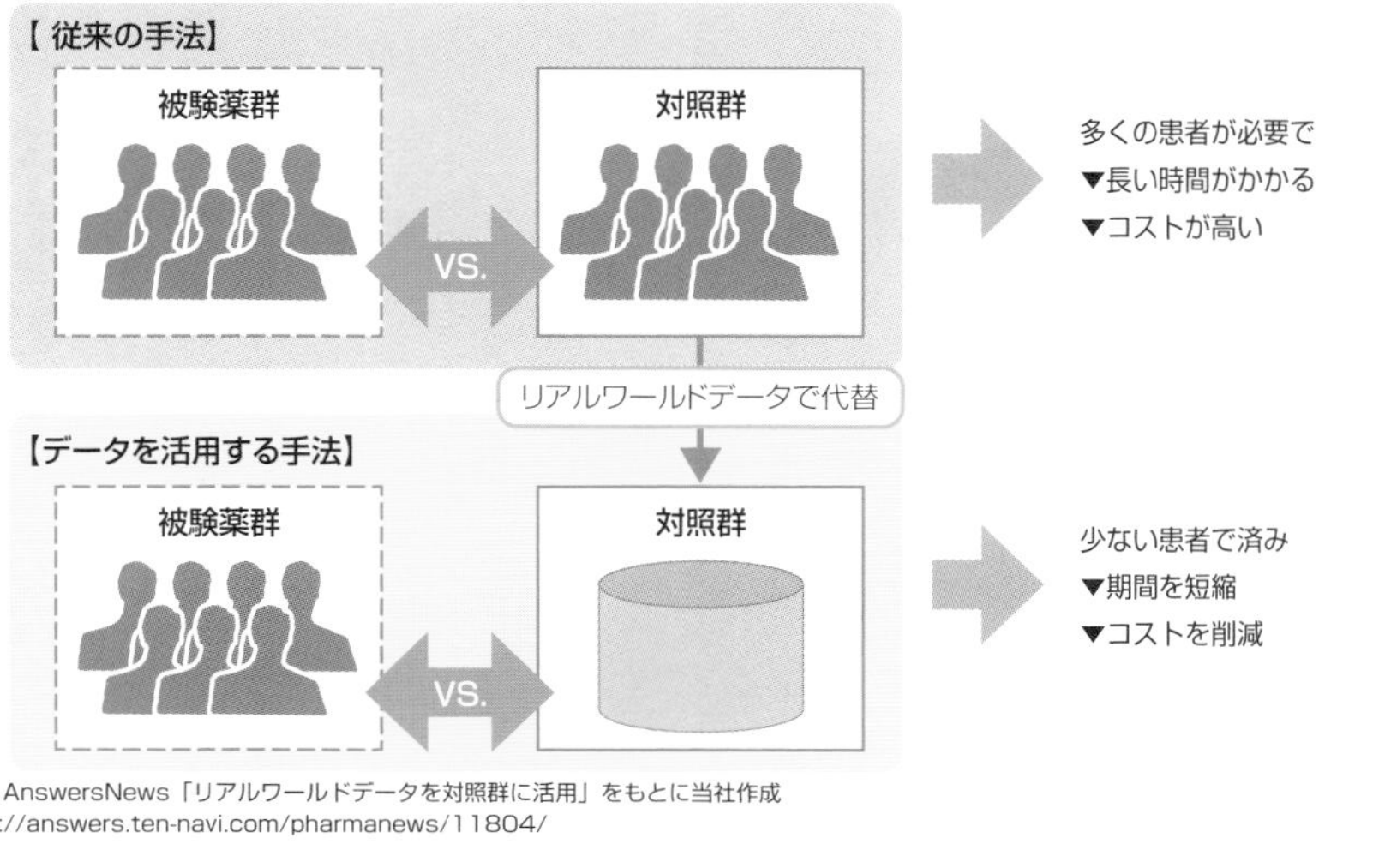

出典：AnswersNews「リアルワールドデータを対照群に活用」をもとに当社作成
https://answers.ten-navi.com/pharmanews/11804/

ワンポイントコラム

【リアルワールドデータ】 日常診療で得られる日々の医療関連データの総称。電子カルテの記録、健診データ、調剤のデータ、健康保険使用のデータ、特定の集団を登録・追跡する疫学研究のデータなどが含まれます。

3 医薬品産業はすでに転換期にあった

新型コロナウイルス感染症のパンデミックに続き、ロシアがウクライナに侵攻し、世界経済は大きく揺り動かされています。そのただ中で、医薬品産業はもがきながらも成長を続けていますが、世界の市場の勢力図はそれらの災禍以前から変わりつつありました。

世界の医薬品市場の規模は、2021年に約1兆4235億ドル（約157兆円）に達し、その5年後の2026年には1兆7500億〜1兆7800億ドルに拡大すると予想されています。そのうち米国市場が4割以上を占め、常に国別では最大規模を維持しています。一方、日本市場は長年、米国に次ぐ世界第2位の座にあったのですが、2015年に中国に追い抜かれ、2021年の時点で約854億ドル（約9・4兆円）です（中国市場は1694億ドル）。しかも、2017年〜2021年の市場の年平均成長率は世界平均が5・1％、米国は4・9％、EU4カ国（独、仏、伊、スペイン）＋英国は4・8％、中国にいたっては6・1％だったのに対し、日本市場はマイナス0・5％でした。こうした現状を受け、国は「医薬品産業ビジョン2021」を策定しました。同ビジョンの骨子は「医療と経済の反転を両立させ、安全安心な暮らしを実現する医薬品産業政策」の実現です。それを受け、製薬メーカーの団体である日本製薬工業協会（以下、製薬協）は「製薬協 産業ビジョン2025」をまとめ、革新的な医薬品の創出に改めて取り組む姿勢を全会員企業に求めました。しかし、高齢者の増加による医療費の高騰や、医薬品メーカーの利益につながる医薬品の公定価格（薬価）の国による抑制・削減、そして低価格の**後発医薬品（ジェネリック医薬品）**の使用率拡大などが医薬品産業の成長の足かせとなっています。

ワンポイントコラム

【後発医薬品（ジェネリック医薬品）】 先発医薬品（新薬）の特許が切れた後に販売される、先発医薬品と同じ効能・効果を持つ医薬品。開発費用が少なくてすむため、薬価も安く設定されています。

●革新的医薬品の開発が命運を握る

医薬品産業の最大の特徴は、特許で保護された製品を独占販売することで高い収益を確保していることです。ところが、ブロックバスターと呼ばれ、一製品だけで売上が10億ドルを超える医薬品が、2006年前後から続々と特許切れとなり、主要メーカーの多くが収益減に見舞われ始めました。そのため、医薬品産業の成長鈍化が世界市場で懸念されており、大手製薬メーカーはいずれも、新たな戦略を模索しています。

その戦略の1つは積極的なM&A（企業の合併・買収）です。M&Aによって、製品ラインアップは拡充され、資本力も増強されます。また、営業マンは豊富な製品に後押しされ、効率よく販売活動を展開できます。世界の多くのメーカーは合従連衡を繰り返しながら、ビジネスを維持してきたのです。そしてもう1つの戦略が、**バイオ医薬品***などの新たな発想による医薬品の開発です。日本を含め、世界の医薬品産業の命運は、まさにそれにかかっているといえます。

医薬品産業ビジョン2021の基本的方向性

○「革新的創薬」「後発医薬品」「医薬品流通」の3点がビジョン実現のための核となる。

○「革新的創薬」では、絶え間ないイノベーションによる創薬力の強化を継続するために、アカデミア・ベンチャーのシーズの積極的に導入する。

○「後発医薬品」については、品質と安定供給の確保をこれまで以上に強化する。

○「医薬品流通」については、医薬品の効果が全国民に行き渡ることを見据え、必要な時に必要な医薬品にアクセスできるようにする。

出典：厚生労働省「医薬品産業ビジョン2021」の内容を著者が要約
https://www.mhlw.go.jp/stf/newpage_20785.html

用語解説

***バイオ医薬品**　遺伝子組み換えなどのバイオテクノロジーを用い、微生物や培養細胞に生産させる医薬品。がんや糖尿病など幅広い疾患を対象に開発が進められている。

4 多極化する世界の医薬品市場

薬九層倍（くそばい）と揶揄されるほど、医薬品は儲かって当たり前だと古くからいわれてきました。それは、わずかな量の化合物が、驚くほど高い価格で売られてきたからです。しかしそうした恩恵も、市場を堅持できなければ得られません。市場の確保、そして拡大が医薬品産業の新たな課題となってきました。

欧米の主要医薬品メーカーは長年にわたり、米国、日本、欧州の先進国を、主要なマーケットとしてきました。それは、先進国では医療保険制度が充実しているため、医療費も安定的に支出され、高額な医薬品の使用率も高いからです。そうした中、近年は医薬品市場の成長率が欧米や日本が低迷傾向にある一方で、ブラジル、ロシア、インド、中国のいわゆる**BRICs**といわれる国々の市場が急拡大しています。特に中国市場は、2021年に世界市場の11・9%を占めるほど成長しています。さらに、そうした国々でも高度な医療技術の導入や保険制度の整備が進みつつあり、人口の多いことも手伝って今後のビジネス拡大のポテンシャルはきわめて高いと考えられています。そこで、大手医薬品メーカーはこぞって、販売戦略を先進国集中路線から新興国開拓に切り替えつつあります。すなわち、世界の医薬品市場は新興国市場を巻き込んだ多極化が進んでいるのです。そうした流れを受け、日本のメーカーももちろん新興国市場への進出を加速させています。武田薬品はブラジルの製薬会社**マルチラブ社**の買収などで南米に販路を拡張しました。アステラスは中国、ロシア、インド、ブラジル、南アフリカなどに、エーザイもブラジルやメキシコに、大正製薬もメキシコやマレーシアにそれぞれ販売拠点を設けています。

新興国・途上国ではまだ導入されていない医薬品も多く、市場拡大の余地が十分にあります。さらに、

ワンポイントコラム

【BRICs】 BRICsの2021年度医薬品売上高は約2450億ドルで、世界市場の約17%を占めました。市場規模は日本の約2.9倍に相当します。

それらの国々の経済が発展していけば、人道援助の観点からこれまで無償で提供されていた多くの医薬品が有償になり、医薬品の新たな市場となります。すなわち、世界の医薬品産業の成長は今後、新興国市場にある程度依存することになるかもしれません。

●新興市場では先発品の使用率が低い

BRICs以外の新興国・地域の市場をまとめると、2021年度には世界市場の13・0%を占め、日本や中国の市場を上回るまでに成長しています。ただ新興市場では、使用されている医薬品のほとんどがジェネリック医薬品であり、先発品あるいは新規に開発された医薬品の使用率が低いのが現状です。さらに、2019年から始まったCOVID-19のパンデミックでも見られたように、有効なワクチンや治療薬の供給が先進国優先となり、新興国や発展途上国ではなかなか使えないという状況もありました。そのため、医薬品の大手メーカーに対する新興国の不信感が募るばかりで、今後もジェネリック医薬品依存はしばらく続くものと思われます。

国別医薬品市場の成長率予測：ほぼすべての国で過去５年間の成長率を今後下回ると予想される

	2021年の医薬品支出額（単位：10億米ドル）	2017～2021年の年平均成長率（CAGR）	2026年医薬品支出額（単位：10億米ドル）	2022～2026年の年平均成長率（CAGR）
世界	1,423.5	5.1%	$1,750-1,780	3-6%
先進諸国	1,050.4	4.3%	$1,240-1,270	2-5%
先進10カ国	935.2	4.3%	$1,100-1,130	2-5%
米国	580.4	4.9%	$685-715	2.5-5.5%
日本	85.4	-0.5%	$73-93	-2-1%
EU4カ国＋英国	209.7	4.8%	$245-275	3-6%
ドイツ	64.6	6.2%	$76-96	4.5-7.5%
フランス	42.0	3.0%	$48-52	2-5%
英国	36.6	5.9%	$46-50	4-7%
イタリア	36.5	3.0%	$41-45	2-5%
スペイン	29.8	5.4%	$32-36	1.5-4.5%
カナダ	27.4	5.2%	$32-36	3-6%
韓国	17.9	6.0%	$21-25	3.5-6.5%
オーストラリア	14.4	0.6%	$15-19	1.5-4.5%
その他の先進諸国	115.2	4.7%	$132-152	3-6%
新興国　BRICs	354.2	7.8%	$470-500	5-8%
中国	169.4	6.1%	$190-220	2.5-5.5%
ブラジル	31.6	11.7%	$47-51	7.5-10.5%
インド	25.2	11.1%	$37-41	8-11%
ロシア	18.8	11.4%	$27-31	7.5-10.5%
その他の新興国	109.2	8.3%	$151-171	6.5-9.5%
低所得国	19.0	0.1%	$21-25	2.5-5.5%

Source: IQVIA Market Prognosis, Sep 2021; IQVIA Institute, Nov 2021
出典：IQVIA「The Global Use of Medicines 2022 OUTLOOK TO 2026」（P39）「Exhibit 33: Global invoice spending and growth in selected countries」をもとに当社作成
https://www.iqvia.com/insights/the-iqvia-institute/reports/the-global-use-of-medicines-2022

ワンポイントコラム

【マルチラブ社】 OTC（一般用医薬品）や後発薬を手がけ、風邪薬が主力製品。武田薬品による買収額は約200億円。武田薬品はこの買収でブラジル市場の売上高上位10位になりました。

5

低迷する日本の医薬品産業①

かつては米国に次ぐ市場規模を誇っていた日本の医薬品産業が、諸外国に後れを取り始めたと指摘されています。バブル崩壊後に経済停滞が長引いていることは世界的にも知られていることですが、それが医薬品産業にも影響を与えているのでしょうか。

わが国の医薬品市場は現在、米国、中国に次いで第3位の規模です。2022年の日本の人口は約1億2507万人（総務省統計）なのに対し、米国は約3億3480万人（国連人口基金：世界人口白書2022）、中国にいたっては約14億4850万人（同）です。したがって、人口比を考えれば日本の市場は胸を張ってよい規模なのですが、イエロー・シグナルがともってきているといわれています。

●中国に抜かれ、ドイツにも追い越される日本の医薬品産業

日本の医薬品市場は長年にわたり、米国に次いで2番目の規模を維持していたのですが、10年ほど前に中国に抜かれました。ただそのときは日本の10倍以上の人口なのだから、そうなっても当然と、われわれはのんきに考えていたのです。ところが、**米国のＩＱＶＩＡ**という調査会社による2021年の医薬品市場予測レポート「The Global Use of Medicines 2022 OUTLOOK TO 2026」において、2026年には日本の医薬品市場の規模はドイツにも抜かれると予想されました。このレポートは、米国の市場規模を100とした場合の先進20カ国の市場を数値化したもので、2021年に日本は14・7、ドイツは11・1だったのですが、2026年には日本は11・9でドイツは12・3となって上回るというのです。

わが国が4位になるとすれば、ドイツの人口はわが

ワンポイントコラム

【米IQVIA】 ライフサイエンス業界にデータ、テクノロジーソリューション、コンサルティング、CRO、CSO事業を提供する米国企業。

国より少ない約8390万人ですから、日本の劣勢は明らかです。さらに、先の調査会社がまとめた2020年度の世界上位100品目の売上高に占める国別の売上高の割合も、現状では米国が51%（49品目）で断トツの1位ですが、2位はドイツの16%（8品目）、それにスイス8%（10品目）、デンマーク7%（7品目）が続き、日本は5位の7%（9品目）です。しかも、新たな医薬品分野と考えられている生物学的製剤（バイオ医薬品）に限れば、世界で47品目が上市されている中で、米国19品目、スイス10品目、デンマーク8品目、ドイツ3品目、英国3品目に対し、日本は2品目にとどまっています。

　野口英世先生や北里柴三郎先生など、世界的に知られる日本の医学者は数多く、最近では2015年に大村智先生、2016年に大隅良典先生、2018年に本庶佑先生が生理学・医学の部門でノーベル賞を受賞しています。まさに**世界に誇れる水準**にあると考えられてきましたが、それにもかかわらず、医薬品市場が低迷するのはなぜなのでしょう。

市場規模世界上位20カ国の2026年までの展望

順位		2016年	米国との比較(%)	順位		2021年	米国との比較(%)	順位		2026年	米国との比較(%)
1		米国	100.0%	1		米国	100.0%	1		米国	100.0%
2	▲1	中国	27.6%	2		中国	29.2%	2		中国	29.3%
3	▼1	日本	19.2%	3		日本	14.7%	3	▲1	ドイツ	12.3%
4		ドイツ	10.5%	4		ドイツ	11.1%	4	▼1	日本	11.9%
5		フランス	7.9%	5		フランス	7.2%	5		フランス	7.1%
6		イタリア	6.9%	6	▲1	英国	6.3%	6	▲2	ブラジル	7.0%
7		英国	6.0%	7	▼1	イタリア	6.3%	7	▼1	英国	6.8%
8		スペイン	5.0%	8	▲2	ブラジル	5.5%	8	▼1	イタリア	6.2%
9		カナダ	4.7%	9	▼1	スペイン	5.1%	9	▲2	インド	5.6%
10	▲2	ブラジル	4.0%	10	▼1	カナダ	4.7%	10	▼1	スペイン	5.0%
11	▲2	インド	3.3%	11		インド	4.3%	11	▼1	カナダ	4.8%
12	▼1	オーストラリア	3.1%	12	▲2	ロシア	3.2%	12		ロシア	4.1%
13	▼3	韓国	2.9%	13		韓国	3.1%	13		韓国	3.3%
14	▲1	ロシア	2.4%	14	▼2	オーストラリア	2.5%	14	▲1	メキシコ	2.5%
15	▼1	メキシコ	1.9%	15		メキシコ	2.1%	15	▲4	トルコ	2.4%
16	▲1	アルゼンチン	1.6%	16	▲1	ポーランド	1.6%	16	▼2	オーストラリア	2.4%
17	▼1	ポーランド	1.6%	17	▲1	サウジアラビア	1.5%	17	▲3	アルゼンチン	1.8%
18	▲3	サウジアラビア	1.5%	18	▲3	ベルギー	1.5%	18	▼2	ポーランド	1.6%
19		スイス	1.3%	19	▲13	トルコ	1.4%	19	▼2	サウジアラビア	1.6%
20	▼3	オランダ	1.3%	20	▼4	アルゼンチン	1.3%	20	▼2	ベルギー	1.5%

▲▼前5年からの変化

Source: IQVIA Market Prognosis, Sep 2021
出典：IQVIA「The Global Use of Medicines 2022 OUTLOOK TO 2026」（P40）「Exhibit 34: Global top 20 countries ranking and invoice spending relative to the United States」をもとに当社作成
https://www.iqvia.com/insights/the-iqvia-institute/reports/the-global-use-of-medicines-2022

ワンポイントコラム

【世界に誇れる水準】　1901～2021年までの自然科学分野での国別ノーベル賞受賞者数は、米国272人、英国85人、ドイツ73人、フランス34人に次ぎ、日本は25人で第5位。

6 低迷する日本の医薬品産業②

先進諸国における2026年までの医薬品支出金額の推移は、全体として伸びが鈍化するものの一定のレベルは維持されると予想されています。そうした中、唯一日本だけはマイナス成長に陥ると考えられています。そこには日本ならではいくつかの理由があります。

米国の調査会社IQVIAの報告では、コロナ禍の影響を最初に受けた2020年度の国内医療用医薬品市場は、前年度比2・4%減の約10兆3717億円で、前年を下回るのは2年ぶりのことでした。その背景には、感染拡大に伴う行動制限による患者さんたちの受診控えがあり、それによって医薬品の使用量も当然ながら減ったと考えられます。さらに新薬の使用率の減少も指摘されています。新薬はより高い効果が期待できる一方で、副作用等の慎重なモニタリングも必要なため、処方は14日間分に制限されています。ところが、コロナ禍による外出自粛で通院の回数が減少したわけですから、主治医は4週間以上のより長期の処方が可能な薬剤を処方するようになりました。もちろんそれは、主治医の判断というより患者さんの要望です。そして、この長期処方が可能な薬剤とは、医療現場で長年にわたり使用されてきた薬剤ですので、そのほとんどは特許が切れているため、価格も低く設定されています。高価格な新薬の処方が減り、低価格の既存薬が増えることで、医薬品支出金額全体も当然ながら減ります。この長期処方が可能な薬剤には、いわゆるジェネリックや**長期収載品***と呼ばれる薬剤が含まれます（1-8参照）。

●薬価制度が日本の医薬品産業を圧迫

日本の医薬品産業低迷のもう一つの要因は国の医療政策にあります。わが国では皆保険制度により国民全

用語解説

＊**長期収載品**　一般的に、すでに特許が切れて後発医薬品が市場に出ている先発医薬品のこと。長期収載品の薬価は、後発品を目安とする市場の実勢価格に合わせることが原則だが、後発品への置き換えが進まない場合は、薬価見直しというルールで薬価が引き下げられる。

員が助成を受けています。少し古いデータですが、2013年度の薬剤費も含めた国民の医療費は約42兆円でした。そのうち**保険者**＊がカバーできたのは約20兆円、患者が支払ったのは約5兆円（窓口負担）で、不足分の約16兆円は国が補填していました。

　日本の医療制度は診療報酬制度と薬価制度で成り立っています。米国では医薬品の価格はメーカーが自由に決められますが、日本では国が決めます。国が価格を決めるこの制度が薬価制度です。診療報酬制度も同じで、医療機関の医療行為を国が点数化し、診療費を決めています。さて、わが国は財政赤字が慢性化し、その調整に長年苦慮しています。ですから、財政支出を抑えるためのターゲットにいつも国の医療費負担の削減が検討されます。薬価が低減されれば、医薬品支出額は当然減少し、国の負担は減りますが、経年的に薬価が抑えられれば、日本の医薬品産業が低迷するのは当たり前です。

2022～2026年における先進10カ国の医薬品市場規模の推移予想

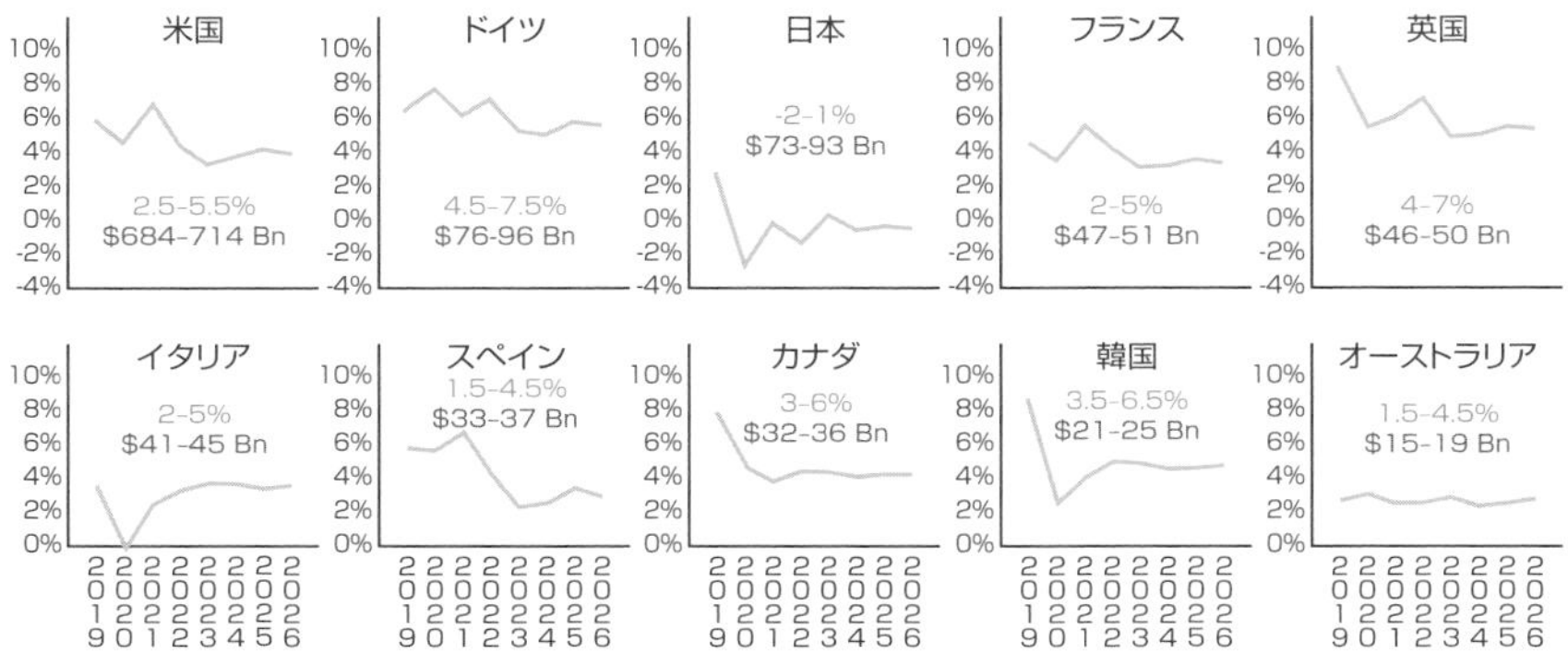

— 支出成長率　● 2022～2026年の年平均成長率　● 2026年の支出額

Source: IQVIA MIDAS, Jun 2021; WHO 2021 Essential Medicines Model list, Jun 2021
出典：IQVIA「The Global Use of Medicines 2022 OUTLOOK TO 2026」（P28）「Exhibit 22: Spending growth in ten developed countries, total market, const US$ 2019-2026」をもとに当社作成
https://www.iqvia.com/insights/the-iqvia-institute/reports/the-global-use-of-medicines-2022

用語解説

＊**保険者**　健康保険事業の運営主体。健康保険の加入者は被保険者と呼ばれる。被保険者から保険料の納付を受け、それを財源に、薬代や診療費の一部を国の法律にしたがって給付する。

7 少子高齢化がもたらす真の問題とは

少子化の進展と高齢化社会の拡大は、わが国が直面している大きな問題といわれています。しかし、それらがもたらす影響のすべてを予測できないため、放置してよい部分と改善すべき課題が明確でないことが問題をより複雑にしています。

経済や文化が発達して平和が続くと、高齢化は黙っていても進行すると考えられており、日本はまさにその典型例です。一方、もう一つの問題である少子化の背景には、夫婦のあり方や仕事をする女性の増加、将来の生活への不安といった、多彩な人為的要因が考えられます。すなわち、高齢化は必然でも、少子化は半ば人為的な特異な現象といえるかもしれません。その結果として、わが国では予想以上のスピードで、人口構成における高齢者の割合が増えているわけです。

高齢人口が拡大する日本で常に取り上げられる問題が年金と健康保険の財源窮迫です。給付を受ける年齢層が増える一方で、その財源となるお金を積み立てる世代が減るために起こるアンバランスにより、制度そのものの破綻が危惧されているのです。人はみな自分の将来の生活が心配です。しかもこの先どうなるのかが見通せないため、この問題はのどに刺さった魚の骨のように、いつも国民を悩ませているのではないかと思います。

●少子高齢化による外国人の増加

少子高齢化の問題はほかにもあります。それは、働き手の減少です。もちろん、これまで男性に限られていた職域に女性がどんどん進出しています。しかし、それだけでは補えないため、行政は今、外国人労働者の受け入れも真剣に考えています。しかし問題は、それによって医薬品産業を含めた医療全体が混乱する

ワンポイントコラム

【民族特性】　日本人には胃がんが多く、アメリカ人には前立腺がんが多いといわれています。肩こりは日本人、腰痛はアメリカ人という話もあります。

可能性があることです。単一民族であれば、**民族特性**がある程度統一されますから、薬の用法も**用量**も、あるいは副作用も、ほぼ同等と考えることができます。しかし、多彩な民族が混在すると、同じ治療法では対応できない可能性も出てきます。すなわち、人種によって1回の用量や1日の処方回数を、医師が患者個々に合わせて調整することになり、副作用の情報も神経質に調べなくてはなりません。

感染症の問題もあります。それは、日本に存在しない病気が外国から持ち込まれるだけではなく、日本人がすでに免疫を持っている感染症に、外国から来た人が罹患する可能性もあります。しかも、世界の先進国ではほとんどなくなった結核や麻疹が、わが国では依然として流行年があるほど十分に抑制できておらず、最近は梅毒の急増も取りざたされています。そのため、日本人も外国人も、改めて複数の予防ワクチンを接種しなければならなくなる可能性もあり、コロナ禍以上にこまめな対策が必要になるかもしれません。いかがでしょう。少子高齢化は、医療の世界にも大きな混乱をもたらすと考えられませんか。

在留資格別外国人労働者数の推移

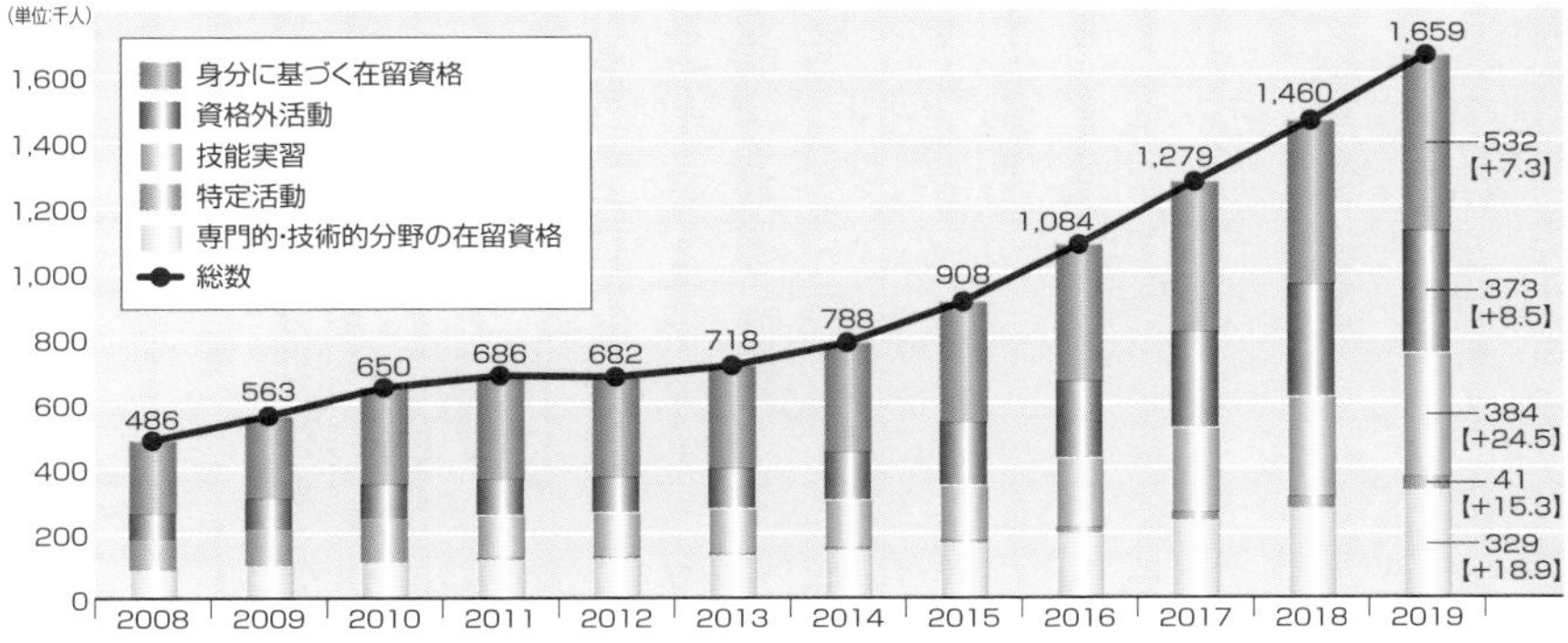

注1:【　】内は、前年同期比を示している。
注2:「専門的・技術的分野の在留資格」とは、就労目的で在留が認められるものであり、経営者、技術者、研究者、外国料理の調理師、特定技能等が該当する。
注3:「身分に基づく在留資格」とは、我が国において有する身分又は地位に基づくものであり、永住者、日系人等が該当する。
注4:「特定活動」とは、法務大臣が個々の外国人について特に指定する活動を行うものである。
注5:「資格外活動」とは、本来の在留目的である活動以外に就労活動を行うもの(原則週28時間以内)であり、留学生のアルバイト等が該当する。

出典：厚生労働省「外国人雇用状況」の届出状況まとめ【本文】(令和元年 10 月末現在)」「図 1　在留資格別外国人労働者数の推移」をもとに当社作成
https://www.mhlw.go.jp/content/11655000/000590310.pdf

ワンポイントコラム

【用量】　解熱鎮痛剤に含まれる成分などは、日本に比べ欧米の薬のほうが概ね量が多く、作用も強力です。

8 ジェネリック普及にもマイナス面が

医療費を抑制する手段の一つとして、国は低価格のジェネリック医薬品の使用促進を呼びかけています。その結果、使用率は急速に上がったのですが、それもまた、医薬品産業を鞭打つことになっています。

ジェネリックや長期収載品と呼ばれる医薬品の使用機会が増えています。ジェネリックとは後発医薬品とも呼ばれます。医薬品は9～16年の期間と数百億～1千億円以上の費用をかけて開発され、日本では独立行政法人**医薬品医療機器総合機構（PMDA）**＊が有効性と安全性を確認し、製造販売を承認すると医薬品として市場に出ます。この新規の医薬品は開発の過程で特許を取得します。特許期間は通常20年で、そこに開発期間も含まれるため、開発や審査に要した年数が多ければ25年まで延長できます。ただ、そうした助けがあったとしても、製造販売が承認された時点からその製品を独占販売できる実際の期間は、せいぜい10年程度といわれています。

やがて特許期間が終わると、市場には同成分・同効果の医薬品が出回ります。この特許を持っていた医薬品が先発品と呼ばれ、それを模して製造されたものが後発医薬品、いわゆるジェネリックです。研究開発に要する期間も費用も格段に少なくてすむことから、先発医薬品に比べて薬価も低く設定されています。一方、長期収載品とは、すでに特許が切れている、あるいは**再審査期間**＊が終了している、同じ効能・効果を持つ後発医薬品（ジェネリック）が発売されている先発医薬品と定義されています。日本の薬価制度では、保険が適応となる（保険の助成対象となる）薬剤がリストにまとめられています。つまり長期収載とは、先発医薬品でありながら、長く保険適応のリストに挙げられているということです。長期収載品の薬価は「市場実勢価格を反映すること」が原則とされています

用語解説

＊**医薬品医療機器総合機構（PMDA）**　医薬品や医療機器などの開発の際に品質、有効性および安全性について指導・審査し（承認審査）、市販後も安全情報の収集、分析、提供する（安全対策）。医薬品による健康被害に対する救済（健康被害救済）も行う。

が、その後発医薬品より高い価格で長く取引されている場合は薬価が引き下げられます。

●ジェネリックの使用率は約8割にまで上昇

ジェネリックはその成分とともに、有効性が先発医薬品と同等であることが確認された上で製造販売が承認されます。厚生労働省（以下、厚労省）は2013年、「後発医薬品のさらなる使用促進のためのロードマップ」を策定し、医療現場におけるジェネリックの使用率の拡大を図る取り組みを開始しました。

その後、この施策に後押しされ、わが国のジェネリックへの置き換え率は着実に上昇し、2021年9月の時点で79・0％にまでなっています。

もちろん、私たち国民にとって、そして国の財政にとっても、ジェネリックの使用率拡大によって薬剤費負担が減ることはとてもありがたいことです。しかし、それによって薬剤費の支出が減ることにもなるため、これが日本の医薬品市場規模の低迷の隠れた要因ともいわれています。

後発品使用割合の推移

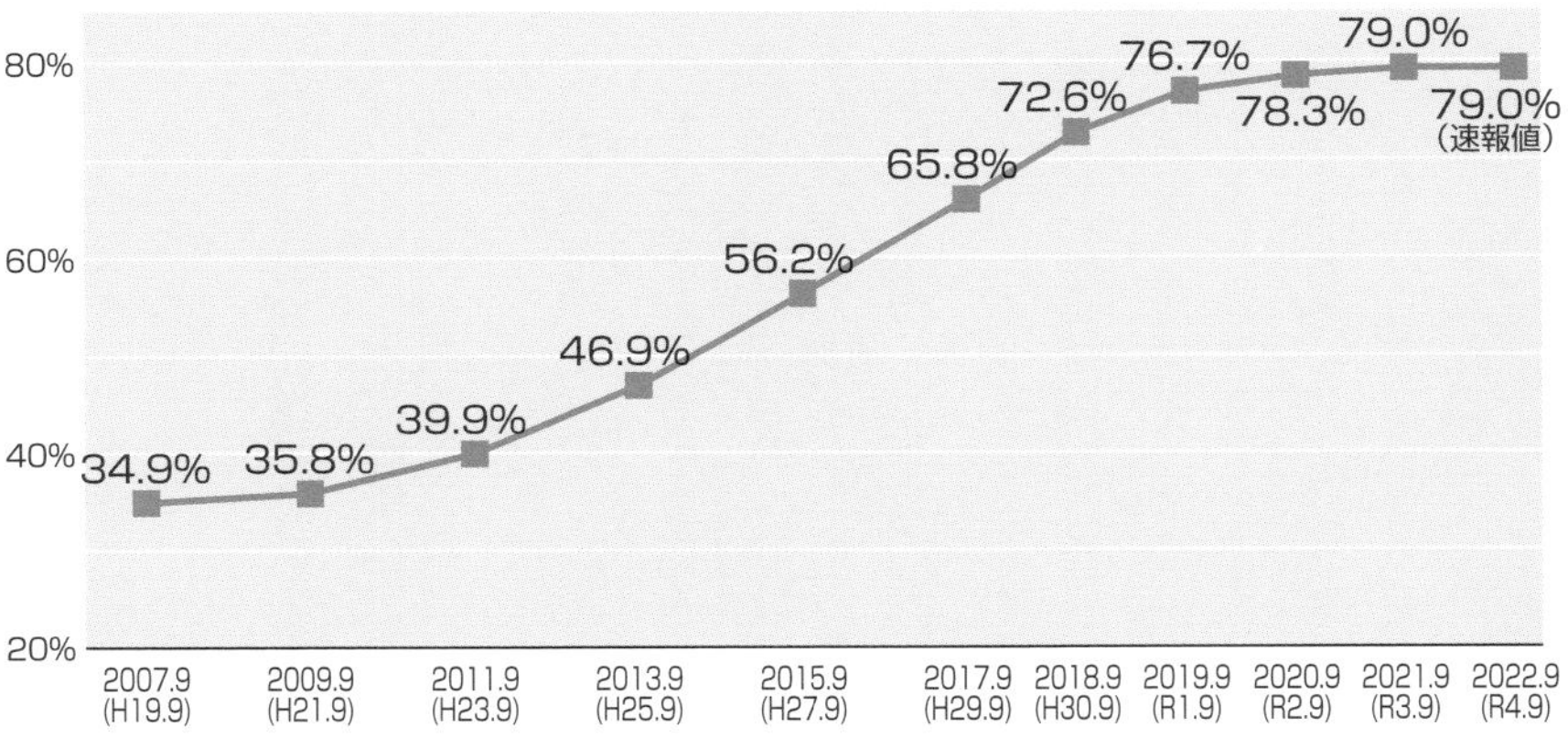

注）「使用割合」とは、「後発医薬品のある先発医薬品」及び「後発医薬品」を分母とした「後発医薬品」の使用割合をいう。

厚生労働省調べ

出典：厚生労働省「後発医薬品の使用割合の目標と推移」をもとに当社作成
https://www.mhlw.go.jp/content/000890777.pdf

用語解説

＊**再審査期間**　承認されてから一定期間が経過した新薬について、実際の医療現場で使用された際のデータを収集し、当初に承認されていた効能・安全性に間違いがなかったかを再度確認する期間。

9 ジェネリック・メーカーの不祥事

国の施策によって使用率が急拡大したジェネリック医薬品。しかし、それを製造するメーカーが次々と業務停止命令を受け、医薬品産業全体を揺るがす大事件となりました。いったい何があったのか。ジェネリック・メーカーは失った信用を取り返せるのでしょうか。

ジェネリックの使用率は国の度重なる施策により、2015年時点での32・5％から2021年には79・3％にまで一気に拡大しました。こうした状況を新たなビジネスチャンスと考えた大手医薬品メーカーは、ジェネリックの製造販売にも力を入れるようになりました。例えば、業界トップの武田薬品はジェネリックを扱う子会社として武田テバを、第一三共は第一三共エスファをそれぞれ立ち上げています。またアステラス、Meiji Seikaファルマや旭化成ファーマなど、他の多くのメーカーもジェネリック部門を強化しています。

しかし、問題は需要と供給のバランスです。そもそも国が2007年に最初のジェネリック使用促進策である「後発医薬品の安心使用促進アクションプログラム」を立ち上げたときのジェネリックの市場シェアの目標は30％だったのですが、この30％という数字は当時の実際のシェア（18・7％）を倍増することを意味していました。それでも業界は頑張って2011年には何とか22・8％に高めたのですが、厚労省はその翌年さらなる使用率拡大を呼びかけ、目標を60％に、その後2018～2020年の早い時期に80％とすることを求めました。もともと、生産量が追いついていない状況にもかかわらず、各段の生産増加を促したのです。そのため、目標を達成する前から、品薄や欠品がちらほらと認められるようになりました。そこで厚労省は、品切れ品目をゼロにするようにとの通達を

用語解説

＊**抗真菌薬**　真菌は酵母、カビ、キノコなどの生物群。ウイルスや細菌とは異なり、動物の次に進化した高等生物。抗真菌薬はそれらの成育を阻害する医薬品。水虫や膣カンジダの治療薬がよく知られている。

出し、さらに圧力をかけたのです。そして、とうとう問題が発覚しました。

●次々と業務停止命令を受けた

2020年8月、ジェネリック・メーカー大手の一つの小林化工が**抗真菌薬***に誤って睡眠薬を混入させ、健康被害が245人に及び、1人が死亡しました。続いて日医工（旧・日本医薬品工業）が2020年4月～2021年1月に不正製造による品質不備を理由に、75品目を自主回収しました。これら二つのメーカーは2021年に業務停止命令を受け、小林化工は2022年に事業継続をあきらめ、別の会社に**資産のすべてを譲渡**、日医工は2023年に上場廃止となりました。そして、ジェネリック・メーカーの不祥事はこれだけに終わらず、その後も長正堂製薬、Meiji Seikaファルマ、エルメッド（旧・エルメッド・エーザイ）、第一三共エスファなどが、製造販売承認を受けた時の内容と異なる手順や成分分量、あるいは申請資料の虚偽記載などが発覚し、業務停止命令を受けました。

行政処分事例一覧（令和3年～）

企業名	処分日
小林化工株式会社（福井県）	2021年2月9日（業務停止、業務改善）
日医工株式会社（富山県）	2021年3月5日（業務停止）
岡見化学工業株式会社（京都府）	2021年3月27日（業務停止、業務改善）
久光製薬株式会社（佐賀県）	2021年8月12日（業務停止）
北日本製薬株式会社（富山県）	2021年9月14日（業務停止、業務改善）
長生堂製薬株式会社（徳島県）	2021年10月11日（業務停止、業務改善）
松田薬品工業株式会社（愛媛県）	2021年11月12日（業務停止、業務改善）
日新製薬株式会社（滋賀県）	2021年12月24日（業務停止、業務改善）
富士製薬工業株式会社（富山県）	2022年1月19日（業務改善）
共和薬品工業株式会社（大阪府・兵庫県・鳥取県）	2022年3月28日（業務停止、業務改善）
中新薬業株式会社（富山県）	2022年3月30日（業務停止、業務改善）
辰巳化学株式会社（石川県）	2022年9月2日（業務改善）
株式会社廣貫堂（富山県）	2022年11月11日（業務停止、業務改善）
ニプロファーマ株式会社（秋田県）	2023年2月24日（業務改善）

出典：厚生労働省「令和3年度 全国薬務主管課長会議資料（監視指導・麻薬対策課）をもとに当社作成
https://www.mhlw.go.jp/content/11121000/000907554.pdf
令和4年以降は各社HPで著者が確認

ワンポイントコラム

【資産のすべてを譲渡】 小林化工は2022年3月、同業大手のサワイグループホールディングスが受け皿会社として設立したトラストファーマテック社に、すべての資産を譲渡しました。

10 ジェネリック供給不足も新たな問題

国策としてジェネリックの使用促進を図った結果、その使用率は約8割に達しました。国民にとって医薬品が安価になることはありがたいことですが、度重なるジェネリック・メーカーに対する業務停止命令にコロナ禍の影響も加わり、市場への供給が追い付かない状況が続いています。

日本製薬団体連合会の調査では、2022年2月の時点で、流通している医薬品の約2割に当たる3100品目以上が品薄になっていることが明らかにされました。その最大の理由は、複数の大手ジェネリック・メーカーが製造法の不正や不備により業務停止命令を受けたため、ジェネリックの生産体制に支障をきたしていることです。供給不足に陥った医薬品については、稼働しているメーカーが自社製品の増産や業務停止しているメーカーからの委託によって、供給量を補う努力はしているのですが、需要を賄う量にはとても及びません。さらに、COVID-19のパンデミックやロシアのウクライナ侵攻の影響もあります。日本の医薬品メーカーは医薬品を製造するための原薬を輸入に頼っています。ところが、医薬品の国内確保を理由に原薬の輸出国がそれらの国外への供給制限していることや、原油価格の高騰による物流の停滞により、原薬不足による生産調整まで余儀なくされる事態となっているのです。しかも、業務停止が解除されたメーカーも、生産体制の見直しや設備の改善には時間がかかります。2023年1月の時点で、それらが解決されるにはさらに3～4年を要するといわれています。

●品質不正はコンプライアンスの問題

相次ぐジェネリック・メーカーの品質不正の背景には、もちろん各メーカーの**コンプライアンス**の問題が

ワンポイントコラム

【コンプライアンス】 基本的には法令を遵守することですが、現在は社会規範やモラル、投資家や連携企業、従業員の権利や利益を守ることなども含まれる用語になっています。

あったわけですが、ジェネリック産業の構造的課題と無理な国策の影響も原因であったことは間違いありません。そもそも、ジェネリックは開発費があまりかからないとはいえ、安価であることからその利益率も大きくはありません。さらに薬価の引き下げも繰り返されているため、とにかく薄利多売が基本になります。2021年度にはジェネリック・メーカー国内トップの売上を達成しながら品質不正問題で信頼が地に落ちた日医工の外部調査委員会は、「ジェネリックの需要の急拡大によって生産量や品目数も急増したが、人手や設備の不足で生産目標の達成が日増しに厳しくなり、結果として適切な品質維持が難しくなっていた」と報告しています。

以上のような状況で、ジェネリック・メーカーの多くはその解決策として、**バイオシミラー**と呼ばれるバイオ医薬品のジェネリックの生産に活路を見出そうとしています。

バイオシミラーとは

・「バイオ後続品」とも言われる

・先行バイオ医薬品と
同等／同質の品質、安全性、有効性
を有する医薬品として、異なる製造販売業者によって
開発された医薬品

バイオ後続品とは、国内で既に新有効成分含有医薬品として承認されたバイオテクノロジー応用医薬品（以下、「先行バイオ医薬品」という。）と同等／同質の品質、安全性、有効性を有する医薬品として、異なる製造販売業者により開発される医薬品である。

厚生労働省医薬食品局審査管理課長通知「バイオ後続品の品質・安全性・有効性確保のための指針」（薬食審査発第0304007号、平成21年3月4日）

出典：厚生労働省「バイオ医薬品及びバイオシミラー普及啓発等事業」講習会「バイオ医薬品とバイオシミラーの基礎知識」をもとに当社作成
https://www.mhlw.go.jp/content/10800000/000655557.pdf

ワンポイントコラム
【バイオシミラー】　バイオシミラーの有効成分は分子量が大きく，構造が複雑なため，同一性を確認するために、新薬と同等の臨床試験等が行われます。

column

ビタミンの話①
道端でしゃがんで話す若者はビタミンB1欠乏症かも？

ビタミンB1製剤では、武田薬品のアリナミンがよく知られています。ビタミンB1の欠乏症には、全身の倦怠感、むくみ、筋力や心機能の低下をきたす脚気や、視覚異常、意識障害、記憶障害などを引き起こすウェルニッケ脳症があります。脚気は、日本では古くから記録がある疾患です。ビタミンB1はお米の胚芽の部分に蓄積されているため、精米するとビタミンB1は除かれてしまいます。そのため、精米が始まった平安時代には、白米ばかり食べる皇族や貴族の間で脚気が増え、江戸時代には将軍や上級武士で流行したと言われています。また、戦争中は陸海軍でも大流行し、日本軍を弱体化させたそうです。ただしこの時は、階級の低い兵隊が主な患者でした。士官以上は肉類を食べ、蛋白質を多く摂取していたのに対し、下士官以下の兵隊や囚人は炭水化物ばかりを食べていたからだとのことです。

このビタミンB1研究の日本の第一人者である京都大学の藤原元典氏は、東北のある地域でビタミンB1欠乏症の症状の1つである、目のかすみを訴える人が多いことを発見します。そしてわかったことは、その地域の人たちは山菜のワラビをたくさん食べていることでした。藤原氏は、このワラビに豊富に含まれるアノイリナーゼという酵素がビタミンB1を分解することを突きとめます。実は、このアノイリナーゼは淡水魚や魚介類にも含まれています。藤原氏はこうした研究を発展させ、ビタミンB1がニンニクの臭いの成分であるアリシンと結合するとアノイリナーゼに分解されにくくなることを確認し、その知見がのちにアリナミンの製剤化につながります。アリナミンって、何となくニンニクのような臭いがすると思いませんか。

またビタミンB1は、脂肪や糖を代謝するために消費されることから、脂肪の多い食品や清涼飲料水をたくさん摂取すると、知らず知らずのうちにビタミンB1が欠乏することもわかっています。電車の中や道路上など、いろいろなところで若い人がしゃがみ込んで話をしている光景をよく目にしますが、ファストフードばかり食べ、清涼飲料水を手放さないことが、ビタミンB1欠乏による筋力低下や慢性疲労につながっていなければよいのですが。

第2章

国内外大手メーカーの動向と主力製品

株式市場では、医薬品メーカーの株はディフェンシブ株と呼ばれ、世の中の景気に左右されにくい安定性が高く評価されています。その一方で、開発中の薬に重篤な副作用が見つかり、開発が中断されたり、思いがけない医療事故により患者団体から訴訟を起こされたりすると、そうした製品を有するメーカーの株価が急落するという一面もあります。医薬品産業は、人間が生き続けるためには不可欠の産業ですが、重要であるがために社会的責任もきわめて大きく、経営の健全性や透明性が常に求められます。そうした中で、国内外の大手メーカーはどのように産声を上げ、発展を遂げてきたのでしょう。各メーカーの成長を支えてきた主要製品、現在注目されている新薬なども紹介しながら、医薬品業界の勢力図を俯瞰します。

1 海外進出を加速させる国内大手メーカー

日本の医薬品産業は、一握りのメーカーによってそのシェアの大半が占められています。目立った勢力争いもなく、国内市場の棲み分けを上手に維持してきたといえます。しかし、グローバリゼーションの潮流は、この保守的な業界を大きく変化させせようとしています。

日本には1200社以上の製薬メーカーが存在します。そのうちの約4割が国内で生産される医薬品の9割を占める医療用医薬品を製造しています。しかも、東証プライム上場の製薬企業30社のうち、2021年度に従業員1000人以上だった企業はわずか19社にとどまりました。すなわち、日本の医薬品メーカーの規模は他の製造業に比べて決して大きくはないのです。さらに、日本の医薬品市場の成長は横ばい状態にあり、地域別の売上高シェアも世界第2位から第3位に落ち、このままだと2026年にはドイツに抜かれて第4位に転落すると考えられています。そうした現状を踏まえ、国の「医薬品産業ビジョン2021」では、**アカデミア**やベンチャーなどと連携して創薬のグローバルネットワークを構築し、医薬品の世界市場における日本のプレゼンスを高めることを目標の一つに掲げています。

●国内大手の多くは海外売上が国内売上を上回る

国や製薬協の施策を踏まえ、国内大手メーカーの多くが海外事業の拡大を図っています。武田薬品は、2019年1月にアイルランドの製薬大手シャイアーを買収したことで、同年3月の決算では、国内メーカー初の売上高2兆円超えを達成しました。特に、炎症性腸疾患用薬エンティビオの売上が海外だけでも1兆5262億円となり、それが同社の国内一位の座

ワンポイントコラム

【アカデミア】　大学や国立研究所のような、国の研究機関を指します。基本的に非営利で、学術論文や学会で研究成果を公表し、科学の発展を図る役割を果たしています。

をゆるぎないものにしています。2022年度の総売上高は4兆274億円超でしたが、売上高全体に占める海外売上高の比率も87・3%（3兆5154億円）で、国内トップでした。それに続き、アステラス82・7%（1兆2563億円）、大塚62・3%（1兆833億円）第一三共58・3%（7450億円）、中外製薬47・8%（6027億円）、エーザイ66・4%（4943億円）、住友ファーマ69・4%(3854億円)、協和キリン61・0%(2437億円)など、他の大手メーカーも着実に海外売上比率を拡大しています。

　海外市場での実績で注目された近年の出来事としては、まず小野薬品が看板製品の一つであるがんの画期的新薬**オプジーボ**の海外販売を、米ブリストル・マイヤーズスクイブに委託し、同社から713億円(53・3%増)のロイヤリティを受領したことが挙げられます。また2021年には、第一三共が新規乳がん治療薬エンハーツを日米欧で上市し、英アストラゼネカと戦略的提携を締結しました。この抗がん剤は2022年から2028年にかけて、世界で累計250億ドル以上の売上を達成すると予想されています。

2023年版　国内製薬会社　売上高・営業利益ランキング

集計対象:2022年4月～2023年3月の本決算

【単位】億円
売上高　営業利益

順位	社名		売上高	営業利益
1	武田薬品工業	▶	40275	4905
2	大塚HD＊1	▶	17380	1503
3	アステラス製薬	▶	15186	1330
4	第一三共	▶	12785	1206
5	中外製薬＊1	▶	12599	5333
6	エーザイ	▶	7444	400
7	住友ファーマ	▶	5555	▲770
8	田辺三菱製薬	▶	5354	843
9	小野薬品工業	▶	4472	1420
10	塩野義製薬	▲1	4267	1490
11	協和キリン＊1	▼1	3984	867
12	参天製薬	▶	2790	▲31
13	東和薬品	▲4	2089	55
14	サワイグループHD	▼1	2003	170
15	旭化成（医薬・医療）	▲1	2002	229
16	明治HD（医薬品）	▼2	1973	217
17	帝人（ヘルスケア）	▼2	1524	235
18	日本新薬	▶	1442	300
19	ツムラ	▶	1400	209
20	久光製薬＊2	▶	1283	116
21	杏林製薬	▲1	1133	51
22	持田製薬	▼1	1033	85

各社発表の決算短信や関連資料をもとに作成。無印は23年3月期、*1は22年12月期、*2は23年2月期。協和キリンの営業利益はコアベース。HDはホールディングスの略。社名のカッコは事業・セグメントの名称。

出典：AnswersNews「2023年版 国内製薬会社 売上高・営業利益ランキング」より抜粋して当社作成
https://answers.ten-navi.com/pharmanews/25664/

ワンポイントコラム

【オプジーボ】　免疫チェックポイント阻害薬と呼ばれ、ヒトが生まれながら持っているがんを攻撃する免疫を再活性化して、がん細胞を抑制・死滅させる薬剤です。

年々拡大する外資系メーカーの国内シェア 2

日本の医薬品メーカーが海外への進出を図る一方で、外資系メーカーによる日本市場開拓も進められています。外資系メーカーはなぜ日本に目を向けるのか。それは高齢人口の拡大による医薬品需要の増加を見据えた動きかもしれませんが、さらに別の理由もあるようです。

厚生労働省の直近の**薬事工業生産動態統計***によれば、医薬品の輸出入金額はいずれもさほど増えてはいませんが、輸入金額が輸出金額を大幅に上回る状態が続いています。国内で承認される新薬の約75%も外国で開発された製品といわれています。それを反映して、2019年度の国内医療用医薬品の売上金額上位10社のうち7社が外資系メーカーで占められました。

そもそも、日本の大手10社の2022年度決算時の研究開発費を平均すると約2266億円ですが、世界のトップ10社の平均は約1兆4330億円（106億1500ドル、$1=¥135換算）と6倍以上で、その差はさらに広がりつつあります。また、製薬企業、大学、公的研究機関などの総職員数における専従研究者数の割合も、米国のほうがはるかに上回っています。特に、遺伝子治療などの先端医療に関連する薬剤の開発環境には大きな差があるといわれています。

加えて、医薬品関連特許の登録件数も、日本でもここ数年かなり増えており、2022年度の医薬品の国際特許出願数は米国、中国に次ぐ第3位と健闘しています。ただし、欧米のメーカーは新興国も含めて世界各国に広く特許を出願していますが、日本のメーカーは先進国を中心に、限られた国にしか出願しない傾向があるといわれています。こうした状況も、新薬の海外依存と医薬品の輸入額増加を常態化させている一因かもしれません。

用語解説

***薬事工業生産動態統計**　わが国の統計法に基づき、医薬品、医薬部外品、医療機器に関する毎月の生産実態などを明らかにする目的で実施されている。厚生労働省医政局が公表する。

●欧米メーカーにとって魅力がある日本市場

日本には国民皆保険制度が整備されているため、国民は医薬品を安価に手に入れることができます。それが、医薬品の普及を後押ししていることは事実です。さらに人口の高齢化により、高血圧や糖尿病など、長期に薬を飲み続けなければならない**慢性疾患***も増えています。そうした疾患は、もともと欧米先進国に多い疾病であるため、それらの治療薬も伝統的に欧米のメーカーが得意としています。すなわち、欧米のメーカーにとって、日本は魅力ある市場なのです。

しかし、状況は少しずつ変わりつつあります。日本人はブランド志向が強いため、医薬品も高価なもの、有名なものをありがたがる傾向があるといわれてきました。しかし、国のジェネリックの使用促進策により、今や医療現場で処方される医薬品の約8割がジェネリックに置き換わっています。海外の大手ジェネリックメーカーの日本市場への参入も着々と進められています。

2023年版　国内製薬会社　研究開発費ランキング

集計対象 :2022 年 4 月～ 2023 年 3 月の本決算

順位	社名	研究開発費(億円)	前年比(%)	売上高比(%)	前年比(ポイント)	23年度予想(億円)
1	武田薬品工業 ▶	6,333	20.4	15.7	1.0	6,430
2	第一三共 ▶	3,416	31.2	26.7	1.8	3,600
3	アステラス製薬 ▶	2,761	12.2	18.2	▲0.8	2,510
4	大塚HD*1 ▶	2,752	18.5	15.8	0.3	2,750
5	エーザイ ▶	1,730	0.7	23.2	0.5	1,520
6	中外製薬 *1 ▶	1,496	9.0	11.9	▲1.8	1,650
7	住友ファーマ ▲1	1,319	38.9	23.7	6.8	840
8	塩野義製薬 ▲2	1,024	40.3	24.0	2.2	990
9	小野薬品工業 ▶	953	25.7	21.3	0.3	1,090
10	田辺三菱製薬 ▼3	878	▲9.4	16.4	▲8.7	625
11	協和キリン *1 ▶	629	9.0	15.8	▲0.6	790
12	日本たばこ産業 *1 (医薬) ▶	298	2.8	35.9	▲0.1	―
13	参天製薬 ▲1	283	7.3	10.1	0.2	290
14	日本新薬 ▼1	241	5.6	16.7	0.1	280
15	旭化成 (医薬・医療) ▶	201	▲18.6	10.0	▲4.1	―
16	明治HD (医薬品) ▲1	164	▲14.8	8.3	▲1.9	214
17	サワイグループHD ▼1	161	▲34.1	8.0	▲4.6	161
18	科研製薬 ▲6	158	87.5	21.6	10.6	151
19	東和薬品 ▶	153	―	7.3	―	165
20	持田製薬 ▼2	133	8.0	12.9	1.7	138
21	杏林製薬 ▲2	109	22.5	9.6	1.2	96
22	キッセイ薬品工業 ▼1	104	0.3	15.4	▲0.5	92
23	久光製薬 * 2 ▼3	98	▲7.8	7.6	▲1.2	98
24	JCRファーマ ▲2	88	22.7	25.6	11.6	97
25	生化学工業 ▼3	80	▲11.7	23.8	▲5.4	72
26	ツムラ ▼1	76	3.8	5.4	▲0.2	85
27	あすか製薬HD ▲1	42	17.5	7.0	0.6	43
28	ゼリア新薬工業 ▼1	35	▲27.8	5.1	▲3.0	45
29	ペプチドリーム *1*4 ▲2	29	76.2	10.9	▲6.7	38
30	富士製薬工業 *3 ▼1	25	1.6	7.0	▲0.5	―
31	日本ケミファ ▼1	24	1.1	7.7	0.3	28
32	鳥居薬品 *1*4 ▲1	17	99.5	3.4	1.6	35
33	ヤクルト本社 (医薬品) ▼1	9	▲18.2	7.1	0.6	3

各社発表の決算短信や関連資料をもとに作成。無印は23年３月期、*1は22年12月期、*2は23年２月期、*3は22年９月期。*4 は非連結。HDはホールディングスの略。社名のカッコは事業セグメントの名称。第一 三共、住友ファーマ、中外製薬の23年度予想はコアベース。東和薬品は子会社の TowaHDと三生医薬の決算期変更に伴い、２社の連結会計年度が22年１月~23年３月の１５カ月となったため、増減は記載していない。

出典：AnswersNews「2023 年版 国内製薬会社 研究開発費ランキング」より抜粋して当社作成
https://answers.ten-navi.com/pharmanews/25664/

用語解説

***慢性疾患**　徐々に発症して治療も経過も長期に及ぶ疾患の総称。生活習慣によるもの、アレルギー性、遺伝性のほか、非結核性抗酸菌症のような感染症にも見られる。

3 武田薬品の欧大手メーカー買収は吉と出るか

武田薬品工業株式会社（以下、武田薬品）は、創業以来230年以上の歴史を刻む日本を代表する医薬品メーカーです。その経営哲学は多くの起業家の手本にもなってきました。そして現在は日本の製薬産業の世界市場進出を牽引するリーダーとして、常に大きな期待が寄せられています。

2018年12月、武田薬品工業がアイルランドの製薬大手シャイアーを760億ポンド（約6兆8000億円）で買収、国内外を驚かせました。この買収金額はそれまでの日本企業最高額であったソフトバンクの英半導体企業買収時の3・3兆円を大きく上回りました。ただ、この買収額があまりに巨額であったため、「リスクが大きい」「会社の存続が危ぶまれる」「これまでの堅実経営を継続すべき」といった声が、同社OB会や大株主たちから上がり、実現までにはかなりの紆余曲折あったようです。しかし、2015年に同社初の外国人CEOに就任したクリストフ・ウェバー氏は、「武田が成長を続けるためには、グローバル市場により積極的に参画する必要がある。この買収はそのための大きな力になる」と訴え、反対勢力の意見を押し切り、買収にこぎつけたのです。シャイアー社の2017年度の世界売上高は151・61億ドル（20位）で、同年の武田薬品のそれは157・57億ドル（19位）とほぼ同等でした。そのため、身の丈に合わない買収とも指摘されましたが、この買収によって武田薬品の世界売上高は倍増し、一気に世界7位の製薬企業になりました。果たしてそれが、本当に同社の成長を後押しするのかはまだわかりません。少なくともこの買収によって同社の株価は大きく下がり（2017年末6401円→2023年初頭4315円）、その将来性に対する評価は分かれています。

用語解説

＊**注意欠陥多動性障害（ADHD）**　落ち着きがない（多動性）、突然叫んだり手を出したりする（衝動性）、飽きっぽく集中が苦手で忘れ物やなくしものが多い（不注意）、などを特徴とする発達障害。

●シャイアー社の買収は成長に寄与するか

武田薬品は1781年（天明元年）、大阪の道修町に薬種仲買として開業したのが始まりです。特徴の1つは、代々の社長が創業者の近江屋長兵衛の名を継ぎ、武田長兵衛と名乗ってきたことです。この慣習は6代目長兵衛まで続きましたが、1993年に7代目社長に就任した武田國男氏の代で終わりました。そして國男氏の意を継いだ8代目社長の長谷川閑史氏はグローバル進出の重要性を説き、先述したウェバー氏を英グラクソ・スミスクライン社から招聘し、彼をCEOに任命して国際戦略の強化を図りました。

武田薬品の成長に最も貢献した製品は、6代目長兵衛の時代に開発された**アリナミン**でした。今回買収したシャイアー社は、**注意欠陥多動性障害**（ADHD）*などの患者数が少ない難治性疾患の治療薬を複数持っています。それらの薬剤が武田の新たな成長エンジンとなるのか注目されます。

武田薬品工業

武田薬品工業のデータ	
資本金	1兆6435億円
従業員数	5291人（単体）、49578人（連結）

最近のトピックス	
2005年	米バイオベンチャー・シリックス社統合
2007年	英バイオベンチャー・パラダイム・セラピューテック社統合
2008年	米アムジェン社統合 がん領域に強い米ミレニアムシューティカル社統合
2011年	新興国にネットワークを有するスイスのナイコメッド社を買収
2012年	有望な痛風治療薬を有する米URLファーマ社を買収 ブラジルの大衆薬大手のマルチラブ社を買収
2015年	英アストラゼネカに呼吸器系疾患事業を売却
2017年	がん関連の米ARIAD Pharmaceuticalsを買収
2018年	アイルランドの製薬大手シャイアー社を買収
2021年	Novavax社製の新型コロナウイルス感染症ワクチンを国内で製造。
2022年	日本初の新型コロナウイルス組み換えタンパクワクチンの国内での製造販売承認取得。

出所：武田薬品工業のHPより著者作成

ワンポイントコラム

【アリナミン】　農芸化学者であった鈴木梅太郎が1910年に、米ぬかから脚気の予防・回復に有効なオリザニンという成分の抽出に成功しました。それがアリナミンとなりました。

4 新薬1剤でグローバル企業となった大塚ホールディングス

大塚ホールディングスの前身である大塚製薬は、長年非上場のメーカーでした。しかし、2010年上場されるとすぐに国内売上高トップ5に入り、その企業力の大きさが再認識されました。その後も新規医薬品の開発に積極的に取り組んでおり、さらなる飛躍が期待されています。

大塚ホールディングス（以下、大塚）は、世界初の市販用レトルトカレーであるボンカレーや、オロナミンCドリンクなど、食品や飲料で有名ですが、もともとは大阪を本拠に1921年に設立された製薬会社です。1953年にはオロナイン軟膏を発売し、テレビの普及と相まって大ヒットし、その業績をもとに1964年に大塚製薬株式会社となりました。その後も、ポカリスエット、カロリーメイト、ファイブミニなど健康飲料、健康食品の開発が目立ちましたが、その一方で、世界各国に医薬品の研究所や工場を設け、グローバル企業への足がかりを築いてきました。さらに2009年1月には、がんの治療薬などで実績のある**大鵬薬品**を完全子会社化し、医薬品事業の拡充を図り、その成果の1つとして統合失調症などの治療に用いられる非定型抗精神病薬エビリファイ（アリピプラゾール）を開発しました。

エビリファイの売上高は2011年に4100億円（うち米国売上が3100億円）に達し、医薬品全体の売上高7800億円の52%占め、医薬品事業の基盤となりました。しかしエビリファイも医薬品の宿命として、2015年に米国で特許切れとなりました。

●認知症治療薬の開発と販売でこれまでの経験を生かせるか

そこで大塚は、エビリファイに続く精神科領域の新薬開発のため、デンマークのルンドベック社と提携

ワンポイントコラム

【大鵬薬品】 1963年6月、大塚グループと医薬品卸会社49社の共同出資で設立されました。テガフール製剤（フトラフール、ユーエフティ、ティーエスワン）と呼ばれる抗がん剤で国内トップシェア。一般向けではチオビタドリンクやソルマックが知られています。

し、最初の成果として2013年3月18日、エビリファイの月1回投与型の薬剤エビリファイメンテナを米国で販売開始しました。精神科疾患の患者は**拒薬や怠薬**＊が多く、服薬継続の維持が難しい傾向があります。そのため、月1回の投与で症状をコントロールできる製剤の利便性はきわめて高いと考えられています。

さらに高齢者人口の拡大を見据えたアルツハイマー型認知症の治療薬や、社会の複雑化の中で増え続けるうつ病・不安障害の治療薬の開発も前述のルンドベック社と共同で進めています。

2020年度の大塚の売上高は国内第2位、世界市場でも22位にランクされています。国内ではイーケプラ（抗てんかん薬）やスプリセル（抗がん剤）の売上が好調で、グローバルではエビリファイメンテナ、レキサルティ（抗精神病薬）、サムスカ／ジンアーク（利尿薬）、ロンサーフ（抗がん剤）の4製品の売上が前期比14・0%増の4898億円となりました。

大塚ホールディングス

大塚ホールディングスのデータ	
資本金	816億9000万円
連結従業員数	33226人

最近のトピックス	
2008年	大塚ホールディングス設立
2009年	大鵬薬品工業を完全子会社化
2010年	東京証券取引所第一部上場
2012年	エビリファイの新剤形・口腔内崩壊錠の製造販売承認取得
2013年	エビリファイの月一回投与型注射剤の製造販売承認を米国で取得 糖尿病用薬オングリザ国内での製造販売承認取得
2014年	米アバニア社買収。神経疾患領域に本格参入
2017年	日経平均株価に採用される
2019年	メキシコに健康飲料の新会社設立
2021年	創業100周年を迎える 大日本住友製薬と事業提携契約を締結

出所：大塚ホールディングスのHPより著者作成

用語解説

＊**拒薬や怠薬**　拒薬は、自己判断によって意図的に薬を飲まないこと。怠薬は、無意識や記憶障害による飲み忘れ。いずれも治療継続の足かせになると考えられている。

5

海外に強いメーカーが合併したアステラス製薬

アステラス製薬のアステラスは、星を意味するラテン語の「stella」、ギリシャ語の「aster」に由来し、その名称は「大志の星 aspired stars」「先進の星 advanced stars」を表現しています。また、「明日を照らす」という日本語も重ね合わせ、医薬品開発を通して社会貢献を目指しています。

アステラス製薬（以下、アステラス）は、2005年に山之内製薬と藤沢薬品工業（以下、藤沢薬品）が合併して生まれた会社です。前年（2004年）の山之内製薬の国内売上順位は5位、藤沢薬品は8位で、合併によって当時のアステラスの売上は武田薬品に次ぐ第2位になりました。山之内製薬は1923年、大阪の江戸堀で創業し、神経痛やリウマチの治療薬であるカンポリジンで医薬品メーカーとしてのかたちを整えました。やがて、70年代には抗生物質ジョサマイシン、80年代には降圧薬ペルジピンで売上げを伸ばし、1985年に開発した制酸剤ガスター（H2受容体拮抗薬）が同社の成長を後押ししました。一方、藤沢薬品は1894年、大阪の道修町で創業し、防虫剤である樟脳の販売で基礎を築きました。さらに70年代には抗生物質の開発で成長を遂げ、1993年に発売を開始した免疫抑制剤のプログラフは同社の世界市場進出の足掛かりとなり、現在も世界80カ国で使用されています。

●透明性と健全性も高く評価

両社はともに、早くから海外進出にも積極的に取り組んでいました。特に、藤沢薬品は米国に、山之内製薬はヨーロッパに強みを持っていたため、新会社の世界戦略を考える上で、合併のメリットはきわめて大きかったといえます。

アステラスとしては、主力製品であったプログラフ

用語解説

＊**スーグラ**　一般名：イプラグリフロジン L-プロリン。選択的SGLT2阻害剤と呼ばれる糖尿病治療薬の1つ。過剰な糖を尿と一緒に排泄させる新しいメカニズムによる治療薬として近年注目されている。

（免疫抑制剤）とハルナール（過活動膀胱治療薬）が2010年に特許切れになりましたが、2022年の時点で、前立腺がん治療薬のイクスタンジが売上全体の約4割に当たる5343億円を売り上げ、国内メーカートップ3の座を維持しています。そのほか、ベタニス／ミラベトリック／ベットミガ（過活動膀胱治療薬）やプログラフがグローバルでの売上を牽引し、国内でも先のイクスタンジ、ベタニス、プログラフのほか、**スーグラ**＊（糖尿病治療薬）、イベニティ（骨粗しょう症治療薬）など、様々な領域で汎用される医薬品をラインナップにそろえています。

アステラスの前身である藤沢薬品も山之内製薬も長年にわたり、**ディスクロージャー（情報開示）優良企業**に選定され、透明性と健全性が高く評価されてきた企業です。そうした精神が受け継がれたアステラスは、医薬品産業の信頼性向上にも寄与し続けることと思います。

アステラス製薬

アステラス製薬のデータ	
資本金	103001 百万円
連結従業員数	14522 人

最近のトピックス	
2006 年	ヘルスケア部門ゼファーマを第一三共に売却 過活動膀胱治療薬ベシケアを国内で発売
2007 年	免疫抑制剤アドバグラフを欧州で発売 バイオベンチャーの米アジンシスを買収
2013 年	アムジェン社と日本における戦略的提携に関する契約を締結し、合弁会社アステラス・アムジェン・バイオファーマを設立
2014 年	醗酵創薬研究資産を大鵬製薬に譲渡
2015 ～ 20 年	米英の 11 のバイオベンチャーを買収

出所：アステラス製薬の HP より著者作成

ワンポイントコラム

【ディスクロージャー優良企業】　企業情報開示の向上を目的に、日本証券アナリスト協会が1995年から開始した表彰制度。藤沢薬品と山之内製薬は1999年の第1回から、ほぼ毎年高い評価を得ていました。

6 第一三共の柱は医療用医薬品

第一三共は、武田薬品、大塚ホールディングス、アステラス製薬などと並ぶ国内大手製薬メーカーの1つです。コーポレート・スローガンは「イノベーションに情熱を。ひとに思いやりを」です。経営スタッフに外国人も積極的に登用し、世界的なネットワークの拡大を目指しています。

第一三共株式会社（以下、第一三共）は2016年、一般大衆薬を含まない医療用医薬品のみの売上高で国内メーカー第1位となり、その後もしばらく間、武田薬品に次ぐ2位を維持していました。同社は、2005年9月28日に三共と第一製薬が経営統合して発足した会社です。統合にあたり、第一三共本体は医療用医薬品事業に特化し、大衆薬（OTC）は新会社として立ち上げた第一三共ヘルスケアに移しました。

元会社の一つである三共は1899年に三共商店として創業し、高峰譲吉博士が発見した消化酵素タカヂアスターゼを製剤化して販売し、会社の基礎を築きました。その後、やはり高峰氏が抽出に成功した副腎皮質ホルモンのアドレナリンも製剤化し、事業を拡大します。そして1913年に三共株式会社となり、同社の製剤開発を牽引してきた高峰氏が初代社長に就任します。1950年代には、風邪薬ルルや三共胃腸薬で大衆薬部門の売上も伸ばし、60年代に入ると欧米に進出します。さらに三共の名が世界に知られることになるのが、高脂血症治療薬メバロチンの開発です。通称スタチンと呼ばれるこの薬剤は世界初の**HMG-CoA還元酵素阻害剤***で、1989年に発売が開始されると、生活習慣病の増加に伴い世界中で処方され、90年代後半から2006年に米国で特許切れになるまで、常に品目別売上高の世界トップ10に名を連ねていました。

用語解説

＊**HMG-CoA還元酵素阻害剤**　コレステロールを合成する酵素の働きを阻害し、血液中のコレステロールを低下させる薬物。1973年に、当時三共の研究員だった遠藤章氏らによって発見された。スタチンとも呼ばれ、高脂血症患者の脳心血管疾患の発症リスクを低下させる。

●世界市場での成長が見込まれる

　もう一方の第一製薬は1915年創業で、駆梅剤ネオネオアーセミンで事業を確立しました。その後、喘息や感染症の治療薬、ビタミン剤の開発で成長し、世界初の**抗プラスミン剤**＊を開発し、海外進出の足掛かりとします。そのほかの医療用医薬品では、抗菌薬クラビット、降圧薬のACE阻害薬コバシル、非ステロイド性消炎鎮痛薬モービックなどが知られています。

　その後、第一三共になったあとは、新規の降圧薬や、認知症治療薬などを次々に上市。そして、2020年に乳がん治療薬エンハーツについて英アストラゼネカとグローバルでの戦略的提携を行いましたが、その対価は最大129億ドル（約1兆4190億円）にものぼると推算されています。この大型提携に対する株式市場の反応は大きく、株価高騰により時価総額は一時6兆8000億円に拡大し、全業種を通じて国内トップ10に入りました。そうした取り組みもあって、第一三共は国内の中でひときわ勢いのある製薬メーカーとして再注目されています。

第一三共株式会社

第一三共株式会社のデータ	
資本金	500億円
従業員数	約16500人

最近のトピックス	
2008年	インド最大の製薬会社ランバクシー社を買収
2009年	抗血小板薬プラスグレルを米と独で発売
2010年	ARBとCa拮抗薬の合剤レザルタスを発売
2011年	アルツハイマー型認知症治療薬メマリー発売 プロトンポンプ阻害薬リクシアナ発売
2012年	糖尿病治療薬テネリア発売
2014年	米バイオベンチャー、アンビット・バイオサイエンス社を買収
2015年	ランバクシー社の全株式を売却したが、業務提携は継続
2021年	オーストラリア、カナダ、シンガポールで新会社設立
2022年	英アストラゼネカと抗がん剤共同開発で提携し、契約一時金として13億5000万ドルを受領

出所：第一三共のHPより著者作成

用語解説

＊**抗プラスミン剤**　血液凝固を抑制する働きで血液の流動性を保つ生理活性物質であるプラスミンに拮抗する薬剤。出血性疾患や手術時の出血を抑えるために使用される。

7 エーザイは認知症治療薬で世界進出

エーザイのコーポレートスローガンは「ヒューマン・ヘルスケア（human health care）」です。ロゴのhhcはナイチンゲールの直筆サインを用いています。アルツハイマー型認知症の治療薬開発では世界を牽引する立場にあり、近年は抗がん剤の開発にも力を入れています。

エーザイ株式会社（以下、エーザイ）は1941年、日本衛材株式会社との社名で創業しました。衛材とは絆創膏や包帯などの衛生材料を意味するワードですが、実際にはビタミンE製剤の製造で事業を確立しています。創業者は現社長の内藤晴夫氏の祖父にあたる内藤豊次氏で、同氏はもともと東京田辺製薬（現・田辺三菱製薬）で薬剤開発に携わっていました。豊次氏がその時の経験を生かし、避妊薬であるネオサンプーンや現在も販売されているビタミン剤の**チョコラ・シリーズ**を開発して会社の基盤をつくりました。

社名がエーザイに改称されたのは1955年です。その後、胃薬サクロン、胃潰瘍治療薬セルベックスなどで事業規模を拡大していきますが、エーザイをグローバル企業に押し上げたのは、1997年に米英独で発売されたアルツハイマー型認知症治療薬アリセプトの開発です。アリセプトは、海外で先行発売され、そのデータをもとに1999年に日本でも発売されました。海外のデータを転用して国内の製造販売承認を得るこの手法はブリッジングと呼ばれ、承認審査が遅いといわれる日本で少しでも早く販売にこぎつけるための方略としてその後活用されるようになりました。やがて、アリセプトは認知症治療の主要薬として世界中で使用されることになり、エーザイの顔ともいえる薬剤となりました。そして現在も、アリセプトに続く新規の認知症治療薬の開発に注力しています。

ワンポイントコラム

【チョコラ・シリーズ】 チョコレートとコーラを合わせた造語で、チョコレートやコーラのようにたくさん売れるように願って考えたネーミングだと、2代目社長の内藤祐次氏（現社長の晴夫氏の父）が著書に書いています。

●抗がん剤の開発で11年ぶりに増益

エーザイはその後、米バイオジェンとの共同研究で、複数のアルツハイマー型認知症の候補薬を特定し、その中の一つのレカネマブがアルツハイマー型認知症の進行を遅らせることが臨床試験で確認され、2023年1月、米FDA（食品医薬品局）に**迅速承認***されました。ただし、迅速承認は臨時の措置であるため保険は使用できません。そこで、エーザイはFDAに対し、一日も早く正式承認されるように働きかけています。またそれと並行し、日本とEUにもレカネマブの製造販売承認を申請しており、少なくとも日本においては23年中に承認される見通しです。同薬剤の米国における患者一人当たりの薬価は年間約350万円に設定されているため、多くの患者が保険適応になることを待ち望んでいます。エーザイの最高責任者（CEO）の内藤春夫氏はレカネマブについて、「2030年あたりまでに使用者は世界で250万人に達する」と予想しており、間違いなく同社の新たな成長エンジンになるはずです。

エーザイ株式会社

エーザイ株式会社のデータ	
資本金	449億8,600万円
連結従業員数	11322人

最近のトピックス	
2007年	バイオベンチャーの米モルフォテック社を買収
2008年	バイオ医薬品メーカー米MGIファーマ買収
2011年	ブラジルとメキシコに医薬品販売会社を設立
2012年	抗てんかん薬Fycompaを欧州で発売
2013年	横浜市と「認知症を地域で支えるまちづくり連携協定」締結
2014年	中国に統括会社「衛材（中国）投資有限公司」を設立
2015年	中国のジェネリック医薬品企業、遼寧天医生物製薬株式有限公司を買収
2018年〜	MSDと抗がん剤の併用療法の共同開発を推進
2022年	日本初となる血液バイオマーカーを用いた認知症診断ワークフローの構築
2023年	「世界で最も持続可能な100社」に7回目の選定 アルツハイマー病に対する治療薬としてレカネマブが米国FDAより迅速承認を取得

出所：エーザイのHPより著者作成

用語解説

＊**迅速承認**　特に重要と考えられる疾患を対象とする臨床試験で、一定の有効性が認められた治療薬の使用を暫定的に認める制度。米食品医薬品局（FDA）は1992年から開始した。保険適応は認められず、市販後の成績によっては承認が取り消されることもある。

8 外資系の傘下に入った日本メーカーは成長

国内の大手外資系メーカーの多くは、日本での創業が意外に古いことに驚かされます。小さな島国にどれだけのポテンシャルを見出していたのかはわかりませんが、日本が長年世界有数の医薬品市場を維持していることを思えば、彼らは見事な鑑識眼を持っていたことになります。

外資系メーカーの多くは日本に進出する際、既存の国内メーカーとの共同出資による日本法人の設立や販売提携によってビジネスを開始しています。前者では、ファイザーと旧田辺製薬、アストラゼネカと旧藤沢薬品工業、ヤンセン・ファーマと旧・協和発酵工業などの例があります。一方、後者の販売提携では、ある製品に限定して日本のメーカーのネットワークを利用する販売委託契約が盛んに行われています。販売委託契約では、日本企業に販売を全面委託する場合と、契約した両者が、それぞれのネットワークを利用して同時に販売する場合があります。両者が販売するケースでは、医療者向けの雑誌などに、まったく同じ薬剤名と同じデザインで、メーカーの名前だけが違う広告が並んで掲載されることもあります。

一方、世界的に活発なM&Aの流れを受け、外資系企業に統合・吸収される国内メーカーもあります。ビジネスが伸び悩むメーカーにとっては、世界的な大手メーカーの傘下に入ることで再生のチャンスが生まれ、外資系メーカーにとっては日本市場におけるネットワークを一気に拡大できるため、双方にメリットがあるわけです。

●外資メーカーは世界有数の画期的治療薬をもたらす

近年の成功例では、02年にスイスのロシュの子会社となった中外製薬がまず挙げられます。中外製薬は外

用語解説

＊**分子標的薬**　ある疾患の発症や活動性に関与する分子をターゲットとする治療薬。近年の抗がん剤やリウマチ治療薬などに応用されている。

資受け入れを機会に、大衆薬部門をライオン・グループに売却し、医療用医薬品の専業メーカーに移行しました。それにより、がん治療に用いる**分子標的薬**＊のアバスチンやテセントリクなどの主要薬を扱えるようになり、がん領域で大きな存在感を示せるようになりました。また抗インフルエンザ薬のタミフルも同社の扱いですし、新型コロナウイルスに対する抗体カクテル薬であるロナプリーブ（カシリビマブ／イムデビマブの合剤）の2021年の国内導入も行いました。

2003年にメルクの子会社となった万有製薬も成功例です。同社は2009年、親会社のメルクがシェリング・プラウと合併したのをきっかけに社名をMSDに改称しました。近年は、抗がん剤の**免疫チェックポイント阻害剤**・キイトルーダが、同類薬の元祖のオプジーボと国内売上で第一位の座を争っています。そのほか、喘息治療薬・シングレア、降圧薬・ニューロタン、高脂血症治療薬・リポバス、骨粗鬆症治療薬・フォサマックなど、日常臨床で幅広く使用される薬剤もラインナップに加え、同社は21年度の医療用医薬品の売上高で国内6位です。

2022年4月～2023年3月　医療用医薬品売上上位20製品

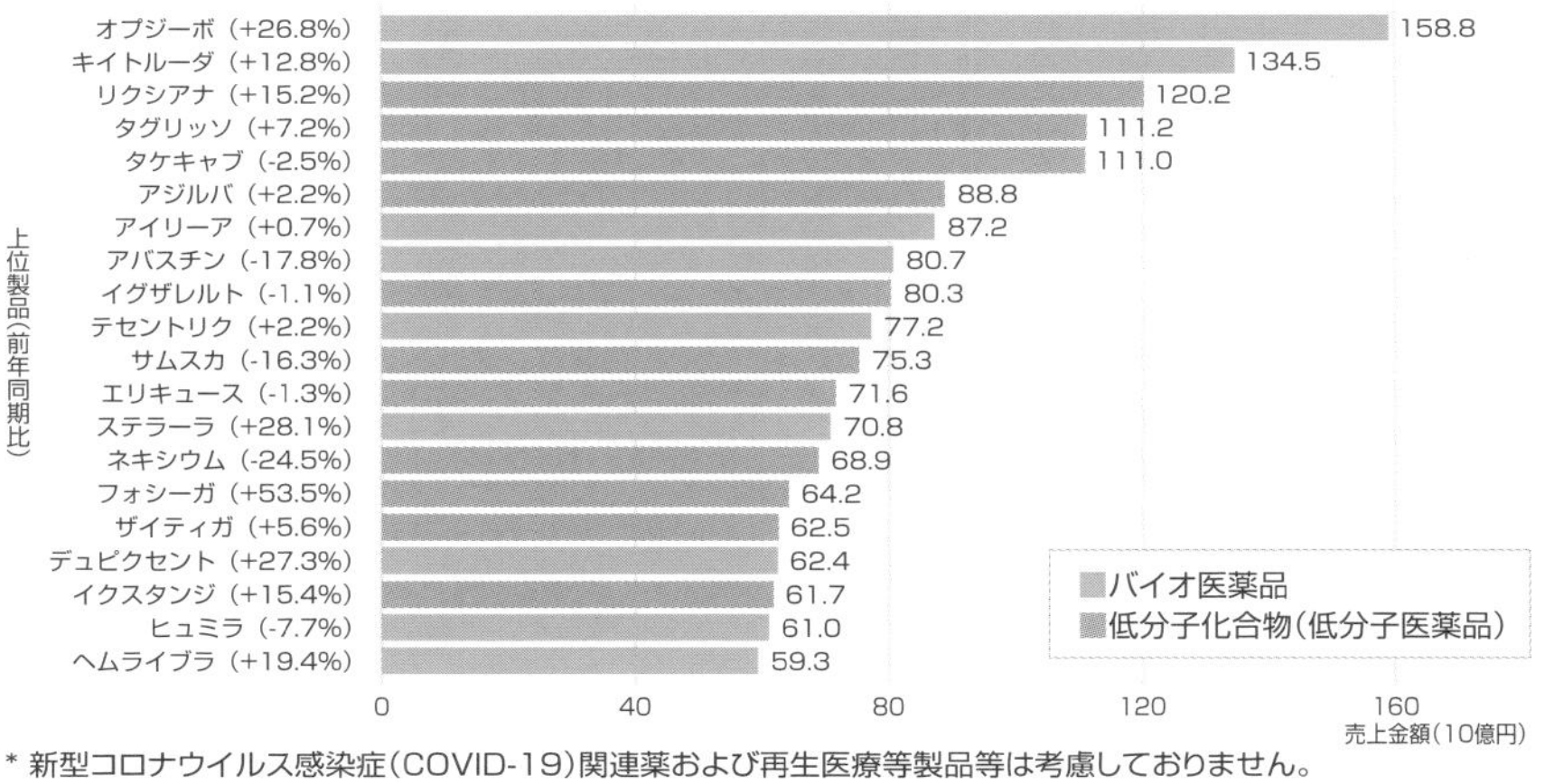

＊ 新型コロナウイルス感染症（COVID-19）関連薬および再生医療等製品等は考慮しておりません。

出典：エンサイス株式会社「年間スナップショット（薬価基準ベース）」2022年4月～2023年3月「医療用医薬品売上上位20製品」をもとに当社作成 https://www.encise.co.jp/wp-content/uploads/2023/04/%E5%B9%B4%E9%96%93%E3%82%B9%E3%83%8A%E3%83%83%E3%83%97%E3%82%B7%E3%83%A7%E3%83%83%E3%83%88_2022%E5%B9%B44%E6%9C%88%EF%BD%9E2023%E5%B9%B43%E6%9C%88.pdf

ワンポイントコラム

【免疫チェックポイント阻害薬】　がん細胞は、生体が本来持っているがんを攻撃する力にブレーキをかけます。免疫チェックポイント阻害薬は、そのブレーキをかけさせないようにがん細胞に作用します。

9 米国ファイザーは大型合併で世界売上高一位に

米国のファイザー社は、常に世界のトップクラスの売上高を誇る大手製薬会社にふさわしく、ニューヨーク・マンハッタンの中心部に本社ビルがあります。優れた医薬品を会社丸ごと買収して収益につなげる経営手法はファイザーモデルと呼ばれ、医薬品業界の世界的な再編を促す原動力ともなっています。

ファイザー社は、米国に渡った2人のドイツ人青年によって1849年に設立された会社です。2人は従兄弟同士で、1人は菓子職人のチャールズ・エアハルト、もう1人がのちに会社名となる薬剤師見習いのチャールズ・ファイザーでした。彼らは、**サントニン***という虫下しキャンディーの製造販売で富を築き、1880年にはクエン酸の量産に成功します。このクエン酸がその後、薬品、食品、清涼飲料水、洗剤などに幅広く活用され、ファイザーの発展を支えていきました。

やがて、1982年、関節や筋肉の痛みを緩和する抗炎症薬・フェルデンの開発に成功します。この薬剤の売上が10億ドルを突破し、ファイザー社を一気に世界的な企業に押し上げました。しかしそれでも、世界の医薬品市場では、英国のグラクソ・スミスクライン・ビーチャムと米国メルクが売上第1位を競い合っており、1994年の時点では、ファイザーは世界第5位に甘んじていました。

そうした中、ファイザーは90年代に積極的な医薬品会社の大型買収を繰り返しました。そして2000年には、のちに世界売上第1位の高脂血症薬となるリピトールをはじめ、シック・カミソリやうがい薬のリステリンなどを持っていたワーナー・ランバード社（米）と合併し、同社は2001年、ついに売上高世界第一位になります。

用語解説

＊**サントニン**　キク科ヨモギ属植物Artemiciaのうちシナヨモギやミブヨモギ，クラムヨモギなどの花のつぼみから分離精製した無色の結晶または粉末。水にはほとんど溶けない。駆虫薬としてカイチュウ（回虫）駆除に用いられる。現在も市販されている。

●コロナのワクチンで再び世界一に

その後もファイザーは、２００３年に米国ファルマシア社を、２００９年には米国ワイス社をそれぞれ買収し、売上規模をさらに拡大し、売上高世界一のメーカーとして君臨していました。その後も、降圧薬のノルバスクとリピトールの**配合剤**や抗がん剤・スーテント、抗うつ薬・ジェイゾロフトなどで、売上を維持していましたが、２０１１年のリピトールの特許切れを皮切りに売上を落とし、２０１７年に世界売上ランキング１位の座を仏ロシュに譲り、２０２１年には８位にまで後退しました。

ところが、２０１９年末から始まった新型コロナウイルス感染症のパンデミックは、ファイザーにとって追い風となりました。世界に先駆けて独ビオンテック社と共同開発したｍＲＮＡワクチンの売上で、ファイザーは５年ぶりに世界売上ランキング１位の座に返り咲いたのです。この利益を、今後の新たな創薬にどう結び付けていけるのか注目されます。

ファイザー日本法人

ファイザー日本法人のデータ	
資本金	HPの情報なし
従業員数	HPに情報なし

最近のトピックス	
2009年	米ファイザーと米ワイス社が統合
2010年	親会社の統合に伴い、ファイザーとワイスの日本法人も統合
2011年	ファイザー日本が初めて後発医薬品を発売
2012年	抗がん剤のザーコリとインライタ、抗生物質タイガシル発売
2014年	東京大学と戦略的パートナーシップ契約を締結 無菌注射剤を開発した米InnoPharma社を買収
2015年	アイルランドのアラガン社を買収。税金の安いアイルランドへの本社移転も視野に
2019年	事業部門を特許が有効な処方薬を扱うバイオファーマ、特許切れ製品や後発品を扱う「アップジョン」、大衆薬の「コンシューマー・ヘルスケア」に再編
2020年	COVID-19ワクチンの日本での製造販売承認取得
2021年	COVID-19に対する経口抗ウイルス薬を日本に提供
2022年	東京都と福祉・保健医療分野における連携協定を締結

出所：ファイザーのHPより著者作成

ワンポイントコラム

【配合剤】　新薬の候補物質が減少していることを踏まえ、複数の既存の医薬品を合わせて１つの薬にしたもの。２種類の降圧薬、降圧薬と高脂血症薬、２種類の糖尿病薬など組み合わせは様々。特許切れ製品を再活用し、新たな保険適応を取得するという目的もあります。

10 ロシュは種々の画期的新薬の開発で世界トップに

中外製薬（以下、中外）の親会社であるロシュは、正しくはエフ・ホフマン・ラ・ロシュ社です。同じスイスのノバルティスと並ぶ世界規模の大手製薬メーカーで、バイオ医薬品の開発力で定評がある中外を買収したことで、グループ全体で先端的な創薬の推進を図っています。

ロシュは1896年に創業し、2021年に125周年を迎えた歴史ある製薬メーカーです。社名は創業者であるエフ・ホフマン・ラ・ロシュの名前をそのまま用いており、ビタミン製剤の生産で基盤を築きました。日本には1924年に「エヌ・エス・ワイ合名会社」を設立して進出し、当初は診断薬や検査薬の事業が中心でした。1990年代には、新型コロナウイルス感染症の診断で有名になった**PCR検査**＊用自動測定装置を開発・発売しています。ただし、この開発時は新型コロナウイルスではなく、C型肝炎ウイルスの診断に活用されました。この取り組みにより、ロシュは診断システムのトップメーカーとなりましたが、それと並行して抗不安薬の開発に注力し、その過程で生まれたジアゼパムは、世界の抗不安薬市場で高く評価され、現在も不安症治療における世界標準の薬剤になっています。

その後、1996年に米ギリアド・サイエンシズからインフルエンザ治療薬（抗インフルエンザ薬）のオセルタミビルの製造専売特許を取得し、タミフルの商品名で世界に普及させました。競合薬のリレンザが吸入薬だったの対し、タミフルは経口薬だったため使用しやすいことが利点でした。また、インフルエンザの重症度が高いA型インフルエンザや鳥インフルエンザにも一定程度の有効性を示したことから、使用率が最も高い抗インフルエンザ薬となりました。タミフルは2018年に特許切れとなり、現在は後発医薬品がつ

用語解説

＊**PCR検査**　ポリメラーゼ・チェーン・リアクション（ポリメラーゼ連鎖反応）」の略。ウイルスの遺伝子の特定の部分を検出する検査で、新型コロナウイルスの検査においても現状では最も高精度とされている。

くられ、販売されています。

●中外もロシュの成長に貢献

ロシュは2019〜2021年に3年連続（4年連続という統計もある）で世界売上一位となり、医薬品の開発力も常にトップクラスにあるといえます。そうしたロシュの現在の主力製品は、多発性硬化症治療薬オクレバス、血友病治療薬ヘムライブラ、そして免疫チェックポイント阻害薬テセントリクです。

ロシュの成長を語るうえでは、子会社となった中外の存在がきわめて重要です。中外の創薬力はもともと世界的に高く評価されていました。中外がロシュの傘下に加わった当時の最高責任者であった永山治氏は「買収ではなく戦略的提携」と説明していました。中外は現在も東京証券取引所のプライム市場に上場しており、国内製薬会社の売上高ランキングでも中外としてランク付けされており、2022年度は国内6位でした。ロシュと中外の**シナジー効果***により、今後も世界有数の創薬グループとしてあり続けるに違いありません。

ロシュ　医薬品事業の地域別売上高

	売上高		前年比 (%)
	（億スイスフラン）	（億円）	
医薬品事業	450	54,094	3
米国	225	27,029	▲2
欧州	89	10,660	7
日本	45	5,412	26
その他	92	10,994	4

スイス・ロシュの決算資料をもとに作成
前年比は恒常為替レート。 1スイスフラン=120.10円換算

出典：AnswersNews「ロシュ 医薬品事業の地域別売上高」をもとに当社作成
https://answers.ten-navi.com/pharmanews/22887/

用語解説

＊**シナジー効果**　相乗効果のこと。複数の企業の提携や、2つ以上の部署が連携・協働することで、それぞれが単独で活動したとき以上の効果が生まれることを意味する。

11 アッヴィは発足数年で世界のトップメーカーに

アッヴィ（Abbvie Inc.）という製薬メーカーを、まだご存じない方は多いと思います。2013年に産声を上げたばかりのこのメーカーは、その年にいきなり世界売上高ランキングで10位に登場し、製薬業界を驚かせました。研究開発型のメーカーの新しい成長モデルとして広く注目されています。

アッヴィは、世界初のHIV血液検査薬を開発（1985年）し、その後も特殊な疾患の治療薬を数多く手掛けてきた米アボットラボラトリーズから2013年にスピンアウトしたメーカーです。内容は、研究開発型医療用医薬品事業（新薬事業）はアッヴィに承継させ、アボットは**エスタブリッシュ製品**＊の製造販売事業を中核とするというものでした。そしてこの分社化は、そのままアッヴィを世界の医薬品トップメーカーの仲間入りをさせることになりました。

アッヴィは、発足当初から着実に売り上げを伸ばし、世界ランキングも2016年9位、2017年8位となり、2021年には4位に上り詰めます。これは、前年の2020年にアイルランドのアラガンを買収したことが収益増に寄与したからです。さらにアラガンの製品では、ボトックスやヒアルロン酸などの美容医療関連や目のケア製品が中心であったこともあって、同社を買収した年には、アッヴィは医療用医薬品とOTCの合算で世界第1位となっていました。まさに、飛ぶ鳥を落とす勢いとはこのことです。実は、アラガンは1980年に一度、英グラクソ・スミスクラインに買収されたことがあり、その後もファイザーや武田薬品などが買収の意志をちらつかせていたという経緯があります。ちなみに、アラガンの売上高は2018年18位、2019年19位でしたので、大手メーカーにとっては十分に魅力のある買収の標的だったといえます。そのアラガンが新顔のアッヴィに、突然の

用語解説

＊**エスタブリッシュ製品**　後発医薬品や長期収載品のこと。長く使われて膨大なデータが蓄積され、有効性や安全性が確立された（エスタブリッシュされた）医薬品という意味。

嵐に巻かれるように吸収されたのです。

●リウマチの特効薬が成長を支えた

アッヴィは2022年、医療用医薬品の売上でとうとう世界第3位になりました。その背景には、スピンアウト時に抗TNFα抗体製剤ヒュミラをアボットから承継したことにあります。ヒュミラは一般名をアダリムマブという遺伝子組み換え型の免疫調整剤です。**関節リウマチ***の特効薬として、今もなお世界中で汎用されています。関節リウマチの患者数はおおむね100人に1人と言われ、人種に関係なく世界中に当たり前にみられる難治性の疾患です。しかも長年にわたり、有効な治療薬が開発されていなかったため、ヒミュラは関節リウマチ患者さんの救世主となりました。その証左として、ヒミュラは製品別世界売上で、2021年まで6年連続第1位です。統計手法の違いによって、2021～2022年にかけてはファイザーの新型コロナウイルスのワクチンが最も売れたとされていますが、それを特別の事情と考えれば、ヒュミラは今も医薬品市場のキングと言ってよいと思います。

アッヴィ合同会社

日本法人　アッヴィ合同会社	
資本金	4億円
従業員数	1577人（2022年12月末）

＜沿革＞	
2012年	米国本社に先行し、米アボットラボラトリーズの日本法人アボットジャパンから分社
以下は米本社の沿革	
2013年	米アッヴィが米アボットラボラトリーから分社独立
2015年	カリフォルニア州を拠点とするバイオメーカー、Pharmacyclicsを買収・子会社化
2016年	ガン医薬品のスタートアップ企業、Stemcentrxを買収
2020年	美容、乳腺、眼科領域に強みを持つアイルランドのAllerganを買収
2023年	関節リウマチ治療薬のウパダシチニブの適応が、体軸性脊椎関節炎に拡大

出所：アッヴィ合同会社のHPより著者作成

用語解説

＊**関節リウマチ**　自分自身の免疫が異常に反応して関節に炎症を起こし、痛みや腫れに続き、関節の変形や破壊も見られる疾患。抗TNFα抗体製剤はその免疫の異常を調整する。

12 ノバルティス・ファーマはマンモスの結婚で誕生した

ノバルティス・ファーマ（以下、ノバルティス）は2012年、フォーチュン誌の「世界で最も称賛される企業」の医薬品企業部門で第1位に選ばれています。スイスのバーゼルに本社を置くこの会社は、世界140カ国で事業を展開しており、グローバル企業のモデルともいえる存在です。

ノバルティスは医薬品売上高で長年トップ10にランクされる世界有数の製薬メーカーです。2005年以降はトップ5入りし、2010年には眼科医療製品の大手メーカーであるアルコン社（スイス／米）を買収し、ジェネリック医薬品の売上を増加させました。その結果、同年および翌2011年は、ファイザーに次ぐ世界第2位になりました。

ノバルティスは、スイスのバーゼルでライン川をはさんで立地していたチバ社とサンド社が、1996年3月に合併して生まれた医薬品メーカーです。社名は、ラテン語のNova（新しい）とArtis（技術）に由来します。1859年に染色工場として創業したチバ社は、84年から医薬品製造を開始し、スイス最大の医薬品メーカーとなっていました。一方、サンド社は1886年に医薬品製造を開始し、1938年に合成覚せい剤であるLSDを開発したことで知られています。両社が合併した年、新会社の売上高が一気に世界第2位になったことから、スイスの新聞は「マンモスの結婚」と報道したそうです。

●ザジテンやボルタレンは大衆薬に

ノバルティスの主要製品では、まず近年の降圧薬の主流である**アンジオテンシンⅡ受容体拮抗薬（ARB）**＊のディオバン（一般名：バルサルタン）があります。このディオバンとCa拮抗薬の合剤として発売されたエックスフォージは、2011年の降圧配合剤の

用語解説

＊**アンジオテンシンⅡ受容体拮抗薬（ARB）** 生体内で分泌され、血管を収縮させ、血圧を上昇させるアンジオテンシンⅡの作用を抑え、血圧を下げる治療薬。作用は緩やかだが、副作用が少ないため、近年は高血圧治療の主要薬になっている。

国内売上第3位になっています。なお、ディオバンは日本国内での臨床試験のデータ不正疑惑で、一部の医療施設が使用を中止しましたが、効果そのものは高く評価されていたため、今も多くの患者で使用されています。

このほか、消炎鎮痛薬ボルタレン、抗ヒスタミン薬ザジテン、抗がん剤グリベック（イマチニブ）、骨粗鬆症治療薬ゾメタ（ゾレドロネート）、禁煙補助薬ニコチネル、水虫薬ラシミールなどもよく知られ、現在は糖尿病治療薬エクア、加齢黄斑変性治療薬ルセンティスなども売上を伸ばしています。なお、ボルタレンやザジテンは**スイッチOTC**＊として、医療用医薬品から大衆薬に転用され、市中の薬局でも販売されています。ノバルティスの製品ラインナップにあるブロックバスターの数は、2021年の時点で14製品あり、それはロシュと並んでトップです。2022年度の売上は516・3億ドルで世界5位でしたが、ブロックバスター数を考えれば、世界有数の製品開発力を持っているといえます。

ノバルティス・ファーマ日本法人

ノバルティス・ファーマ日本法人のデータ	
資本金	60 億円
従業員数	4,095 人

最近のトピックス	
2009 年	抗がん剤タシグナ発売
2010 年	新型インフルエンザワクチン特例承認取得 抗がん剤アフィニトール、新規糖尿病用薬エクア、ARB/Ca 拮抗薬合剤エックスフォージ発売
2011 年	アルツハイマー型認知症治療薬イクセロン・パッチ、COPD 治療薬オンブレス発売
2013 年	呼吸器感染症治療薬トービイ発売
2015 年	グラクソ・スミスクライン社と日本での OTC 業務を統合。グラクソ・スミスクライン・コンシューマー・ヘルスケア・ジャパン（株）を設立

出所：ノバルティス・ファーマの HP より著者作成

用語解説

＊**スイッチOTC**　医師の処方せんが必要な医療用医薬品のうち、長く使用されることで安全性が確認され、処方せんなしに市中の薬局で販売できるようになった医薬品。OTCは、Over The Counter（カウンター越しに販売されることを意味する）の頭文字を取った。

13 メルクは国内外の市場でファイザーとしのぎを削る

世界の医薬品メーカーの2022年度（2021年12月決算）売上高上位20社のうち10社が米国メーカーであり、そのうち5社がトップ10に入っています。その中でメルクは、ファイザーやジョンソン&ジョンソン（J&J）とともに常に世界市場で存在感を示してきました。

現在のメルクの前身は、1827年にドイツで創業した化学・医薬品メーカーであるメルクが1891年に米国ニューヨークに開設した1事業所です。それを第一次世界大戦中の1917年に米国政府が接収し、米国企業として独立させたという経緯があります。1990年代には幾度も医薬品売上高世界1位になりましたが、大手企業の合併・買収が繰り返される中でいくつものメーカーに追い抜かれました。しかし、2009年に同じ米国のシェリング・プラウを買収するなどして事業を拡大し、2017年は第4位になっています。

一方、日本国内では、1954年に万有製薬との合弁企業を立ち上げ、1984年には万有製薬の株式を買い増しして経営権を取得します。万有は梅毒の特効薬**サルバルサン**で基礎を築いたメーカーです。さらに2003年には万有を完全子会社化し、2009年のシェリング・プラウの買収に伴い、国内でもシェリング・プラウの日本法人と万有を統合し、米国メルクの日本法人MSD株式会社を発足させました。

●メルクの製品は幅広い領域をカバーしている

米国メルクの海外の子会社はすべてMSDと呼ばれます。このグループが現在有する製品は実に多彩です。降圧薬であるARBのニューロタンと**ACE阻害薬***のレニベース、高脂血症治療薬のリポバス、ロイ

ワンポイントコラム

【サルバルサン】 ドイツのパウル・エールリッヒ氏と日本の秦佐八郎氏が共同で開発した有機ヒ素化合物で、梅毒治療薬の1つ。名前は救世主の意味する“Salvator”と、ヒ素を意味する“Arsenic”の合成語といわれています。

コトリエン受容体拮抗薬（喘息治療薬）シングレア、骨粗鬆症治療薬フォサマックなどが、長年同社の売上を支えてきました。そして現在は、ニューロタンと利尿剤を配合した降圧剤プレミネント、新規のメカニズムを謳う糖尿病治療薬のDPP-4阻害薬ジャヌビア、高齢者の死亡リスクとなる肺炎を予防する成人用肺炎球菌ワクチンのニューモバックスNP、男性型脱毛症用薬プロペシア、緑内障治療薬コソプト配合点眼液など、製品ラインナップには幅広い領域の医薬品が並びます。

しかし、直近で最も注目すべきは、小野薬品のオプジーボと同類の免疫チェックポイント阻害薬であるキイトルーダを開発・上市したことです。2016年に承認されたこの抗がん剤は、2021年の抗がん剤関連の売上で世界一となり、全領域の製品の総合ランキングでも2年連続で2位となっています。なお、同社は非営利事業として、疾患別の診療ガイドであるメルクマニュアルを1899年から発行を続けていることも、世界中の医療者に高く評価されています。

日本法人MSD

日本法人 MSD の会社データ	
資本金	263 億 4,900 万円
従業員数	約 3,200 人

最近のトピックス	
2006 年	日本初の ARB と利尿薬の合剤プレミネント（降圧剤）を発売 肺炎球菌ワクチンのニューモバックス NP 発売
2009 年	新規糖尿病治療薬ジャヌビア発売
	米メルクが米シェリング・プラウを買収
2010 年	メルクとシェリング・プラウの日本法人が事業統合。社名は MSD 株式会社
2014 年	抗生物質を主要薬とする米キュービスト・ファーマ社を買収 研究用試薬メーカーの米シグマ・アルドリッチを買収 近年は、抗がん剤キイトルイーダで売り上げを伸ばし、関連ニュースも多い

出所：MSD の HP より著者作成

用語解説

＊**ACE阻害薬**　正しくは、アンジオテンシン変換酵素阻害薬と呼ぶ。生体内のACEは生理活性物質であるアンジオテンシンⅠを、血圧を上昇させるアンジオテンシンⅡに変換する。そのACEの働きを阻害することで、血圧上昇を抑制する。副作用として、咳が出ることがある。

14 複数の有力医薬品をそろえる世界の大手メーカー

世界市場で売上トップ20に入る大手メーカーはいずれも、私たちにとってなじみのある医薬品を数多く開発・販売しています。特に、上位10位以内を常に維持しているメーカーは、画期的な新薬の開発にさえ成功すれば、いつでもランキングトップに躍り出る可能性を持っています。

グラクソ・スミスクライン（以下、GSK）は、ファイザーが2001年に世界市場売上高第1位となる以前に、メルクとトップの座を競い合っていました。しかし、2006年に第2位となったのを最後に、徐々に順位を落とし、2022年には10位となりました（2021年は7位）。それでも、GSKは1995年に世界初の売上高100億ドルを達成した伝統ある製薬メーカーであり、英国に本社を置きながら、常に優れた医薬品を数多く世界市場に投入してきたグローバル企業の先駆けといえます。ヒット商品には、**喘息治療薬アドエア**＊、抗うつ薬の先駆けパキシル、吸入型抗インフルエンザ薬リレンザなどのほか、抗ヘルペスウイルス薬やボツリヌス毒素製剤があり、大衆向け製品では風邪薬コンタック、入れ歯安定剤ポリデント、歯磨きクリームのシュミテクト、鼻づまりを改善する鼻孔拡張テープ・ブリーズライトなどが知られています。そして最近は、呼吸器系の新規治療薬のテリルジー200エリプタやヌーカラを上市したほか、COVID-19の新規治療薬ソトロビマブを開発し、日本でその薬剤の特例承認を受けています。

●フランスを代表するサノフィ

GSKが英国を代表する医薬品メーカーなら、フランスの代表はサノフィです。サノフィはもともとフランスの大手メーカーであったサノフィ・サンテラボがアベンティスを2004年に吸収合併して誕生した会

用語解説

＊**喘息治療薬アドエア**　気道の炎症を抑えるステロイド剤と気管支を拡張するβ2刺激薬を配合した吸入薬の先駆け。現在は、海外ではアストラゼネカ、国内ではアステラスが販売する同種のシムビコートと売り上げを争っている。

社です。合併後の売上は常にトップ5を維持し、2011年に社名をサノフィに改称した時点では世界第4位でした（2022年は8位）。脳卒中の再発予防に汎用される抗血小板薬クロピドグレルは、2005年以降長く製品別売上世界第2位を維持し、現在も世界中で汎用されています。また、抗がん剤のタキソテールやエルプラット、糖尿病治療に用いられるインスリン製剤のランタスやアピドラ、抗不安薬マイスリー、小児のインフルエンザ菌髄膜炎ワクチンの**アクトヒブ***なども世界中で普及しています。

このほか、米国のジョンソン・アンド・ジョンソン（2022年世界売上高第5位）、ブリストル・マイヤーズ・スクイブ（バファリンで有名）、イーライ・リリー（世界初のインスリン製剤実用化）、ギリアド（エイズの治療薬で有名に）、アムジェン（バイオ医薬品の先駆メーカー）、英国のアストラゼネカ（抗がん剤イレッサを開発）、ドイツのベーリンガー・インゲルハイム（株式未公開の医薬品メーカーでは世界最大）やバイエル（アスピリンを開発）なども、世界市場で長年にわたり存在感を示している大手メーカーです。

2023年　製薬会社　世界売上高ランキング

集計対象：2022年12月期決算
前年比は公表通貨ベース

1	ファイザー	▶	1003.3億ドル	+23.4%	14	アムジェン	▶	263.2億ドル	+1.3%
2	ロシュ*	▶	663.2億ドル	+0.8%	15	BI*	▶	254.5億ドル	+17.1%
3	メルク	▲3	592.8億ドル	+21.6%	16	ノボ*	▲1	251.3億ドル	+25.7%
4	アッヴィ	▼1	580.5億ドル	+3.3%	17	バイエル（医薬）*	▲1	202.9億ドル	+4.9%
5	J&J（医薬）	▼1	525.6億ドル	+1.7%	18	モデルナ	▲1	192.6億ドル	+4.3%
6	ノバルティス	▼1	505.5億ドル	-2.1%	19	ビオンテック*	▼3	182.5億ドル	-8.8%
7	ブリストル	▲1	461.6億ドル	-0.5%	20	ヴィアトリス	▶	162.6億ドル	-9.1%
8	サノフィ*2	▲1	453.2億ドル	+13.9%	21	テバ	▶	149.3億ドル	-6.0%
9	アストラゼネカ	▲1	443.5億ドル	+18.5%	22	大塚HD*	▶	139.0億ドル	+16.0%
10	GSK*	▼3	362.7億ドル	+18.7%	23	アステラス製薬*	▶	121.5億ドル	+17.2%
11	武田薬品工業*	▶	322.2億ドル	+12.8%	24	CSL	▲1	102.4億ドル	+1.0%
12	イーライリリー	▶	285.4億ドル	+0.8%	25	第一三共*	―	102.3億ドル	+22.4%
13	ギリアド	▶	272.8億ドル	+1.0%	26	バイオジェン	▼2	101.7億ドル	-7.4%

各社の業績発表をもとに年間売上高100億ドル以上の企業を集計。ジョンソン・エンド・ジョンソン とバイエルは医療用医薬品の売上高。一部日本企業は23年3月期、CSLは22年6月期。*は公表通貨から米ドル換算(レートは22年平均)

出典：AnswersNews「2023年 製薬会社 世界売上高ランキング」をもとに当社作成
https://answers.ten-navi.com/pharmanews/25612/

用語解説

＊**アクトヒブ**　小児の重篤な脳症や脳炎を起こすインフルエンザ菌の予防ワクチンはHibワクチンと呼ばれ、世界100カ国以上で定期接種に組み入れられているが、日本ではその導入が10年以上遅れていた。2008年12月日本でもようやく承認された。

column

日本人は肥満遺伝子を持っている

古代の人類は、いつも食べ物にありつけたわけではなく、獲物をとったときにはたくさん食べ、獲物をとれないときはお腹を減らして何日も暮らしたことと思われます。そこで長い歴史の中では、食べた栄養分を体に蓄えることが上手で、しかも少ない量のエネルギーで活動ができる、いわばエネルギーを倹約できる遺伝子を持った人間が生き残ってきたと考えられます。

しかし、飽食の時代を迎えた今日、現代人にとってはこの倹約遺伝子がじゃまになっています。食べたものがどんどん蓄積され、しかも便利な道具や乗り物が発達したために、日常生活の運動量も昔に比べれば大幅に減ったため、より肥満しやすい環境になっているわけです。最近の研究では、生活習慣病が急激に増えた原因がこの倹約遺伝子にあると考えられています。

ところが日本人の肥満は、倹約遺伝子だけが原因ではないことがわかりつつあります。アメリカの原住民にピマ族という種族がいます。彼らは肥満民族として有名で、成人の４人に３人が肥満、２人に１人が糖尿病といわれています。その理由は肥満遺伝子にあります。人間の体にはβ３アドレナリン受容体と呼ばれる、脂肪を分解するタンパクがあるのですが、ピマ族はこれが変異しているため、上手に脂肪を分解できないのです。実はこのピマ族のルーツは、遺伝子解析により、モンゴルの黄色人種と推察されています。氷河期に凍りついたアリューシャン列島を渡ってアメリカ大陸に移動したというのです。

もうおわかりですね。ピマ族はわれわれ日本人と同じ人種なのです。そして日本人の３人に１人がβ３アドレナリン受容体の変異を持っていることもわかっています。欧米人は10%程度といわれていますから、日本人は太りやすい国民だったのです。働き者といわれた時代の日本人は、よく動いていたので太らずにすんでいたのですが、これからどうなることか、少し心配ですね。

第3章

医薬品業界の仕組みと仕事

医薬品業界では、投入される資金の多くが、医薬品開発の繰り返しの中で泡のように消えていきます。それは、医薬品の毒性というデメリットと有効性というメリットを常に秤にかけながら、安全性の評価を厳格かつ執拗に行わなければならないからです。

医学・医療の合言葉となったEBM　1

病気の予防法や治療法、あるいは薬の有効性や安全性の検証において、EBM（evidenced based medicine）という視点を抜きには議論できない時代を迎えています。

EBMは、カナダのマックマスター大学のゴードン・ガイアット教授が1990年に提唱した概念で、「患者の臨床症状と患者を取り巻く様々な要因をもとに、入手可能な範囲で、最も信頼できる根拠を把握し、その根拠に基づいて行う医療」と解釈されています。これは、ある集団に対して**疫学的**＊な調査や治療成績の検討を行い、その結果を基にして病気の治療法や薬の投与法を決めるという考え方です。すなわち、医師の長年の経験や勘に頼るのではなく、世界中の研究者が報告する病気や医療行為の様々なデータをみんなで共有し、明らかな効果や安全性が認められた治療法や薬だけを選択しましょうという、医療従事者全員の合言葉、基本理念がEBMなのです。

●EBMの検証では客観性が重視される

EBMの確立は、「どのような患者に」「何を行うと」「どのような結果になるか」という三段論法で構成されます。例えば、慢性関節リウマチの患者に、**ステロイド**＊を投与すると、痛みがどれだけ改善されるのか、どの程度の副作用を伴うのかを課題に設定し、複数の症例を対象に検討します。そうした検討で得られた結果は論文化され、公表されます。公表された論文（研究報告）は一つひとつ、その試験方法の適切性、試験環境の特異性（特徴）、統計があればその集計方法や研究対象の客観性などが検証され、信頼度が判定されます。それら一連の作業は「文献の批判的吟味」と呼ばれます。厳しく吟味されたのち、論文の信頼度が

用語解説

＊**疫学**　あらかじめ選定した地域や集団の中で病気がどのように起こっているのかを調べる学問。病気がいつ、どこで、どんな人たちに起こっているのか、さらにこれらの情報を基にどのような要因（例えば、喫煙、飲酒、放射線など）がその病気の発生に関与しているのかを明らかにし、病気の予防や健康管理に役立てる。

QOE（Quality of Evidence）という基準でランク付けされます。そして、最も信頼性が高いと判断された文献に記載されている治療法や予防法が、強く推奨されることになります。推奨された治療法や予防法は、実際の診療で応用され、その過程では、文献に書かれた通りの病態の変化が認められるか、そこに性差や年齢差、人種差がないか、合併症や副作用が報告と相違ないかも評価されます。

近年の各種疾患の診療ガイドラインには、様々な検証により妥当と判定され、コンセンサス（意見の一致）を得られた標準的治療法が記載されています。2017年に改訂されたニキビ治療の「尋常性痤瘡治療ガイドライン」（日本皮膚科学会編）を例にすれば、痤瘡（ニキビ）がある人に化粧（メイクアップ）の指導をすることは推奨レベルC1になっています。なお、同ガイドラインの推奨度はA、B、C1、C2、Dの5段階評価です。実証という最もわかりやすい方法で治療法や薬剤の効能を評価するEBMの考え方は、新薬の開発でも重視され、有効性と安全性が担保された医療を実現するため必須の基準となっています。

EBMを実現する手順

①疑問点の抽出、問題の定式化	「どんな患者に」「何をすると」「どのような結果になるか」
②文献の検索	①の問題設定の答えとなる記述を過去の文献から探す
③文献の批判的吟味	検索した文献の信頼度をQOE基準でランクわけする
④患者への適用	最も信頼性の高い治療法を患者に適用し、その結果を評価

QOE（Quality of Evidence）基準

Ⅰa：複数のランダム化（無作為抽出）比較試験のメタアナリシス
Ⅰb：少なくとも1つのランダム化比較試験
Ⅱa：少なくとも1つのよくデザインされた非ランダム化試験
Ⅱb：少なくとも1つのよくデザインされた準実験的研究
Ⅲ：比較研究や相関研究、症例対象研究など、よくデザインされた非実験的記述的研究（症例報告など）による文献
Ⅳ：専門家委員会の報告や権威者の臨床経験

用語解説

＊**ステロイド**　副腎皮質ステロイドが正式名称。作用としては、①代謝に対する作用（脂肪分解促進作用、蛋白異化作用など）、②坑炎症作用、③免疫抑制作用、④他のホルモン作用発現・増強作用、などが知られている。

新薬の開発① 薬理学の基礎

薬には「用量・用法」という記載で服用方法があらかじめ決められています。その決まりを守らずに服用すると、効果が半減したり、逆に体調を崩す原因になったりすることもあります。薬が毒にもなる二面性を知ることが、薬理学を理解する第一歩かもしれません。

医薬品の製造は、紀元前2000年ごろにさかのぼるといわれています。原初的には、動植物や鉱物などをそのままの状態か、細かく切り刻んだり砕いたりして、精製することなく服用していました。19世紀になると、それら植物や鉱物に含まれる有効成分が次々に抽出され、成分だけを精製するようになります。その後、細菌学や病原微生物学の確立・進展に伴い、**血清療法**＊への応用や、化学合成による製剤化が行われるようになります。中でも、ペニシリンの発見を契機とする抗生物質の登場は、化学合成による製剤化に拍車をかけました。しかし現在では、自然界から収集可能な薬物はほぼ出尽くし、化合物のバリエーションも限界にきていると考えられています。そこで、人間の持つ抗体や免疫反応などの強化や、体質を変えて病気にかかりにくくさせる遺伝子治療などの新たなアプローチが模索されています。

薬は本来、生体にとっては異物であり、心身の機能に外的影響を与えるものです。もちろん、薬の目的は怪我や感染による機能の障害等を改善することにありますが、時には悪影響をもたらすこともありえるのです。この治療効果として認められる部分を薬の主作用と呼び、毒の部分を副作用（ワクチンの場合は副反応）と呼びます。つまり、あらゆる薬が毒性も併せ持つわけですが、主作用が副作用を大きく上回れば有効性の高い薬と考え、副作用のほうが大きければ毒性が強く扱いが難しい薬と考えます。その二面性に配慮

用語解説

＊**血清療法**　他の動物に抗原を注射し抗体を作らせ、その抗体を含む血清を患者に注射し、患者の体内に入っている毒素を中和して無力化する治療法。

し、新薬の開発には何段階にも及ぶ安全性の検査が課せられています。

●ヒトへの投与量は動物の50％致死量の600分の1

医薬品の開発はまず、「どのような病気に効く薬をつくるか」という目的設定から始まります。例えば、高血圧の治療薬であれば、血圧を下げるために「血管を太くする」のか「血管をやわらかくする」のか、あるいは「血液の産生を抑える」のかなど、いろいろなアプローチが考えられます。そして、そうした効果がありそうな化学物質を天然物から探したり化学合成を試みたりして候補物質を特定します。その後、服用後に血液が固まったりしては困りますから、候補になった物質の物理化学的性状も調べます。そして、目標とする効果の有無を確認するために、動物実験を行います。こうした初期の**スクリーニングテスト**＊で選ばれた化学物質について、これも動物を使った前臨床試験と呼ばれる生体実験が行われます。

最も重要な実験は、有害な作用の程度を調べる毒性

薬物の用量と作用（反応曲線）

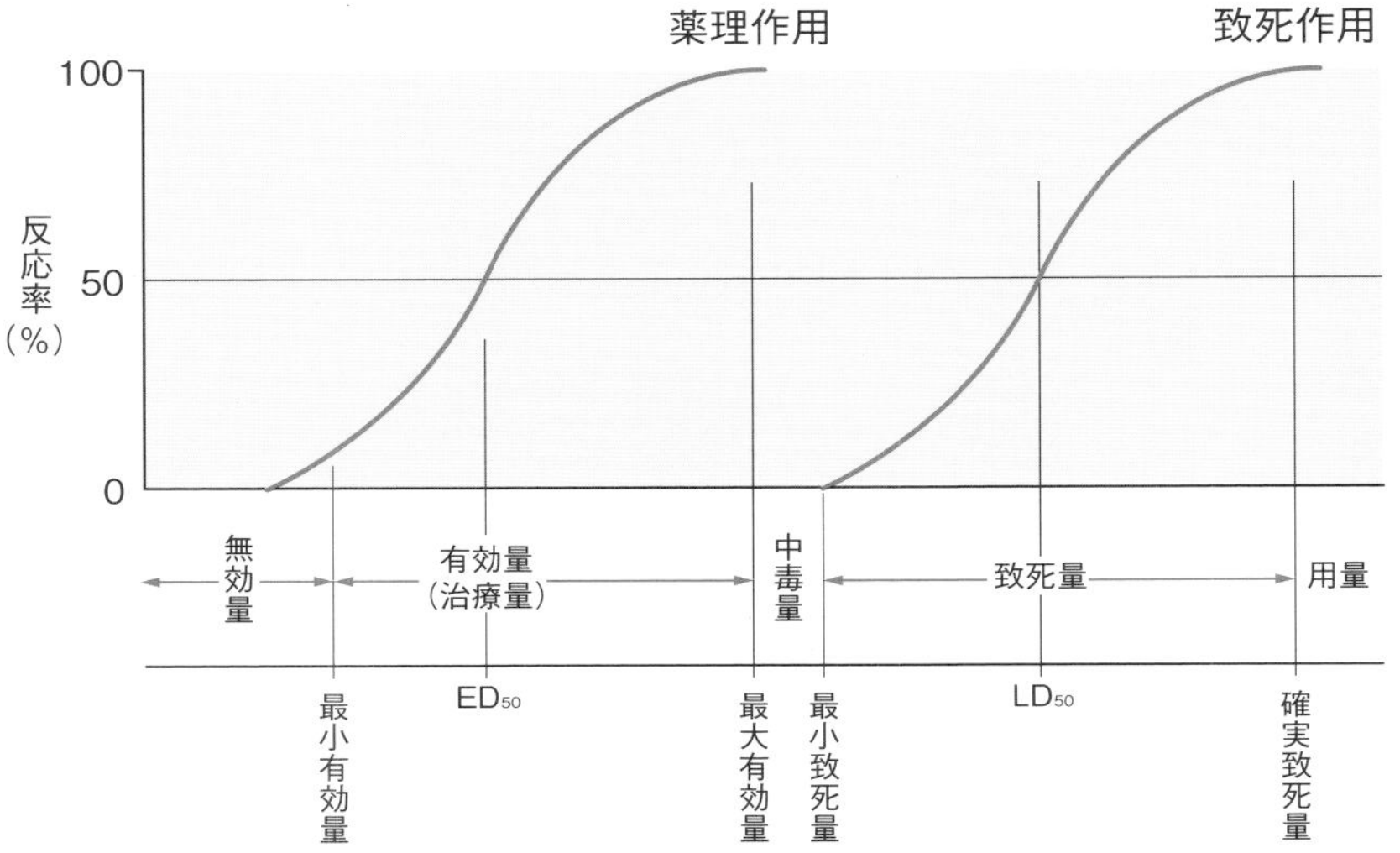

用語解説

＊**スクリーニングテスト**　「ふるいにかける」という意味。数ある化合物から特定の目的に使えると考えられるものを抽出すること。あるいは、特定の集団から特定の疾病を持つ人を選別すること。

試験です。通常、薬剤は投与量の増加に依存して薬理作用（薬の効き目）が高まり、ある用量から毒性が出現し、さらに用量を増やすと薬剤によっては死に至ります（致死量）。期待される作用が現れる最少の量を「最少有効量」、最大の作用が現れる量を「最大有効量」、中毒症状が現れる量を「中毒量」などと呼び、50％の薬理作用（ED50）が現れてから50％致死量（LD50）までの間隔が大きいほど、安全で効果が長い薬剤と考えます。

ヒトへの投与量の安全基準は、感受性の高い動物の致死率50％にあたる用量の600分の1と決められています。例えば、ある薬剤におけるイヌの致死率50％用量が体重1キログラムに対して500ミリグラムであれば、体重60キログラムのヒトの適用量は、500㎎×60㎏（体重）÷600＝50㎎です。

毒性試験は致死量だけでなく、**催奇性**＊試験、生殖能試験、発がん性、習慣性（依存性）など、様々な角度からも検証されます。

毒性試験の内容

1. 単回投与毒性試験	2種類以上の哺乳動物に被験物質を単回投与して、その毒性を質的量的に測定する。少なくとも1種については雌雄について調べる。
2. 反復投与毒性試験	2種類以上の哺乳動物に被験物質を繰り返し投与して、毒性変化を測定する。1種はげっ歯類、もう1種はウサギ以外の非げっ歯類。雌雄の動物を同数使用する。投与は原則として週7日。さらに3カ月、6カ月の連続投与も行う。
3. 生殖・発生毒性試験	①妊娠前および妊娠初期投与試験、②胎児の器官形成期投与試験、③周産期および授乳期投与試験を実施する。そして生殖および発生への悪影響を調べる。
4. 変異原性試験	化学物質が細胞の遺伝子に突然変異を引き起こすかどうかを調べる試験。
5. 癌原性試験	試験をする動物の一生に近い長期間にわたり被験物質を投与し、発がん性もしくは発がん誘発性を検出する試験。長期にわたり曝露が懸念される物質あるいは発がん性が疑われる物質について実施される。
6. 抗原性試験	モルモットやウサギを用いて、即時型あるいは遅延型のアレルギー反応を調べる。全身性アナフィラキシー反応試験も含まれる。
7. 依存性試験	中枢神経系に作用する薬の身体依存性・精神依存性を調べる。
8. 局所刺激試験	目薬や注射剤など、局所に刺激を与える製剤の局所反応を調べる。
9. 皮膚感作性試験（皮膚光感作性試験）	皮膚外用剤として用いる被験物質の皮膚感作を調べる。感受性が高い動物種としてモルモットが選択される。

用語解説

＊**催奇性**　毒物による障害が本人のみならず、後に生まれる子孫に発生すること、またその可能性を高める可能性のある毒性を指す。強い催奇性を有する物質では、ダイオキシンが知られている。

新薬の開発②　治験とは

薬の有効性と安全性を確かめる作業は、長い時間と労力をかけて行われます。一粒の錠剤が市場に出るまでには、生まれた子供が成人式を迎えるほどの時が流れることもあります。

前臨床試験では、毒性試験のほかに薬物動態試験と呼ばれる試験も行われます。薬物動態試験では、動物の体内に投与された薬物の血液中濃度が何時間で何%になるのか、目標とする体の部位に何時間で到達するのか、その後何時間で体外に排泄されるのかといった、薬物の代謝の経時的変化が測定されます。また、経口投与、皮下注射、筋肉注射、静脈注射、座薬など、異なる投与方法による吸収と代謝の比較も行います。疾患によっては即効性が必要とされたり、長時間にわたる薬効の持続が求められたりすることもあるため、投与方法と投与量の目安の検討はとても重要です。

様々な実験の結果が記載された文書には、*in vitro*（インビトロ）、*in vivo*（インビボ）という用語がしばしば使われています。インビトロとはラテン語で「試験管の中で」という意味で、試験管やビーカー、フラスコなど、容器の中で行われた実験を意味します。インビボは「生体内で」という意味で、マウスやイヌ、あるいはヒトによる生体実験のことです。

●臨床試験は3段階に分かれる

前臨床試験で十分な有効性と安全性が確認された薬剤は、実際にヒトに投与され、主作用と副作用が検証されます。これが臨床試験です。一般的には治験とも呼ばれ、3段階に分かれます。

用語解説

＊**プラセボ**　偽薬を意味する。ラテン語で「私を喜ばせる」という意味といわれるが、語源に関する日本語の適切な解釈はまだない。「この薬は効く」と信じると、水や飴玉でも何らかの効果があるといわれ、それはプラセボ効果と呼ばれる。

治験は二つのグループに分けて行われます。実際に検討する薬剤（実薬）と、何の効果もない**プラセボ***と呼ばれる偽の薬剤（偽薬）を用量や投与期間などを同じ条件にそろえてグループのどちらかに投与し、その経過と結果を比較します。その際、グループ分けされていることは被験者には知らされないのが一般的で、これを二重盲検法といいます。また、被験者の選択は無作為であることも基本になります。ただ、疾患によってはあらかじめどのような薬を投与するのかを被験者に知らせることもあります。これはオープンラベル法と呼ばれます。

第Ⅰ相試験はフェーズ・ワンとも呼ばれ、健康な男性の治験志願者を少数募集して薬剤を投与し、まず薬効よりも安全性や薬物の**体内動態***を確認します。第Ⅱ相試験はさらに2段階に分かれ、まず同意を得た患者さんに投与し、どのような病気や病態に効果があるのかを調べ、続いて、投与量や投与方法の違いによる効果も比較します。第Ⅲ相試験は、治験の最終段階として、できるだけ多くの患者を被験者にして、薬剤の効能と副作用を詳細に検討します。

ある薬物の吸収・代謝の投与法別比較

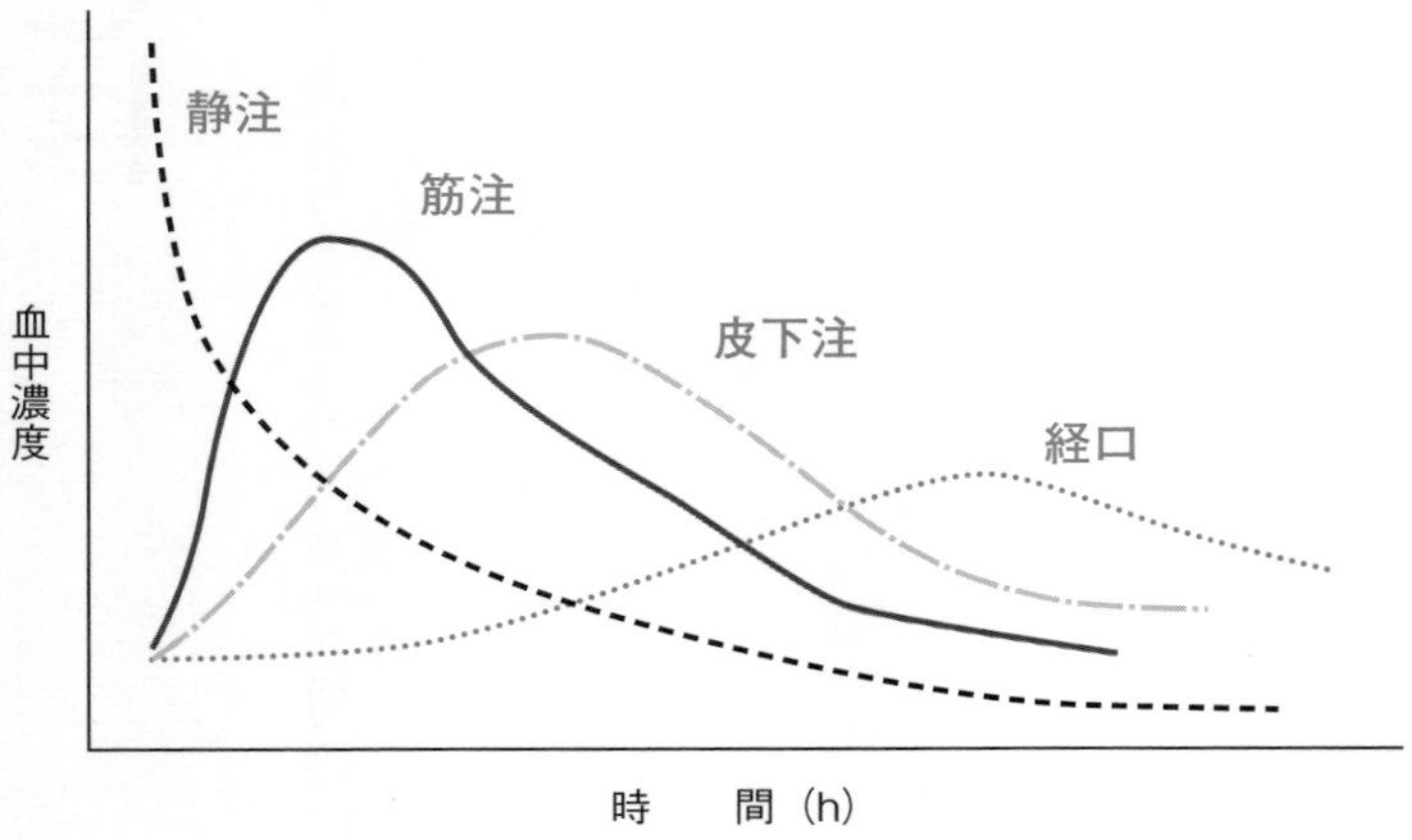

用語解説

***体内動態**　体内に吸収された薬物が血流を介して各組織に分布され、作用点に到達して治療効果を示したり、代謝過程を経て水に溶けやすい物質（代謝物）に変換されて体外に排泄されたりする一連の動き。

治験の順序

第Ⅰ相試験 フェーズⅠ	同意を得た少数の健康な人を対象に、安全性などを確認する。
第Ⅱ相試験 フェーズⅡa フェーズⅡb	同意を得た少数の患者を対象に、安全性と有効性を確認する。 同意を得た少数の患者を対象に、用法・用量を確認する。
第Ⅲ相試験 フェーズⅢ	数百人から数千人の患者を対象に、既存薬などと比較して安全性と有効性をチェックする。

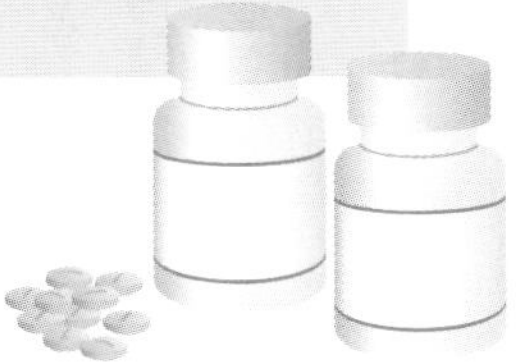

反復投与した場合の薬物血中濃度推移例

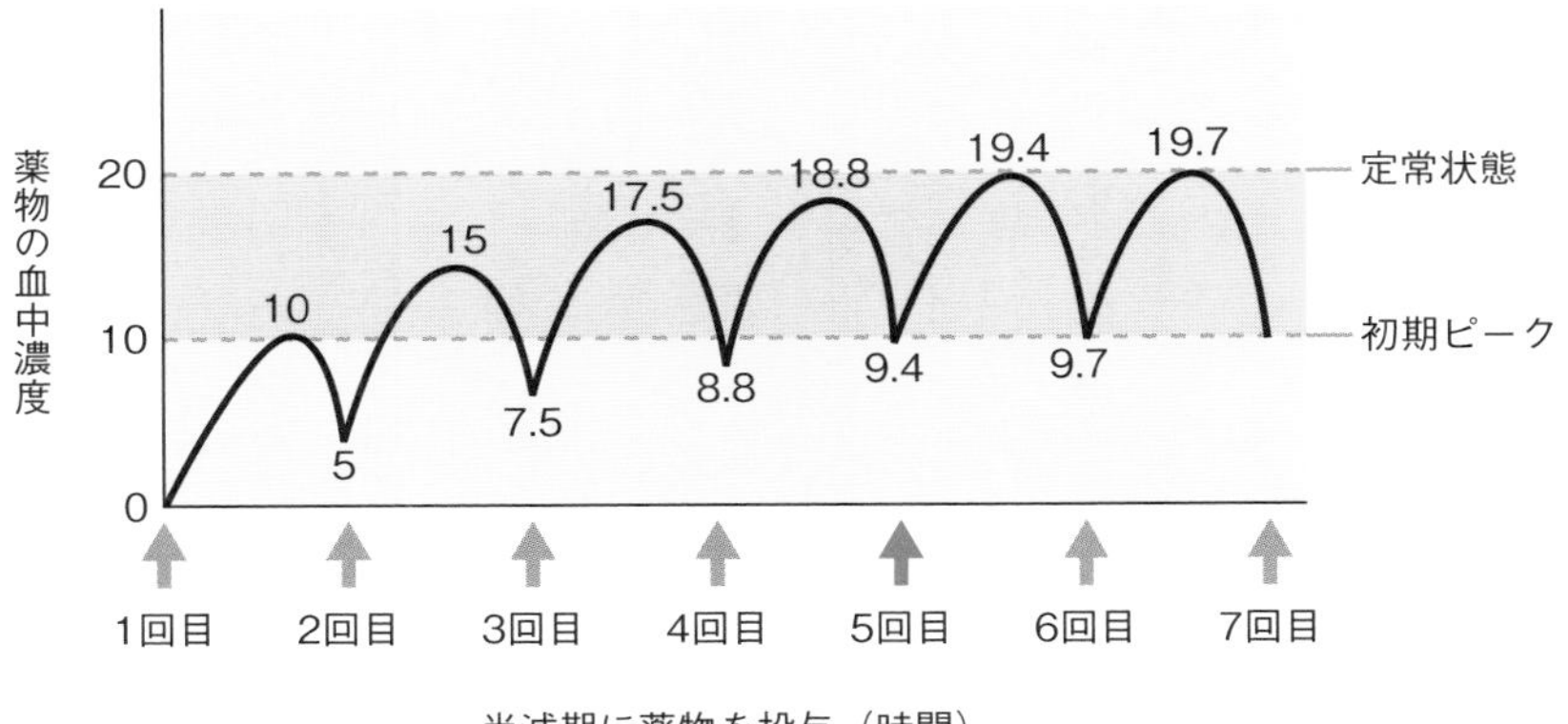

静脈注射または経口投与で、血中濃度半減期を定点に反復投与すると、5回目でピークになる。
また濃度は1回目の2倍になる。

4 新薬の開発③ 認可と申請

薬の開発の歴史は、決して明るいことばかりではありませんでした。むしろ、多くの犠牲や事故の教訓をもとに改良されてきたともいえます。だからこそ、慎重に、そして厳重に審査がなされるのです。

第Ⅲ相臨床試験で薬剤の有効性と安全性が確認された薬剤は、上市を目指して承認申請が行われます。新薬の承認審査は、厚生労働省の薬事・食品衛生審議会（元中央薬事審議会）が窓口となり、独立行政法人「医薬品医療機器総合機構（PMDA*）」（2004年4月設立）が、申請された薬剤の承認のための根拠となる化学的な評価、申請資料と原資料の照合や臨床試験の**実施基準適合性**についての検証を行います。さらに審議会で再度審議され、これらの結果に基づいて厚生労働大臣が承認の可否を決定します。

承認審査のプロセスは新規医薬品の効率的な審査を目指して2000年に改編されており、PMDAの2021年の発表では、従来は18ヶ月といわれた申請から承認までの平均日数が優先品目で8・8カ月、通常品目で11・6月に短縮され、これを世界最速レベルと自負しています。

●上市後も医薬品の調査は継続される

承認を受けた薬剤は工場生産を経て、市場に出て行きます。治験で得られたデータは、投薬方法や副作用に関する注意事項とともに各薬剤の添付文書にまとめられ、すべての医療従事者に伝えられます。医師はその添付文書に従って薬剤を処方しますが、治験のデータはあくまで限られた人数を対象としたものです。そこで、市販後調査と呼ばれる追跡調査も開始し、医療現場で実際に使用された際の有効性と安全性が再確認されます。

市販後調査は、①新医薬品等を対象とする「再審査

用語解説

＊**PMDA**　PMDAは、Parmaceuticals and Medical Divices Agencyの略。平成13年に当時の政府の特殊法人等整理合理化計画の一環として2004年4月に設立された。

制度および安全性定期報告」、②すべての医薬品を対象とする「再評価制度」、③安全性について継続的にモニターする「副作用・感染症報告制度」、の3つで構成されています。「再審査制度」における再審査の期間は、希少疾患用医薬品10年、新有効成分医薬品8年、新医療用配合剤6年（新規性によって4年のこともある）など、種類によって別途設定されています。また、新医薬品が登場することで、既存の医薬品の有効性や安全性の評価は見直されます。これは「再評価制度」と呼ばれ、再評価の結果、すでに取得していた承認が取り消されたり、効能効果の一部が削除されたり、修正されたりすることがあります。一方、副作用の発現状況、品質、有効性・安全性情報などを収集・確認する調査は使用成績調査と呼ばれ、市販後2年間は基本的に半年ごと、それ以降は1年ごとにその結果を安全性定期報告書としてまとめ、提出することになっています。

新医薬品に係る承認審査の標準的プロセスにおけるタイムライン(通常品目)

以下のタイムラインは、審査の経過上、特段の問題がなかった場合の標準的なプロセスについて、平成26年度以降に申請された新医薬品について申請受付から承認までの総審査期間の目標である12ヶ月（通常品目）を達成するよう努力するため、審査の実績を踏まえて、各審査イベント毎の審査期間の目安注1)を示したものである。

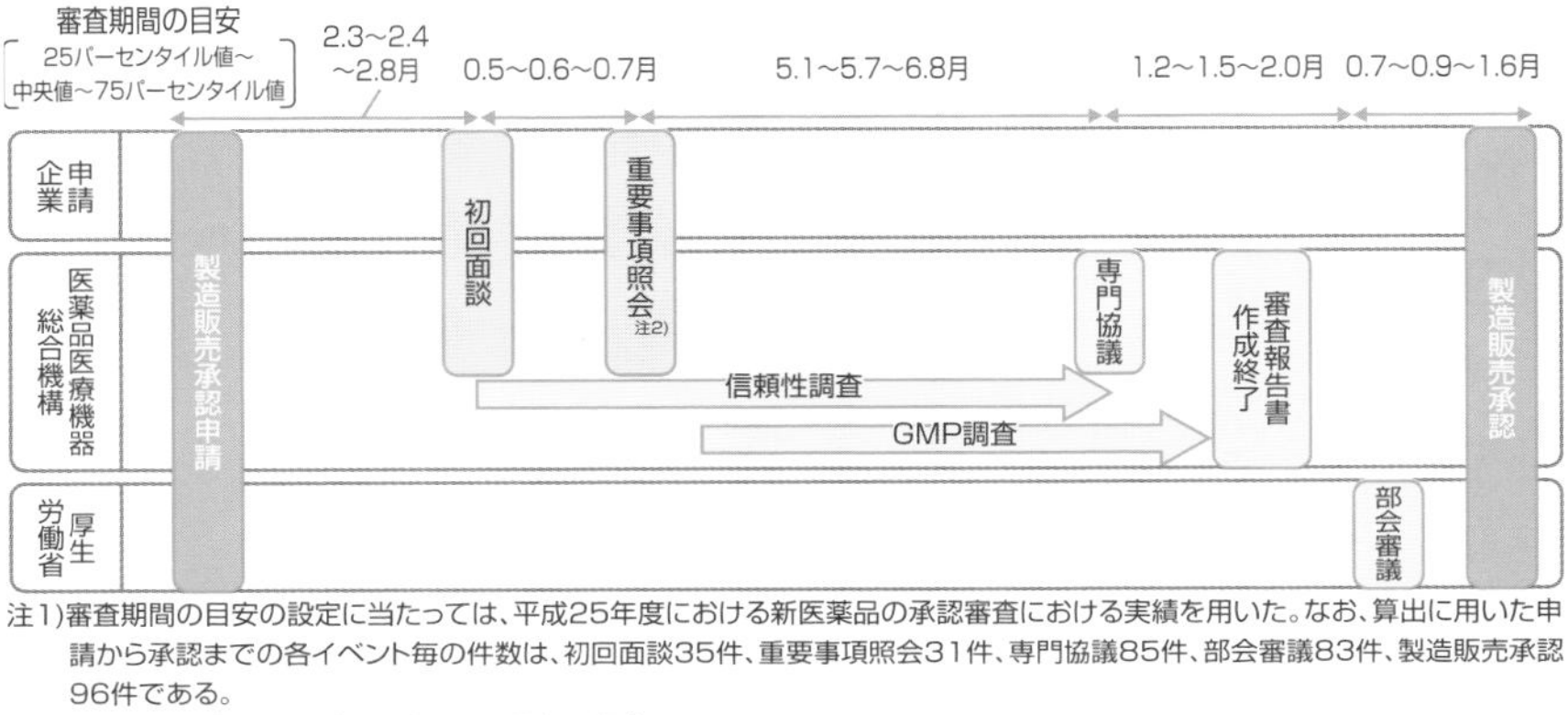

注1)審査期間の目安の設定に当たっては、平成25年度における新医薬品の承認審査における実績を用いた。なお、算出に用いた申請から承認までの各イベント毎の件数は、初回面談35件、重要事項照会31件、専門協議85件、部会審議83件、製造販売承認96件である。

注2)重要事項照会:初回面談後に行われる最初の照会

出典：平成27年1月30日付け厚生労働省医薬食品局審査管理課事務連絡「新医薬品に係る承認審査の標準的プロセスにおけるタイムライン」の改定について（https://www.pmda.go.jp/files/000159256.pdf））の別添資料をもとに当社作成

ワンポイントコラム

【実施基準適合性】　非臨床試験のうち、動物を用いた毒性試験の実施に対しては「医薬品の安全性に関する非臨床試験の実施基準（GLP：Good Laboratory Practice）」、臨床試験の実施に対しては「医薬品の臨床試験の実施基準（GCP：Good Clinical Practice）」が省令で決められています。

5 医薬品開発の分業化 期待されるCRO（開発業務受託機関）

薬の安全性の検査は厳しく慎重に行われるべきです。しかし、難病を抱える人々は、一日も早い新薬の登場を待っているのも事実です。検査の精度は変えずに、時間は短縮できないものかと、行政もメーカーも知恵をしぼっています。

医薬品の研究開発には10年以上の歳月を要し、基礎研究で選別された候補物質が実際に市場に出る確率は年々低下し、現在は2～3万分の1ともいわれています。また、1つの医薬品を上市するまでに必要な費用は1970年代は約200億円でしたが、2000年以降は2900億円以上に膨らんだと試算されています（米タフツ大学新薬開発研究センター）。すなわち、創薬は高付加価値、高収益の産業ではあっても、開発費の投入からその回収までの**タイムラグ**がきわめて大きいことが課題なのです。

そこで、開発業務の中でも特に時間を要する治験のステージだけを特化して請け負う、CRO（Contract Research Organization, 医薬品開発業務受託機関）と呼ばれる業態が生まれています。具体的には、製薬会社や医療機器会社の製品開発業務の一部として、治験の企画、治験を依頼した医療機関の進行状況調査と確認を行うモニタリング、データの集計および解析、さらには承認申請資料の作成や市販後調査のフォローまでを受託します。開発戦略のコンサルティング、**薬事**＊コンサルティング、教育研修支援などもCROの業務に含まれています。

治験業務は、主に新規医薬品の開発状況に依存するため、その必要性には波があり、企業にとってはそのための人材を恒常的に確保しておくことは非効率といえます。また、膨大な時間も要するため、必要なときだけ治験の専門集団にアウトソーシングできれ

ワンポイントコラム

【タイムラグ】 医薬品業界では、開発から製造販売までの期間が長いことだけでなく、海外で承認された医薬品が日本で承認されるまでにかなり時間がかかることをドラッグラグやドラッグロスと呼ばれ、より大きな課題とされています。

ば、医薬品メーカーにとって経済的にも大きな助けとなります。

●国内のCROの求人数は急増

CROビジネスが30年以上も前から始まっている米国では、製薬会社の研究開発費の半分がCROへの委託費といわれています。米国のCRO産業の年間売上高は2001年の約8400億円から現在は2兆円をはるかに超える規模に拡大しています。一方、わが国では1997年の旧・厚生省令で治験業務の受託に関する法的位置付けが確立され、そこからCROが認知されるようになりました。その後、日本CRO協会が組織され、現在は49社が加盟しています。COVID-19関連のワクチンや治療薬の開発に関連した試験の増加もあり、同会会員会社の2021年の総売上高は1兆9295億円に達し、研究者の求人件数も急増しているとのことです。またCROは製薬企業から委託されて治験を行う組織ですが、治験を実施する医療機関をサポートするSMO（治験実施施設管理機関）と呼ばれる組織もあります。

一般社団法人 日本CRO協会

一般社団法人 日本CRO協会 1994年9月設立		
通称		JCROA（ジェイシーアールオーエー）＝ Japan CRO Association
会員数	正会員	14社
	賛助会員	35社
	計	49社（2023年3月現在）
2021年度会員の総売上高		1兆9295億円
総従業員数		2256人

用語解説

＊**薬事**　医薬品、医療用具あるいは化粧品の製造、調剤、販売、授受、およびこれらに関する事項と薬機法に定義されています。薬事コンサルティングとは、これら業務に関連する各種書類の作成代行、あるいは業務そのもののサポートを行うサービスのこと。

6 医薬品の輸入と輸出　日米欧共同のガイドライン

国が変われば法律も異なります。しかし、そうした壁を乗り越えて、よい薬を少しでも円滑に流通させようと、先進国が共通のルールを定めています。医薬品業界のグローバル化は着実に進展しています。

2021年度の財務省貿易統計によれば、医薬品輸入金額の総額は約4兆2085億円で、前年度の約3兆1973億円から1兆円ほど増加しました。その背景にはCOVID-19の予防ワクチンの予定外の輸入が推察されます。一方、日本製医薬品の輸出金額は約8611億円で、前年度の約8360億円からやはり増加していました。輸出金額はここ数年かなり増加傾向にありますが、圧倒的な輸入超過は依然として続いており、日本の貿易収支の大きな足かせとなっています。すなわち、日本発の医薬品の開発と輸出の促進が常に課題となっているのです。

輸入医薬品はすべて、安全性確保の観点から市販前の国の承認取得が義務付けられています。もちろんそれは欧米諸国でも同様です。また、医薬品を輸入し、それを小分けにして医療機関に販売する国内の事業者は、輸入販売業や製造業、あるいは卸売販売業などの免許を取得する必要があります。

国内で開発する新薬と同様に、新薬を輸入する際も厚生労働省の承認が必要です。「医薬品、医療機器等の品質、有効性及び安全性の確保等に関する法律」(薬機法) などの規制における輸入に関する扱いは、すべて製造承認と同じ条文が引用されます。例えば「医薬品の製造 (輸入) を業として営むには、その製造 (営業) 所ごとに、製造 (輸入販売) 業の許可を取得しなければならない」とカッコ付きで記述されています。また、外国製品の輸入申請では当該医薬品の臨床データの添付が求められますが、人種の違いにより医薬品の安全性、有効性、用法、用量などが日本人に当ては

ワンポイントコラム

【医薬品承認申請資料のガイドライン (CTD)】 ガイドラインで決められた承認申請資料の作成要領は、第1部 (申請書等行政情報および添付文書に関する情報)、第2部 (資料概要)、第3部 (品質に関する文書)、第4部 (非臨床試験報告書)、第5部 (臨床試験報告書) で構成され、このうち第2〜第5部はCTDで作成されたものです。第1部のみが厚生労働省の規制に順ずることとなっています。

まらない場合も想定されるため、外国のデータではなく、日本国内で実施された臨床試験のデータの添付が長年必須とされてきました。しかし、03年7月1日以降は、日、米、EUの3極医薬品規制調和国際会議（ICH）で合意された**医薬品承認申請資料のガイドライン**（**CTD**）により、承認申請資料の一部に外国の臨床データの併用が認められるようになりました。

●輸出はWHOの証明制度に基づく

ヒトの命を守る医薬品の円滑な流通を確保するために、WHO（世界保健機構）は輸出入の承認申請の世界標準となるガイドラインを策定しています。日本の製薬メーカーが国内で開発した医薬品を海外に輸出する場合は、自国の承認許可、**GMP**＊適合性、製品情報などを、このWHOの基準に基づく「医薬品証明書」と「医薬品製剤承認・許可状況陳述書」にまとめ、相手国に提出します。またそれ以外に、輸出先の相手国が独自に求める基準を満たすことも条件になっています。

近年の医薬品輸出入金額の推移

医薬品（輸出、輸入金額、単位：1000円）

年（1～12月）	輸出金額	輸入金額
2016年	490128197	2780237767
2017年	559293543	2644918690
2018年	648722212	2962207820
2019年	733105490	3091876844
2020年	835974639	3197263742
2021年	861124738	4208486490
2022年	1142825182	5737254259

出典：財務省「財務省貿易統計」（https://www.customs.go.jp/toukei/srch/index.htm?M=37&P=0）輸出・輸入 - 年来累計・概況品コード指定507をもとに当社作成

用語解説

＊**GMP**　Good Manufacturing Practiceの略。安心して使用することができる品質の高い医薬品、医療器具などを供給するために、製造時の管理と遵守事項を定めたもの。米国政府が最初に確立し、1969年に世界保健機構（WHO）が国際貿易における採用を勧告。

7 医薬品の分類方法

われわれの周りには、「くすり」と呼ばれるものが無数に存在します。その中で、医薬品はどのように定義されているのでしょう。医薬品とそうでないものの見分け方は意外に知られていません。

医薬品は薬機法で「**日本薬局方**＊」に収載されていて、人や動物の病気の治療・診断・予防に使用され、体の構造や機能に何らかの影響を与えることを目的としている物」と定義されています。もちろん、器具器械は含まれません。しかしそれだけでは、バナナは体によいといわれるから医薬品と呼べるのか、といった疑問も生じる可能性があります。そこで、厚生労働省はこの定義に「野菜、果物、菓子、調理品等、その外観、形状等から明らかに食品と認識される物は除く」との注釈を加えています。

それでは、薬機法における医薬品の定義はといえば、「その物の成分本質（原材料）、形状（剤形、容器、包装、意匠等）、またその物に表示された使用目的・効能効果・用法用量並びに販売方法、宣伝や広告などを総合した判断で、通常、人が薬機法でいうところの医薬品と認識するもの」とされています。すなわち対象となる「くすり」を、成分、形状、使用目的、効能効果、それぞれの違いにより分類し、国が医薬品とするかどうかを判断するということなのです。

●医薬品の分類方法は多種多様

成分の違いによる分類では、その原材料が動植物か鉱物か、あるいは化合物かで分けられます。また厚生労働省は、毒劇薬指定成分や麻薬、向精神薬、あるいは覚せい剤のような作用がある成分が含まれているかどうかによっても項目分けしています。

形状による分類には、剤形あるいは薬の投与経路の違いともいえます。錠剤、粉末や顆粒といった散剤、

用語解説

＊**日本薬局方**　厚生労働省が薬機法に基づき、医薬品として認可した薬剤について詳しく収載した文書。薬剤の性状や品質の適正化を図るための基準として、薬剤の製法や成分などを定め、記載している。基準を満たしている製剤には日本薬局方の表示がある。

カプセル剤、液剤、ゲル剤、軟膏などの塗布剤、肌に貼るパップ剤（貼付剤）などがあります。容器や包装による分類では、缶、瓶、チューブ、アンプル、スプレーなどが考えられます。近年は、プラスチックの小さなポケット一つひとつに錠剤を入れ、裏からアルミで蓋をしたPTP（プレス・スルー・パッケージ）と呼ばれるシート状の包装が定着しています。

使用目的別の分類では、それが予防薬であるのか、治療薬であるのか、何かを試験するための試薬であるのかという分け方がまず考えられます。また、体力増進、疲労回復、強精強壮、成長促進などの表示も使用目的別の分類です。さらに降圧、鎮痛、血糖降下、脂質低下など、治療効果そのものの違いは、医薬品それぞれの価値をより明確に表す指標といえます。

用法用量による分類は、薬剤に添付されている「服用上の注意」の違いです。例えば「1回1錠、1日3回」や「6時間ごとに1カプセル」、あるいは「食前」「食間」「食後」といった指示があります。そうした指示は、薬剤が**脂溶性か水溶性**かを示していることもあります。

薬効別分類の一例

中枢神経用薬	全身麻酔剤、催眠鎮痛剤、抗不安剤、抗てんかん剤、解熱鎮痛消炎剤、興奮剤、覚せい剤、抗パーキンソン剤、精神神経用剤、総合感冒剤
末梢神経用薬	局所麻酔剤、骨格筋弛緩剤、自立神経剤、鎮けい剤、発汗剤、止汗剤
感覚器官用薬	眼科用剤、耳鼻科用剤、鎮暈剤
循環器官用薬	強心剤、不整脈用薬、利尿剤、血圧降下剤、血管補強剤、血管収縮剤、血管拡張剤、高脂血症用剤
呼吸器官用薬	呼吸促進剤、鎮咳剤、去たん剤、鎮咳去たん剤、気管支拡張剤、含嗽剤
消化器官用薬	止しゃ剤、整腸剤、消化性潰瘍用剤、健胃消化剤、制酸剤、下剤、浣腸剤、利胆剤、複合胃腸剤
ホルモン剤	脳下垂体ホルモン製剤、唾液腺ホルモン剤、甲状腺・副甲状腺ホルモン剤、たんぱく質同化ステロイド剤、副腎ホルモン剤、男性ホルモン剤、卵胞ホルモン・黄体ホルモン剤
泌尿器生殖器官剤・肛門用薬	泌尿器生殖器官用剤、生殖器官用剤、性病予防剤、子宮収縮剤、避妊剤、痔疾用剤
外皮用薬	外皮用殺菌消毒剤、創傷保護剤、化膿性疾患用剤、鎮痛・鎮痒・収斂・消炎剤、寄生性皮膚疾患用剤、皮膚軟化剤、毛髪用剤
歯科口腔用剤	歯科用局所麻酔剤、歯髄失活剤、歯科用鎮痛鎮静剤、歯髄乾屍剤、歯髄覆罩剤、歯科用抗生物質製剤
ビタミン剤	ビタミンA、D、B_1、B、C、E、K、混合ビタミン剤
滋養強壮剤	カルシウム剤、無機質製剤、糖類剤、有機酸製剤、たんぱくアミノ酸剤、臓器製剤、乳幼児用剤

このほか、人口透析用薬、その他の代謝性医薬品、細胞賦活用薬、腫瘍用剤、アレルギー用薬、抗生物質製剤放射性医薬品、生薬、漢方製剤、絆創膏などがある

ワンポイントコラム

【脂溶性と水溶性】　脂溶性薬剤は脂肪分と一緒に摂取したほうが効率よく吸収されるため、食間か食後すぐに服用します。水溶性は吸収が悪いため、食前服用がよいとされています。

8 医薬品の製造業にはいろいろな種類がある

漢方薬も医薬品の一つに含まれています。それでは、動物に投与する薬の扱いはどうなっているのでしょう。医薬品と呼ばれる薬の範囲は意外に知られていません。

わが国には約1400の医薬品製造業者が存在しますが、その中には医薬品の原材料のみを製造し、実際に医療現場で使用される医薬品を製造していない業者も含まれています。

医薬品製造業と呼ばれる業種には、医薬品原薬製造業、医薬品製剤製造業、生物学的製剤製造業、生薬製造業、そして動物用医薬品製造業があります。日ごろから私たちが医薬品製造業と考えているのは、おそらく医薬品製剤製造業と民間薬や漢方の原料に使用される生薬の製造業あたりかもしれません。

医薬品原薬製造業とは、医薬品製剤の原料となる医薬品原薬や**中間体**＊を製造する業態です。例えば、イオウは代表的な中間体原料で、生体組織との親和性に優れ、生体の酸化や還元に関与するため、薬効を高める作用を有することがわかっています。そこで胃腸薬をはじめ、血小板凝集抑制剤、各種抗菌薬、血圧降下薬、肝臓病治療薬、白内障治療薬など、様々な医薬品に欠くことができない中間体原料として活用されています。また医薬品ではありませんが、殺虫剤や除草剤にも効果を増強する中間体としてイオウが使われています。

●動物用医薬品も人に影響を及ぼす

生物学的製剤製造業が扱う生物学的製剤とは、免疫系細胞や炎症反応関与細胞から産生される物質、あるいはそれらの分子誘導体など、主にたんぱく質で構成される生理活性物質を薬剤化したものです。

生薬製造業が扱う生薬は「動植物の薬用とする部

用語解説

＊**中間体**　薬機法では、原薬の製造の中間工程でつくられるもの、さらにそれ以後の製造工程を経ることによって、製品たる原薬となるもの、と定義されている。世界第1位のシェア（60%）を握る味の素（株）の医療用アミノ酸も、血圧降下剤や抗ウイルス剤の有用な中間体。

分、細胞内容物、分泌物、抽出物または鉱物など」と日本薬局方で定義されています。人類の長い歴史の中で使われてきた薬であることから、伝承薬物、伝統薬物、あるいは民間薬などとも呼ばれ、いわば薬の元祖ともいえる存在です。代表的な生薬では、漢方薬の葛根湯（かっこんとう）に含まれるシナモンの皮（桂皮）や漢方薬の7割に含有されている甘草（かんぞう）、食事の時に薬味として使われる生姜、山椒などが知られています。インドの伝統医学である**アーユルヴェーダ***、アラビア医学の**ユナニー***などでも生薬は汎用されています。また近年流行しているハーブも、ヨーロッパで古くから使われてきた生薬です。さらに、日本の民間療法で用いられるセンブリやゲンノショウコも同じです。

一方、動物用医薬品は、動物の病気の診断、治療、予防に使用される医薬品です。しかし、その薬剤成分が食肉や乳製品、卵などに残留すると、ヒトの健康に影響を及ぼす可能性があるため、農林水産省の基準の順守と獣医師による処方が義務付けられています。

日本製薬団体連合会の加盟団体

- 日本製薬工業協会
- 日本医薬品直販メーカー協議会
- 日本家庭薬協議会
- 日本ジェネリック製薬協会
- 全国配置薬協会
- 医薬品製剤受託協会
- 日本血液製剤協会
- 日本漢方生薬製剤協会
- 日本臨床検査薬協会
- 日本OTC医薬品協会
- 日本ワクチン産業協会
- 外用製剤協議会
- 日本眼科用剤協会
- 輸液製剤協議会
- 再生医療イノベーションフォーラム
  など

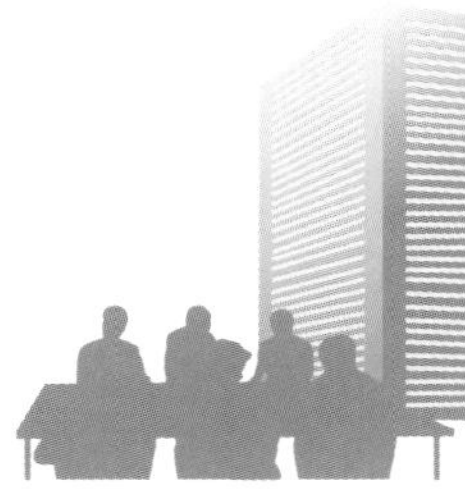

用語解説

＊**アーユルヴェーダとユナニー**　アーユルヴェーダは、起源が3000年前といわれるインドの医学です。人間の体は「風」「火」「水」の3つの要素からなり、このバランスを保つことが健康につながるとされている。ユナニーはギリシャ医学を起源とし、現在はイスラム圏で実践されている医学。人間は、血液・粘液・黄胆汁・黒胆汁の4体液があり、それらの体液のバランスがよければ健康とされている。

column

薬はいったいどの程度効くのか

医薬品は決して魔法の薬ではないと、だれもが理解しているつもりです。しかし、本当にどの程度効くものなのか、あるいはどれくらいの効果があれば効く薬と判定されるのかは知られていません。それでは、実際の臨床試験のあるデータを紹介しましょう。

AとBという2つの降圧剤の比較試験が行われました。Aは長年多くの人に使われている薬で、Bは数年前に開発された薬です。この試験では、脳卒中を一度起こしたことのある患者約1400人を無作為に2群に分け、一方にAを、もう一方にBを4年半にわたって投与し、脳卒中の再発がないかを追跡しました。その結果、A群の再発が240人だったのに対しB群では190人にとどまりました、その結果、Bという薬は非常に優れた薬と評価されましたが、この50人の違いを皆さんはどう考えますか。

また、AとBという2つの降圧剤の24時間の平均降圧度を何も服用しなかったときと比較する試験も行われました。収縮期血圧をAは11.1mmHg、Bは11.8mmHg下げ、拡張期血圧をAは7.1mmHg、Bは7.9mmHg下げました。これはどういうことかといえば、例えば血圧が150/95だった高血圧患者さんが、Aであれば138.9/87.9に、Bであれば138.2/87.1に下がったということです。そして、BはAより優れた薬とここでも評価されたことはいうまでもありませんが、これも大した差ではありませんね。しかも、ここで面白いのはプラセボ、いわゆる偽の薬を飲ませた患者さんも収縮期で2.7、拡張期で1.6下がったことです。またA群にもB群にも、薬を飲んだ後に血圧が上がってしまった患者さんが数%いました。

それでも降圧薬はまだよいほうで、効くのは全症例の25%程度という薬もかなりあります。薬に過大な期待はしないこと。予防に勝る治療はないといわれる理由がここにあります。

第4章

製薬企業の組織

日本の医薬品産業は薬種問屋に始まるといわれますが、現在の大手メーカーの多くは画期的な医薬品の開発によりその礎を築きました。しかしさらなる発展を遂げるためには、社会のニーズに応えられる新薬を切れ目なく市場に投入していく必要があります。それを可能にするのは、研究者を中心とする機動力あふれる組織であり、緻密さとたくましさを兼ね備えたマンパワーです。

一般的な医薬品メーカーの組織

1

新薬の研究開発が医薬品メーカーの生命線であることは事実ですが、開発された医薬品を迅速にマーケットに届けて普及させる機能、その情報を正確に伝達できる機能も求められます。

医薬品メーカーの組織編制は、一般的な製造業とあまり変わりません。しかし、自動車やパソコンなどの多くの製造業が、基本構造に大きな変化があまりなく、モデルチェンジや新規機能の追加などでも新製品とすることができるのに対し、新規の構造や効果を有する医薬品を常に開発しなければならない医薬品メーカーでは、どうしても研究開発部門がビジネスの鍵を握ります。すなわち、研究開発部門の優劣がメーカー個々の成長に直結するのです。そうした中、近年は薬害事件や医療訴訟の増加を背景に、情報提供や顧客管理の重要性が再認識され、一般企業の営業部にあたる医薬情報部門や実際の製造に携わる生産部門でも、研究開発部門と同レベルの優秀な人材が求められるようになってきました。

募集する人材は各部門によって若干異なりますが、創薬という性格上、どうしても理学系が主体になります。特に研究開発部門では、薬学系、理学系の大学院卒業レベルが対象になり、基礎研究などで提携している大学の教授などから推薦を受けることも多いようです。

一方、生産部門は薬を調合・製造するだけでなく、製造工程の設計や包装のデザイン、梱包法の検討などにも携わります。また、薬によっては壊れやすい**剤形**であったり、破損しやすい容器に入れられたりすることもあるため、安全な輸送方法を考えることも生産部門の仕事になります。こうしたことから、生産部門では工学部系の人材も多く採用されます。

ワンポイントコラム

【剤形】 散剤、顆粒剤、錠剤、カプセル剤、液剤、軟膏、貼付剤などがあります。また、経口剤、座剤、注射剤、点鼻薬、点眼薬といった分類法もあります。

●医報部門は医学・薬学の専門家集団

医薬品メーカーの医薬情報部門に属する営業部員は、MR（Medical Representative）と呼ばれ、一般的な営業マンとは異なるきわめて専門性の高い職種です。MRの主な仕事は、医師をはじめとする医療従事者に薬の情報を提供することです。一方、薬の納品や代金の回収は**卸業者**の仕事ですが、彼らとの情報交換、連携もMRの重要な仕事の一つです。MRの募集対象は大学理学系学部の卒業者が中心で、医師や薬剤師の資格を持つ人も中にはいます。しかし、近年は話術やマナーも重視されるようになり、全学部全学科を対象に人材を募集するメーカーも増えています。

このMRの上には、彼らを統括するリーダー的存在として、プロダクト・マネージャ（PM）がいます。PMは、新薬開発の企画・立案を主な業務とするため、経験豊かなMRが昇進してなるほか、専門知識を有する医師や研究者なども人材となります。このほか、海外進出に伴い、外国語が堪能な人材の必要性も増しています。

第4章　製薬企業の組織

主要製薬メーカーの組織

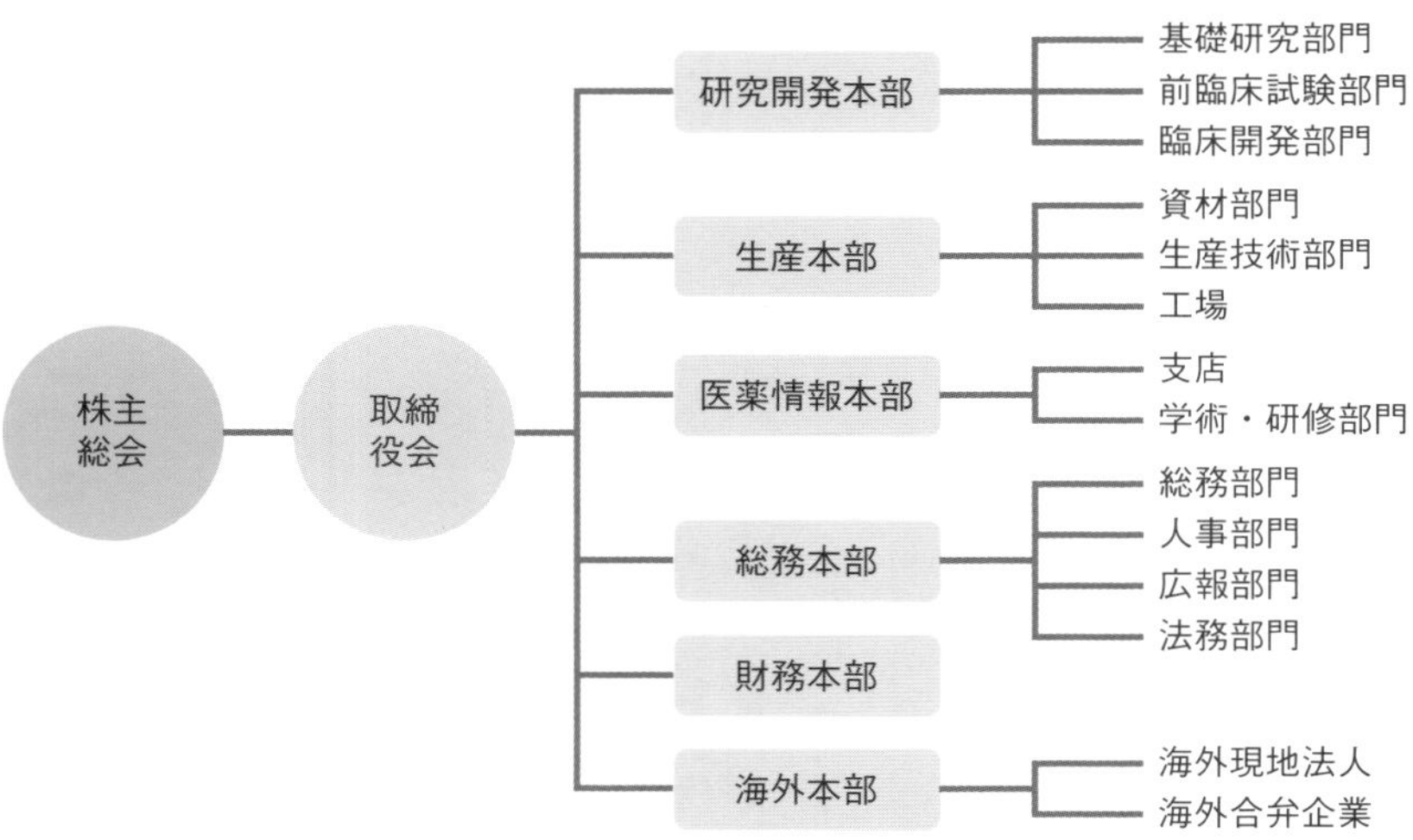

ワンポイントコラム

【卸業者】　日本独自の流通システムに組み込まれた業務です。疾病が多様であることから、医薬品はきわめて多品種存在し、1メーカーがすべての薬剤を持っているわけではないので、別ブランド多品種を一括納入できる卸業者の利便性は高いと考えられています。

2 MRの仕事① 医薬情報担当者と呼ばれるスペシャリスト

医薬品を熟知するスペシャリストとして、MRの質的向上が求められています。MRは単なる営業部員ではなく、医師にとって信頼できる相談相手であってほしいと期待されています。

MRはMedical Representativesの略で「医薬情報担当者」と訳されます。MRは医療施設を訪問して、医療従事者に自社の医薬品の情報を提供することと、その医薬品を実際に患者に使用した臨床現場の情報を収集し、それを自社に持ち帰るという二つの役割を担っています。

医療従事者に提供する情報には、自社の製剤の効能・効果、用法・用量だけでなく、副作用情報も含まれます。また**禁忌**＊と呼ばれ、処方してはならない患者さん、併用してはならない薬剤などに関する情報も伝えられます。さらに、販売上の**倫理規定**の順守も求められます。厚生労働省による医薬品の製造（または輸入）販売承認では、処方対象の範囲や用量用法が明示されています、そのためMRは、承認された範囲内の情報しか提供できないのです。例えば、成人にのみに使用（適応）が認められている薬剤を、「子供なら半分にすればいいです」などと勝手な判断による説明は禁止されています。このほか医療従事者の求めがあれば、MRは薬効や承認の根拠となる科学的データも提供しなければならないことになっています。

一方、MRのもう一つの仕事である情報の収集とは、医師や看護師が臨床現場で知り得た新たな薬の効果や副作用の情報、あるいは医師や患者からの要望などを集めることです。そうした情報は、既存の医薬品の改良や新薬の開発に反映されます。コロナ禍の影響で対面による活動ができなくなり、MRは非常に苦労しましたが、リモートによるアプローチを辛抱強く継続されていることには敬意を表したいと思います。

用語解説

＊**禁忌**　治療上、ある薬物を用いると症状が悪化したり、あるいは配合された薬物が反応分解して治療の目的に合わない場合、使用禁止とされること。また、人体に何らかの影響を与える一切の医療行為（治療や診断など）の禁止措置。

●MR認定試験目的は人材の質向上

米国のMRは医師と対等といわれるほど、専門性の高い職種に位置付けられています。しかし、日本では製薬企業の営業職の新たな呼び名として、その名称だけが先に導入されたという経緯があります。そこで、名称は一緒でも米国のMRとはいささか力量がかけ離れているとの反省から、1997年にMR認定制度が導入され、資質向上が図られています。MRとして認定されるには、公益財団法人MR認定センターが実施する試験に合格するとともに、6ヶ月間の実務経験が必要です。加えて、各医薬品メーカーは自社製品に関する知識やスキルなどについての独自の教育プログラムを設け、MRの養成を積極的に行っています。

MR認定試験の受験科目は、①医薬品情報、②疾病と治療、③医薬品概論の三つです。ただし、医師、歯科医師、薬剤師は①、②の科目が免除されます。合否の判定は科目単位で行われるため、不合格となった場合、翌年は不合格科目だけを受験すればよいことになっています。

MR認定制度のしくみ

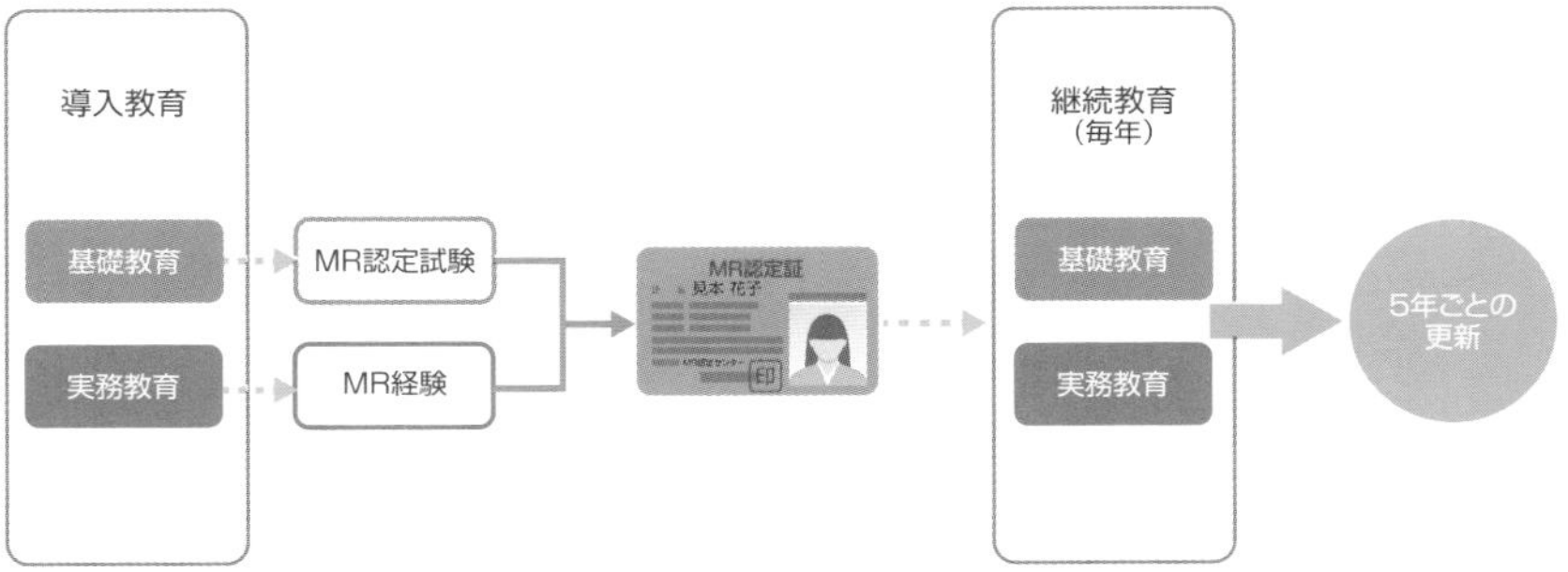

出典：公益財団法人MR認定センターウェブサイト「MR認定制度のしくみ」をもとに当社作成
https://www.mre.or.jp/whatsmr/ninteioutline/

ワンポイントコラム

【倫理規定】　薬機法に基づき、医薬品の販売に関する規定を日本薬剤師会や日本製薬工業協会などがそれぞれ定めています。

3 MRの仕事② JPMAの行動基準

MR（医薬情報担当者）は、適正な医療の推進者としての使命も負っています。医薬品の円滑な流通を維持し、安全使用の徹底を図るために、営利主義に偏らない姿勢が常に求められています。

医薬品メーカーの顔として行動するMRは、その医療情報活動を通して人の健康と命を支える重要な役割を果たしています。そこで**日本製薬工業協会（JPMA）**＊は、2013年に策定した『製薬協コード・オブ・プラクティス』の中に、「医療用医薬品プロモーションコード」を明記し、そこに「MR行動基準」を加えてその順守を義務付けています。その概要は次の通りです。

①自社製品の**添付文書**＊に関する知識はもとより、その根拠となる医学、薬学に関する知識の習得に努め、かつ、それを正しく提供できる能力を養う。

添付文書に書かれている自社の製剤に含まれる成分や副作用、服用法にとどまらず、対象となる疾患の世界的な動向や治療法、関連研究など、広範囲な知識が求められます。

②会員各社が定める内容と方法に従ってプロモーションを行う。

自社の規定に沿わず、上司の承認もなく担当者自身が作成した資料やデータは販売ツールとして使用・提供することはできません。

③効能・効果、用法・用量等の情報は、医薬品としての承認を受けた範囲内のものを、有効性と安全性に偏りなく公平に提供する。

承認された薬効や対象疾患以外の適応、あるいは異なる服用法については、たとえ有効性を示すデータが報告されていたとしても提供できません。承認を受けた内容と異なる用量や用法での使用は適応外使用と呼ばれ、医療事故が起きても国の補償を受けられず、

用語解説

＊**日本製薬工業協会（JPMA）**　外資系を含む大手医薬品メーカー71社（2022年12月現在）が加盟する任意団体。日本の医薬品産業発展のために中心的役割を果たしている。国際的な製薬団体組織IFPMA（国際製薬団体連合会）にも加盟。

刑事訴訟に発展する可能性もあります。

④医薬情報の収集と伝達は的確かつ迅速に行う。

医師をはじめとする医療従事者の信頼を得るためには、医療情報提供のプロに徹することが重要です。また、市販後に医療現場で収集された医薬品の効果や安全性のデータは新たなエビデンスにつながるため、自社へのフィードバックと医療従事者への情報提供を迅速に行う必要があります。

⑤他社および他社品を中傷・誹謗しない。

事実無根の話を言い立てることや、事実であっても必要以上に騒ぎ立て、相手を傷つけるようなことは禁止です。他社製品の副作用情報を印刷物等で配布することも誹謗にあたります。副作用情報の収集と伝達は当該企業が行うべきことです。

⑥医療機関等を訪問する際は、当該医療機関等が定める規律を守り、秩序ある行動をする。

医療機関には最大限の敬意を払い、運営に協力することが求められています。

⑦法的規制や自主規制を遵守し、MRとして良識ある行動をする。

過去に誤処方・誤投与が報告された薬の組み合わせの例

アマリール（血糖降下剤）	⟷	アルマール（降圧剤）
アロテック（気管支拡張剤）	⟷	アレロック（抗ヒスタミン薬）
ウテメリン（子宮弛緩剤）	⟷	メテナリン（子宮収縮剤）
サクシン（筋弛緩剤）	⟷	サクシゾン（副腎皮質ステロイド剤）
タキソール（抗がん剤）	⟷	タキソテール（抗がん剤）
テオドール（気管支拡張剤）	⟷	テグレトール（抗てんかん薬）
ノルバスク（カルシウム拮抗剤）	⟷	ノルバテックス（抗エストロゲン剤）
プレドニン（副腎皮質ホルモン）	⟷	プルゼニド（便秘改善薬）

※タキソテールの強さはタキソールの3.5倍

用語解説

＊**添付文書**　医療担当者が医薬品を使用する上で必要な基本情報を記載したもの。その記載事項の要領は薬機法で定められている。

4 MRの仕事③ MRの営業が売上の鍵を握る

直接代金の収受は行わないとはいえ、MRの活動が医薬品メーカーの売上を支えていることに変わりはありません。国の医療費抑制策が続く中で売上を維持するために、国内メーカーも、外資や新規参入のメーカーも、MRの営業力の強化を図っています。

公益財団法人MR認定センターの2022年版「MR白書」によれば、同年3月末時点のMR総数は5万1848人で前年より1738人減少しています。本調査が開始された2000年から2013年までは、大きな減少はなかったのですが、2014年以降は減少が続いています。また同白書は、MR数が前年に比べて10％以上増えた企業数より10％以上減った企業数がはるかに多く、その背景として新入社員や中途採用の手控えとともに、営業部門を中心とする大規模な早期退職要請が挙げられます。また、管理職者数の減少も過去10年間で最も多かったのですが、MR資格の認定取得率そのものは増加傾向にあり、MRの重要性に対する認識は高まっていると推察されます。

そうした中、女性に限れば、MR数もMRを管理するマネージャー数も調査開始以来増加し続けています。ただ増えているとはいえ、MR全体における女性の比率は、男女比が最後に公表された2019年度の白書で14・7％となっており、依然として**女性活躍社会**の実現にはほど遠い状況です。そうしたことも含め、製薬産業においても他の産業と同様に労働環境の改善が求められています。JPMA（日本製薬工業協会）は「MRの報酬体系は、医療従事者による医薬品の適正使用を損なうようなものであってはならない」との**自主規制**を掲げ、協会加盟各社に対し、MRへの安定した報酬と職場環境の提供を促しており、よい方向に行くことが期待されます。

ワンポイントコラム

【女性活躍社会】「働きたい女性が個性と能力を十分に発揮できる社会」の実現を目的に、国が2015年に「女性の職業生活における活躍の推進に関する法律」（通称、女性活躍推進法）を制定。その後、2019年と2022年に改定され、女性管理職の増加を図っていますが、十分には進んでいません。

●MR1人の売上は企業の動向を暗示

MRは、様々な倫理規定に抵触しないように気をつけながら、辛抱強く営業活動を続けています。そうしたMRの販売力が、メーカー別に評価されています。例えば、医薬品の売上をMRの数で除した数値が、そのメーカーのMRの販売力の指標になります。もちろん、流行している疾患に使用される薬を多く扱っていれば、営業力が弱くても売れるでしょうし、薬の価格や保険の適応の有無、企業の宣伝力なども売上高に影響を与えることは事実です。それでも、業界の中では「Aメーカーは MR当たり○○円の売上だから、結構優秀だね」などと、日常会話のネタになるほど密かに意識されているようです。

ただ、外資系メーカーは国内メーカーに比べると、売上に対してかなり多くのMRを雇用しています。これは、国内市場における販売戦略に相当な力を注いでいる証左とも考えられ、MRの先進国である欧米のメーカーが、どのようなビジネスモデルを描いているのか、今後の動向が注目されます。

MRの学歴（傾向）

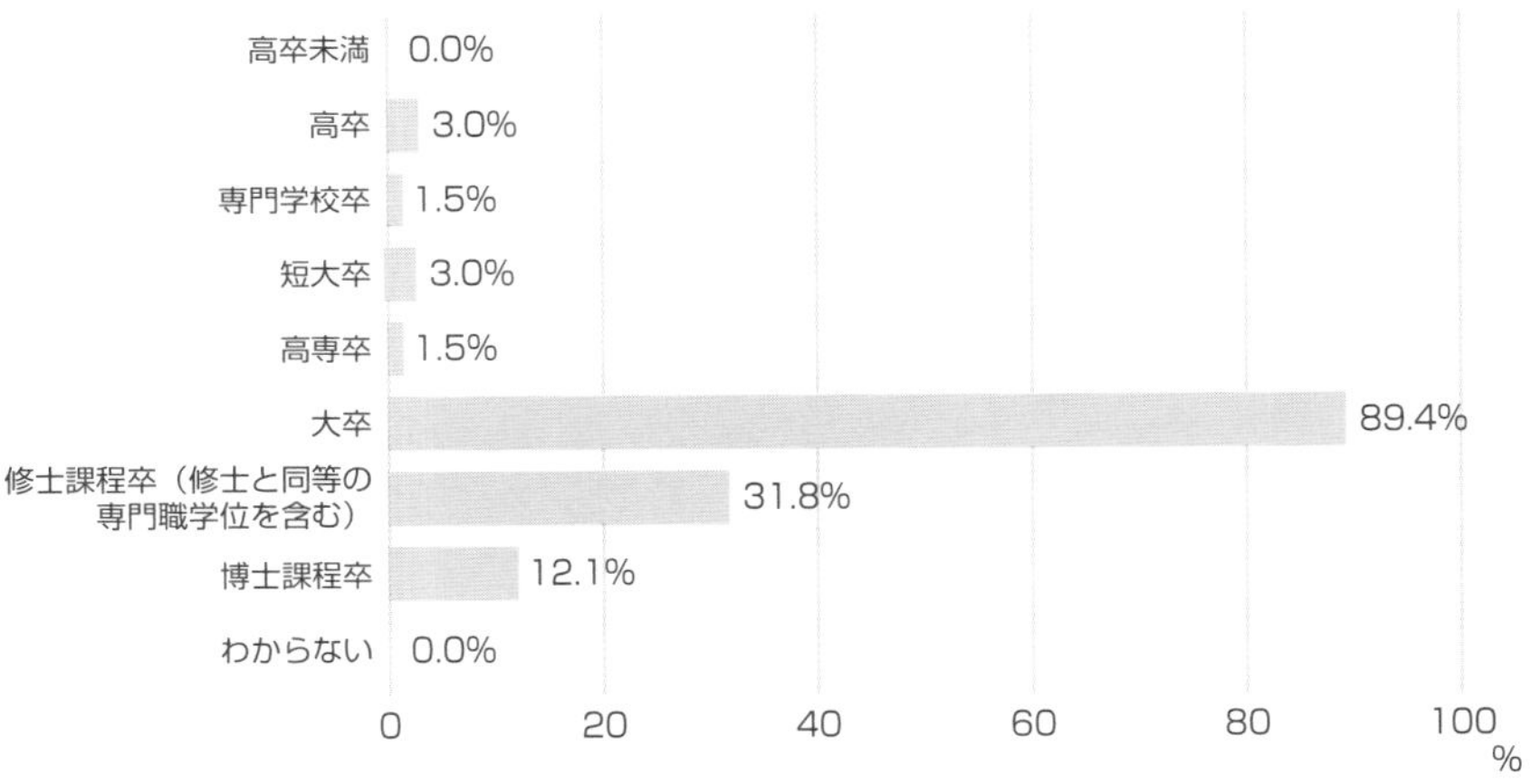

出典：job tag（厚生労働省職業情報提供サイト（日本版 O-NET））「学歴」をもとに当社作成
https://shigoto.mhlw.go.jp/User/Occupation/Detail/63

ワンポイントコラム

【自主規制】 日本製薬団体連合会が制定した「製薬企業倫理綱領」の精神を土台に、製薬メーカーが行う医療用医薬品のプロモーションのあり方と行動基準を、製薬協が会員企業に示したもの。医療用医薬品プロモーションコードと呼ばれ、世界標準であるIFPMA（国際製薬団体連合会）の医薬品販売コードに合致しています。

デジタル情報急増で学術部の業務が拡大 5

IT技術の進歩に伴い、インターネットを介して配信される医療情報が急増しています。そうした情報を日々更新する学術部の重要性が、再認識されています。

医薬品は正しい情報を基に、医療従事者の適切な判断で患者に提供されることが大原則です。したがって、医療用医薬品の販売には宣伝という言葉は使われず、医薬品メーカーの組織には広告宣伝部という名称を持つ部門がありません。その代わりに、学術部と呼ばれる部門が医療情報の提供と管理を行っています。

学術部は、薬の作用に関するメカニズムの解説や服用方法、副作用の情報などを記載する冊子の作成にも長年携わっています。この冊子はMRにとって、重要な販促ツールとなっています。また学術部は、様々な治療薬の研究発表の場である学会の主催・後援あるいはサポートなども業務としており、**学会発表や論文発表**する医師、あるいは研究者の発表資料の作成にもMRと連携して協力します。

さらに近年は、急速なIT技術の進歩に伴い、医師のだれもがデスクにパソコンを置くようになったため、学術部はインターネットを介して、医療情報をタイムリーに配信するというサービスも開始しています。そこで、最新の情報を迅速に提供するために、各メーカーの学術部の組織が拡充され、活字媒体の作成を主業務としていた時代に比べ、より活動性豊かな部門に変化しつつあります。

●医療情報のネット配信が増えている

インターネットの普及に伴い、医療情報サイトも急速に増えています。その草分けとして1996年7月にサービスを開始したケアネットの会員数は2021年6月時点で18・9万人、2000年9月に設立さ

ワンポイントコラム

【学会発表や論文発表】 学会発表や論文発表はその研究者の正式な業績になります。その業績によって大学であれば講師、助教、准教授、教授、病院であれば診療科の部長、副院長、院長、それぞれへの昇進や転職の、決め手になります。

れ、国内最大の医療情報専門サイトとなったエムスリー・ドットコムは会員登録した医師数が30万人（2021年4月現在）を超えたともいわれています。さらに、1967年に創業した医療情報誌メディカル・トリビューンも2007年からウェブ配信を開始し、オンラインの会員数は26万人、日本経済新聞社の紙媒体の医療情報誌日経メディカルのオンライン版の会員数も20万人を突破しています。日本の医師数は約32万人といわれているため、いずれのサービスも医療界にすっかり定着しているといえます。

各サイトの特徴は、完全会員制であり、その対象が医療従事者に限定されていることです。活字媒体は一般の目に触れやすいため、医療に詳しくない一般大衆を惑わす可能性もあるからです。

COVID-19のパンデミックによりMRが医師たちに直接面談ができなくなり、**リモート**＊による医療情報の提供が盛んに行われるようになりました。それにより、医療従事者は場所を選ばずに医療情報を入手・確認できるようにもなりました。ネット配信による医療情報サービスの今後の進化が注目されます。

主な医療情報サイト

日経メディカル Online	https://medical.nikkeibp.co.jp/
m3.com（エムスリー）	https://www.m3.com/
MedicalTribune（メディカルトリビューン）	https://medical-tribune.co.jp
CareNet（ケアネット）	https://www.carenet.com/
WHITE CROSS ※歯科医向け	https://www.whitecross.co.jp/
おまとめ情報サイト ※薬剤師向け	https://y-omatome.jp/
ファーマスタイルWEB ※薬剤師向け	https://www.credentials.jp/

用語解説

＊**リモート**　離れた、遠隔の、間接的な、などの意味があり、異なる場所にいる人間同士、あるいは人間とモノや機械がアクセスし合えること、またはその全体像。

6 プロダクトマネージャの役割

プロダクトマネージャ（PM）はプロマネと略称され、一般的には、製品（プロダクト）のマーケティング担当主任といえます。医療現場における医薬品の適正使用を図るとともに、新規医薬品の開発にも関与しますが、研究開発、製造、情報、販売の各部門の橋渡し役も担っています。

PMは、担当する薬の販売戦略を企画・立案し、実行する職種です。市場動向の分析とともに、自社製品に関連する研究者の論文の作成や学会発表のためのサポートなどもMRと協働して行います。また、医薬品は厚生労働省から製造承認を受けたあとも、市場に出るまでには時間を要します。そこで、その間も現場の医師などに情報提供を行いながら関係強化を図り、販売開始時に新製品を使ってもらえるように働きかけることも重要な業務です。すなわち、PMは薬の開発から販売に至る一連の過程の節目節目で、常に薬のエキスパートとして関与し、新製品の円滑な市場導入を支える役割を果たしているといえます。

近年は、日米欧同時に行う**国際共同治験**＊も増加し、製剤開発のグローバル化が急速に進んでいます。そのために、海外メーカーとの情報交換や海外で開かれる学会などにPMが参加する機会もこれまで以上に増えています。したがって、PMには国際舞台での交渉能力や情報収集能力なども求められるようになり、語学力の重要性はより増しています。国内の医療現場の動向をMRとの情報交換を通して肌で感じながら、海外展開も視野に置く、きめの細かいバランス感覚が求められるわけです。

●エーザイはPM業務を二分化

総売上に海外販売額が占める割合が大きいメーカーの一つであるエーザイは、2種類のPMを配置し

用語解説

＊**国際共同治験**　評価項目、対象患者の主な背景、適応症など、治験を実施するに当たって中心となる部分を共通にした上で、日米欧等の様々な地域の研究者が同時に実施する臨床試験。

ています。薬のプロモーションに従事する製品プロダクトマネージャ（製品PM）と、臨床研究センター市販後臨床部に在籍する臨検プロダクトマネージャ（臨検PM）です。

　医療用医薬品は、薬機法により市販後も副作用報告、再審査、再評価が義務付けられています。まず、MRが市販後調査の実働部隊となり、情報を収集し、それを臨検PMにフィードバックします。臨検PMはその情報を分析・評価し、薬機法に従って報告を行います。さらに、収集されたデータの解析結果はすべてMRを介して、医療従事者に提供されます。

　一方、海外のメーカーのPMは販売促進に軸足を置いています。医師や研究者と連携して医薬品の開発や改良などを企画・立案する役割は、**メディカル・アドバイザー**＊と呼ばれる職種に委ねられています。すなわち、業務の分化がより進んでいるのです。ゲノム創薬、ジェネリックの普及、ハイテク医療機器の開発など、新たな課題が増えている今日の医薬品業界を考えれば、専門領域や役割の異なるPMを有機的に配置するメーカーが、今後さらに増えるものと思われます。

プロダクトマネージャの業務

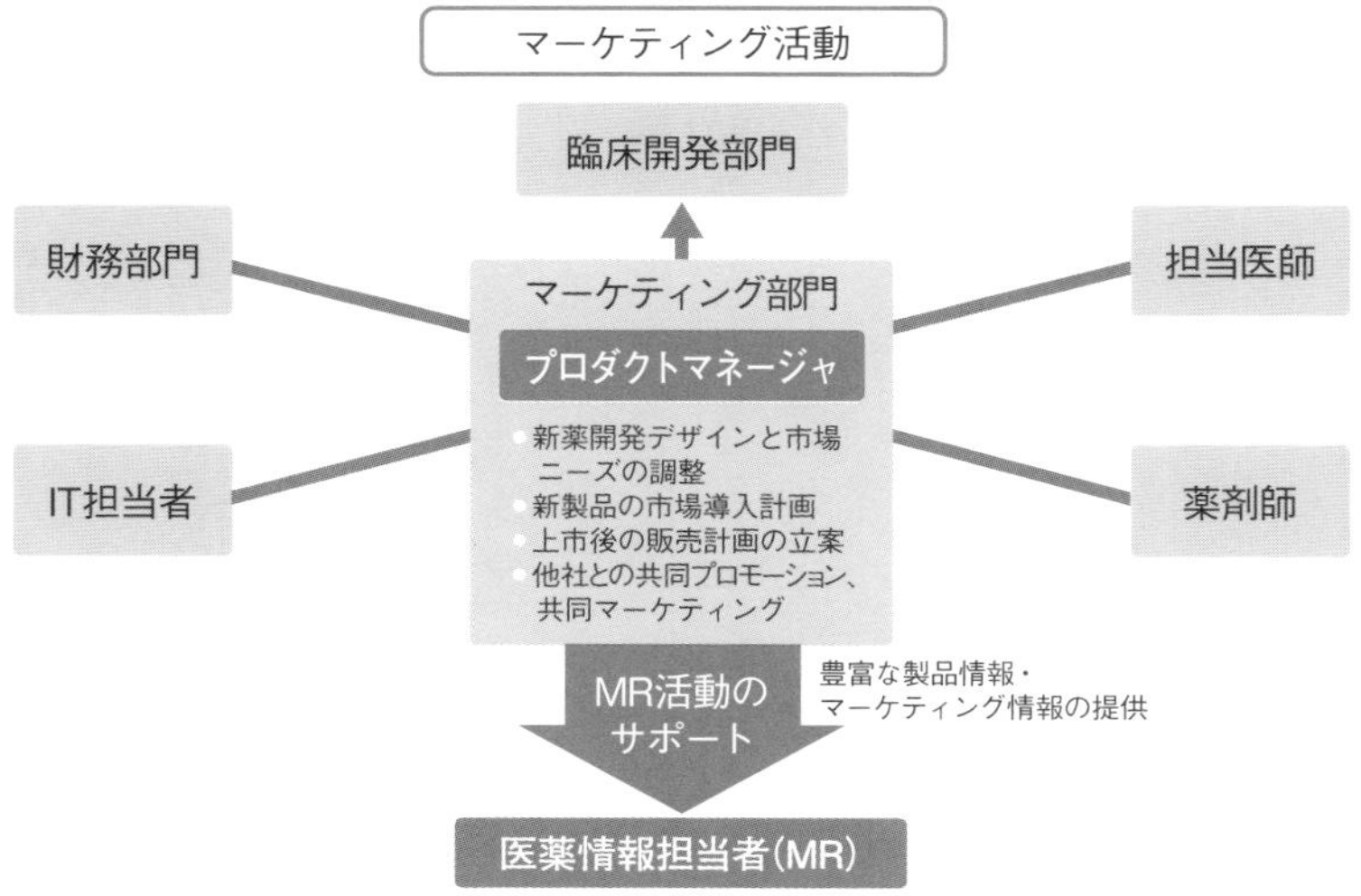

用語解説

＊**メディカル・アドバイザー**　日本のメディカル・アドバイザーは欧米とは異なり、健康管理のアドバイザーを指す。特に、スポーツ選手の健康チェックをする人をそう呼ぶことが多い。

研究開発（R&D）部門の仕事

研究開発の成果は、医薬品メーカーの財産そのものです。惜しみなく資金が投入される研究開発部門の仕事は、浜辺の砂の中からダイヤモンドを探すような作業といわれています。

製薬メーカーの研究開発部門は、研究部門と開発部門に大別されます。研究部門の役割は、分子生物学やゲノム生物・薬理学などの知見を通して、疾病の予防や治療に効果があると考えられる薬の候補物質、いわゆるシーズ（種）を見つけることです。かつては土の中から薬理作用がありそうな細菌を探したり、薬効のある植物を精製してみたりということが行われてきました。その後、自然界から得られるそうした薬はほぼ出尽くしたと考えられるようになり、特定したシーズを基に効果が期待できそうな化合物を作り出す作業が繰り返されてきました。そして、出来上がった化合物の薬効の有無を試験管の中や動物実験で確かめるわけです。また、何かに効果がありそうな化合物を先に作り出し、それに続いてどのような疾病に効果があるのかを調べるという逆の方法もあります。いずれにしても、薬を作り出すという最も創造的な役割を果たしているグループが研究部門です。

一つの医薬品が誕生するまでには5000とも1万ともいわれる物質が候補にあげられるため、それら一つひとつについて効果を確認するのは大変です。そこで、そのより分け作業をコンピュータ処理で行い、迅速化するという方法も開発されています。

薬を世に送り出す開発部門

一方、開発部門では、動物実験などで効果がある程度確認された製剤の臨床試験を行い、製造販売のための承認申請に必要なデータを収集・整理することが業務の中心です。試験方法の作成に始まり、医療施設

用語解説

＊**虚血性心疾患と抗血小板薬**　虚血性心疾患は心筋梗塞や狭心症に代表される。血液が固まり、血流の減少や詰まることが原因となるため、血液を固まらせる血小板の作用を抑制する抗血小板薬が治療に用いられる。

や専門医、さらには一般の健常者や患者の協力も得て、薬の有効性と安全性を入念にチェックします。治験と呼ばれるこの臨床試験では、そうした検討が何年にもわたって繰り返されます。

また、すでに市場に出ている薬に、新たな効能や適応症がありそうだと思われる場合にも、改めて臨床試験が行われます。そうした取り組みも開発部門が担当します。例えば、鎮痛薬として長年流通してきたアスピリンが、血液をさらさらにする作用があることがわかり、**抗血小板薬として虚血性心疾患等**＊の治療にも使われるようになった例があります。このように、ある既存の薬剤を別の用途に使用できるようにすることを**効能追加**（適応拡大）といいます。新型コロナウイルスのパンデミックの際は、既存の医薬品の中から効果が期待できそうな医薬品を拾い上げ、治療薬にする試みがなされたことは記憶に新しいところです。こうした取り組みはドラッグ・リポジショニング（医薬品再開発）と新たに呼ばれるようになり、パーキンソン病薬やアルツハイマー病治療薬などでもすでに同じ試みがなされています。

開発中の新型コロナウイルス感染症治療薬（一部）

	レムデシビル	アビガン	バリシチニブ
開発企業	Gilead Sciences	富士フイルム富山化学	Eli Lilly
既存の対象疾患	エボラ出血熱	インフルエンザ	関節リウマチ
作用機序	RNA ポリメラーゼ阻害剤	RNA ポリメラーゼ阻害剤	JAK 阻害剤
開発フェーズ	第 3 相臨床試験	実用化済み（2014 年日本）	第 2 相臨床試験
承認状況（新型コロナウイルス感染症）	日本：特例承認（2020 年 5 月 7 日）米国：緊急使用許可（2020 年 5 月 1 日）	―（※国内において臨床研究を実施。）	―（※米国・欧州・アジアにおいて臨床試験を実施。早ければ 6 月下旬にも結果が 明らかになる見込み）
COVID-19 対象患者	重症	軽症	重症

出典：株式会社三菱総合研究所「技術レポート」「ドラッグリポジショニングによる創薬力の復活」「開発中の新型コロナウイルス感染症治療薬（一部）」をもとに当社作成
https://www.mri.co.jp/knowledge/column/dia6ou0000023g8e-att/tec_23.pdf

ワンポイントコラム

【効能追加】 薬には、治療対象が決められており、対象疾患以外の使用は認められません。既存の薬に新たな疾患への効能が認められ、その使用が承認された場合を、効能追加あるいは適応追加や適応拡大といいます。

8 生産部門の仕事

製造販売承認された医薬品は、工場で生産が開始されます。しかし、薬の特性や形状によっては、すぐに大量生産できない場合も多く、生産ラインの構築は薬の開発と並び、常に医薬品メーカーの重要課題の一つとなっています。

製造工場は安全で高品質な医薬品を製造するため、半導体を生産するハイテク工場と同様に、完全にクリーンな作業環境が求められます。建物の構造から、様々な機械類、そしてそこで働く作業員もすべて厳重に衛生管理がなされ、ほこりなどもシャットアウトされるように設計されています。

医薬品の製造を担う生産部門には、大別すると機械設備系と薬学系の2種類の人材が配置されています。機械設備系のスタッフは、生産設備の管理と補修が主な業務です。新薬が開発されるときは、その剤形や化合物の種類に合わせた新しい生産ラインが必要になります。そこで、機械設備系のスタッフはその設計にも携わり、時には機械メーカーと共同で新たな製造装置を開発することもあります。

一方、薬学系のスタッフは、製品の品質管理を担当します。近年は薬の**剤形研究**がどのメーカーでも盛んに行われるようになり、薬学系のスタッフの重要性はより高まっています。薬効成分を体内で溶け出すタイミングが異なる複数の顆粒に調整し、それを詰めたカプセル剤などはその先駆けです。そうすることで、長時間薬効が持続するようになるわけです。

さらに近年は、医薬品の製造から品質管理に至るまで、あらゆる機器がハイテク化、デジタル化されています。そのため、生産部門でもコンピュータや光学系の技術者の採用が増えているようです。

ワンポイントコラム

【剤形研究】　薬の形状には顆粒剤、錠剤、カプセル剤など様々あります。コーティングやゲル化の技術、硬度の調整、粉末のミクロ化などで生体内の吸収や代謝をコントロールするため、新しい薬の形がいつも研究されています。

●査察への対応や環境問題なども課題

薬を製造するためには、作業方法、ラインの構築と管理、品質の管理、作業員の管理のすべてにおいて、国が定めたGMP*と呼ばれる基準を順守しなければなりません。この基準の維持・徹底は生産部門に課せられた責務です。また、欧米に製品を輸出する際は、EUや米国の薬事局の査察も受けることになります。海外進出を加速させている企業の生産部門では、そうした査察への対応も重要な業務です。このほか、どのような状況でも薬の供給を停止させないための災害対策や、化学薬品を扱う上での環境対策など、社会的な責任を全うするための取り組みも生産部門が中心になります。

2020年あたりから、複数のジェネリック医薬品メーカーが品質の不備や製造手順の不正などで立て続けに業務停止処分を受けました。今や医療機関で処方される医薬品の8割がジェネリック医薬品に置き換わっていることを踏まえれば、ジェネリック医薬品メーカーの規律順守とその徹底が強く求められます。

製薬工場の設備の一例

工程	設備やシステムの例
搬入・保管・出荷	自動倉庫、無人搬送車
合成・培養	クリーンルーム、遠心分離機、圧迫ろ過器、減圧ろ過器、反応釜、加圧釜、超低音反応釜、ストマッカー
加工	練合器、打錠器、球形整粒器、破砕造粒器、微粉砕器、振動流動層造粒機、錠剤硬度計、自動搬送装置
包装	分包器、高速包装装置、表面殺菌装置
製品チェック	光学検査装置、錠剤異色検査装置、金属探知機、粉体異物検査装置、PTPシート印字検査装置
その他	移動式ストックタンク、高圧洗浄器、廃水処理設備、脱臭設備、紫外線消毒装置

用語解説

* GMP　Good Manufacturing Practiceの略。品質の優れた医薬品を製造するための要件をまとめたもの。1974年に厚生省（現厚生労働省）が通知し、1994年省令で改正されている。

9 海外部門の仕事

わが国の政府は、研究開発を基盤とする省エネ型高付加価値産業である医薬品製造業を、資源の少ない国情に合致した有望な産業に位置付けています。今後の成長の鍵は、いかに海外事業を拡大させられるかにかかっています。

大手の医薬品メーカーのほぼすべてが、海外進出に力を入れており、それに伴って海外部門の重要性が高まっています。日本市場が世界第3位の規模とはいえ、企業の成長を考えれば、国内という限られたパイを奪い合うより、海外市場に新たな販路を求めたほうがより大きな飛躍が期待できます。海外進出の形態は、子会社の設立や工場・研究所の開設のほか、外国企業との合弁プロジェクトの立ち上げ、有望な新薬を開発した**ベンチャー企業の買収**＊など様々です。また進出先もこれまでの欧米市場だけでなく、世界一の人口を有する中国を中心に、アジアや南米、アフリカなどの発展途上国が新たなターゲットに位置付けられています。

海外部門は、海外における販売計画の立案、国外の子会社や工場、研究所の経営上の問題解決、輸出の調整などが日常の業務です。加えて、海外の学会での自社製品に関連する研究発表のサポートや、新たな拠点づくりなどにも携わるため、海外部門の担当者には広範な知識や優れたビジネスセンスが求められます。また、外国語による会話や作文、読解能力も当然必要となるため、外国人の採用機会も増えつつあります。

●海外事業が業績アップの鍵を握る

2005年に誕生したアステラス製薬の前身である山之内製薬と藤沢薬品は、共に海外進出に積極的なメーカーとして知られていました。例えば旧・山之

ワンポイントコラム

【海外ベンチャーの買収】 大塚製薬は2014年に米アバニア社を約4200億円、2017年にニューロバンス社を約114億円で、アステラスは2020年に米オーデンデスを3200億円で、武田薬品は2022年にニンバス・セラピューティクスを約5500億円でそれぞれ買収。そのほか、第一三共、エーザイ、塩野義製薬、小野薬品なども大型買収を行っています。

内は、海外収益を上げるために委託や合弁を避け、自社の現地法人による販売に力を入れていました。それが功を奏し、欧州における当時の売上利益は日本から進出している全産業中第2位でした。また、藤沢薬品との合併直前の同社の売上高比率も国内6割、海外4割でしたので、海外でのビジネスに注力していたことがわかります。一方、藤沢薬品も**免疫抑制剤プログラフ***の海外での売上増により、海外依存率は50％に迫っていました。この両者が手を組んだアステラスは当然のごとく海外進出に積極的で、2021年度の売上全体に占める海外売上収益比率は80％となり、海外での収益も1兆円を超えました。

もちろんその他のメーカーも海外進出を加速させており、主要製薬会社12社の21年度の海外収益は前年比で14・3％増加しています。業界第1位の武田薬品の同年の海外収益は2兆9100億円、海外収益比率もアステラスを上回る81・5％です。この2社に続き、エーザイ67・8％、住友ファーマ66・2％、塩野義64・4％、大塚HD56・8％、協和キリン54・0％、中外製薬47・8％、第一三共46・6％となっています。

国内主要製薬会社　海外売上収益比率の推移

*は12月期、無印は3月期

社名	海外売上収益比率 (%)					海外売上収益 (億円、%)	
	17	18	19	20	21 年度	21 年度	前年度比
武田薬品工業	67.2	72.8	82.0	82.5	81.5	29,100	10.3
アステラス製薬	67.6	69.6	73.4	77.7	80.0	10,374	6.9
エーザイ	49.6	53.8	59.8	59.2	67.8	5,127	34.1
住友ファーマ	60.3	63.5	63.8	63.4	66.2	3,708	13.3
塩野義製薬	51.8	57.7	58.6	56.9	64.4	2,157	27.5
大塚 HD*	48.5	50.0	50.6	53.6	56.8	8,511	11.6
協和キリン *	31.8	35.2	39.1	47.7	54.0	1,903	25.4
中外製薬 *	23.1	27.3	35.3	46.8	47.8	4,774	29.7
第一三共	35.6	35.9	38.1	41.7	46.6	4,869	21.3
参天製薬	29.5	31.4	31.7	32.2	34.8	926	15.1
小野薬品工業	22.1	28.2	30.6	31.2	33.0	1,194	23.9
田辺三菱製薬	26.0	27.6	17.3	17.1	17.5	677	4.5
合計	50.0	53.7	60.1	62.1	64.2		14.3
後発品 東和薬品	—	—	—	23.4	23.5	389	7.5
後発品 日医工	21.2	21.4	18.5	19.4	22.6	404	10.8
後発品 サワイ GHD	19.8	21.8	21.0	18.0	15.5	300	▲ 10.9

各社の決算発表資料をもとに作成

出典：AnswersNews「国内主要製薬会社 海外売上収益比率の推移」をもとに当社作成
https://answers.ten-navi.com/pharmanews/23291/

用語解説

＊**免疫抑制剤プログラフ**　臓器移植や骨髄移植の術後の拒絶反応を抑制する薬剤。1984年に筑波山の土壌から分離された細菌からつくられた。アトピー性皮膚炎や関節リウマチの治療薬としても使われている。

法務・財務の仕事

近年は、会計制度や医療制度の改革、外資メーカーの国内市場シェア拡大などを背景に、業界再編も視野に入れた経営戦略の再構築に取り組むメーカーも増えています。その過程では、経営管理のハンドルを握る法務および財務部門が力を発揮することになります。

医薬品が高付加価値商品といわれる理由の一つに、製品自体に様々な**特許**や化学的アイディアが含まれていることがあげられます。薬の開発の過程で取得する特許には、その薬の化合物を発明したことで得られる物質特許、疾病の治療用途を特定する医薬特許、製造方法に関連する製法特許、特殊な剤形であれば製剤特許があります。また、製品の容器や包装に実用新案権が登録されることもありますし、デザインやマークには意匠権、製品名やブランド名には商標権が与えられます。さらに、会社名には商号権が付帯します。

加えて、医薬品の製造販売事業の現場では、その権利の譲渡や貸与、あるいは別の技術との交換といった多様な契約関係も発生します。そこで、こうした知的財産権や技術、あるいは権利が侵されないように、あるいは権利を行使する際に不利益が生じないように監視し、時には防衛措置を講じるのが法務部門の仕事です。

また法務部門は、医薬品を適正かつ安全に使用してもらうために書かれた添付文書の内容と法的規制との整合性も確認します。薬の成分となる化合物が、使い方によっては生体に害を及ぼす可能性もあるため、医薬品メーカーが訴訟に巻き込まれないためにも、法務部門による監査は大変重要です。

●遅い資金の還流、厳しい会計基準

一般的な製造業に比べ、医薬品の開発にはより多く

ワンポイントコラム

【特許】 特許権が認められる期間は、特許を出願した日から20年間と定められています。開発者保護のため、5年間の延長が認められる場合もあります。

の時間と費用を要します。しかも、医薬品が上市されるまでには何年もかかるため、投下した資金の回収もきわめて遅いビジネスです。そのため、借入れ、資金の投入、支払い、販売、返済というサイクルが長いスパンで展開するため、慎重かつ緻密な収支のコントロールが必要になります。さらに、海外に子会社を抱えれば、連結決算も含め、国際的な会計基準に合わせた複雑な会計処理を行うことになります。その上、株式の時価評価や情報開示も常時必要になるため、近年の医薬品メーカーの財務部門の担当者には、国際感覚を身につけた高度な業務遂行力が求められます。

今日の日本では、**医療費抑制策**＊により医薬品価格の上昇にも歯止めがかかっています。そこで、経費の圧縮や業務の効率化も、財務部門の課題です。医薬品産業は、歴史的にも不況下に強い業態とされてきましたが、国際競争の加速や薬剤開発の難化により、ほとんどのメーカーが経営手法の見直しを迫られています。

医薬品　特許資産規模ランキング2022　上位10社

順位	企業名	特許資産規模(pt)	特許件数
1	ROCHE	9,784.8	332
2	MERCK	8,412.3	187
3	ELI LILLY	5,255.2	52
4	MODERNATX	4,573.8	14
5	参天製薬	4,365.5	30
6	千寿製薬	4,318.3	12
7	SANOFI	4,226.9	149
8	大塚製薬	4,219.4	92
9	PFIZER	3,085.5	47
10	GENENTECH	2,901.4	75

※当ランキングでは、企業グループを考慮した名寄せ処理を行っております。

出典：株式会社パテント・リザルト「医薬品　特許資産規模ランキング2022　上位10社」をもとに当社作成
https://www.patentresult.co.jp/news/2022/11/medical.html

用語解説

＊**医療費抑制策**　厚生労働省が掲げる医療費適正化策のこと。国民医療費の伸びを国民所得の伸びの範囲内で抑えようとする政策。

レベルの高い教育研修制度

すべての医薬品メーカーは、社員の教育研修に常に力を入れています。医薬品に関連した医療過誤のリスクも踏まえ、全社員に販売倫理規定と医薬品適正使用の順守徹底を図っています。

医薬品業界の教育研修の充実度は、他の産業に比べてきわめて高いといわれています。特に、メーカーの顔として販売の最前線で活躍するMRの教育は、業界の信頼性と健全性の維持・向上を図るために最重要と考えられています。

MRの認定は、公益財団法人MR認定センターが行っていることはすでに述べましたが、その認定試験の前に、各医薬品メーカーは同センターが定める「医薬情報担当者教育研修要綱」に基づいて社内教育を行っています。

例えば、2004年に米国メルク社の完全子会社となった万有製薬は、親会社のシェリンブ・プラウ社との統合により、2010年に社名をMSD株式会社に変更し、グローバル企業ならではの充実したMR導入教育研修を実施しています。同研修は、基礎教育、製品教育、技能教育、実地教育の4段階に分かれ、期間は6ヵ月です。基礎教育では、MRの社会的使命と職業倫理に始まり、解剖学や生理学、薬理学、**薬事関連法規**、市販後調査などを学びます。製品教育では、他社製品との比較も交えながら自社製品の特徴、有効性、安全性などについて学習します。技能教育では、製品のプレゼンテーションや営業活動の様々な状況を想定したロールプレイを行います。そして研修の最後に、先輩MRに同行して実地教育を受けます。医師や薬剤師との面会や情報提供活動の実際を体験しながら、MRの日常業務の基本を習得するわけです。さらに認定試験の直前には、試験対策の特別研修も行われています。

ワンポイントコラム

【薬事関連法規】 薬機法、薬剤師法、毒物および劇物取締法、麻薬および向精神薬取締法、医薬品副作用被害救済・研究振興調査機構法、医療保険法、薬剤師行動規範などがあります。

●MR認定を取得しても研修は続く

すでにMRの認定資格を取得した社員にも、MRとしての資質の維持と向上を目的に、継続教育研修が行われます。MSD社ではこの継続教育研修を毎月1回以上開き、疾病、治療法、法規などの基礎教育と、医薬品の最新情報を含む実地教育に年間100時間以上を費やすとのことです。もちろんそうした教育研修制度は、ほぼすべてのメーカーで同じように行われています。

業界内の教育研修はMRの養成だけでなく、厚生労働省、文部科学省、日本看護協会、日本病院薬剤師会などが実施する**治験コーディネーター***（CRC）研修や、薬品卸業の営業担当者であるMSの教育研修、薬剤師に処方せんの読み方などの薬局業務を教える調剤研修などもあります。また、海外の医薬品開発や諸外国の医療制度を学ぶ海外研修や、外国メーカーとの交流研修も行われています。様々な製造業がある中で、研究開発とともに、教育にも時間がかかることが、医薬品業界の大きな特徴といえます。

MR 認定試験と教育研修制度のフロー

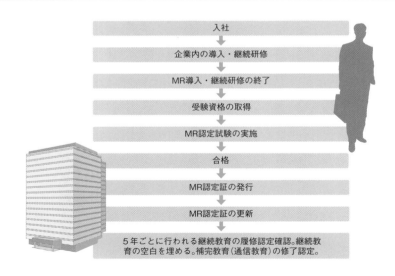

入社
↓
企業内の導入・継続研修
↓
MR導入・継続研修の終了
↓
受験資格の取得
↓
MR認定試験の実施
↓
合格
↓
MR認定証の発行
↓
MR認定証の更新
↓
5年ごとに行われる継続教育の履修認定確認。継続教育の空白を埋める。補完教育（通信教育）の修了認定。

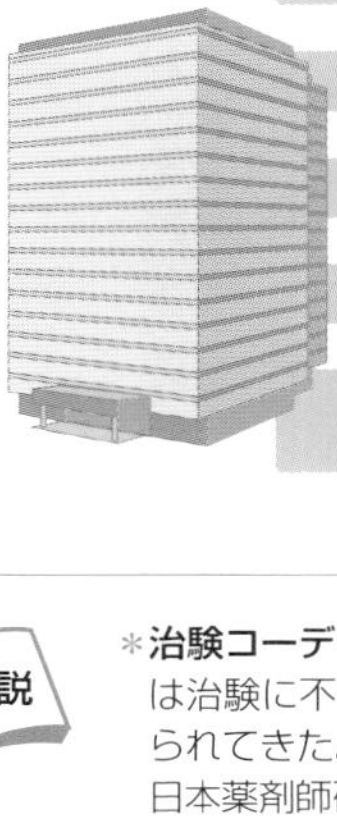

用語解説

*** 治験コーディネーター**　治験実験施設で治験の進行をサポートするスタッフ。欧米では治験に不可欠な存在として、すでに認知された職業。日本においても重要性が認められてきた。養成研修は、日本看護協会看護教育・研究センター、日本病院薬剤師会、日本薬剤師研修センター、文部省などで行われている。

12 コミュニティ活動と環境対策

日常生活の中で、人はどのような悩みを抱え、何を望んでいるのか。人の心を知ることこそ創薬の原点と考え、医薬品メーカーはコミュニティとの交流を深める意義を重くとらえています。

医薬品メーカーの研究所や工場は、種類の異なる化学物質を大量に使用するため、臭気や廃棄物の問題を常に抱えています。そこで社会的信頼や近隣の理解を得るためにコミュニティ活動にも力を入れています。

日本法人が50年を超える歴史を持つファイザー製薬は、ヘルスケアに関する社会的課題に取り組む市民活動団体を支援するファイザープログラムを2000年に創設しました。2022年度は「孤立する若年層**LGBT**＊への支援」「障害者の社会参加への支援」「風俗の世界で孤立・困窮している女性のための支援」「在留外国人のヘルスケア・ネットワークの構築」など8件の新規プロジェクトに1420万円を助成しました。また継続支援として、「山野の野宿者のための医療」「食物アレルギーの子供の自立支援」「病気や障害のある人たちとの出会いやふれあいを図る事業」などへの支援も行いました。

外資企業であるノバルティス・ファーマは、日本での信頼性強化を見据え、ヘルスケア分野の課題解決に取り組むグローバルな人材育成を目指し、2006年から大学生・大学院生・博士研究員を対象としたワークショップ「ノバルティス バイオキャンプ」を開催しています。これは英語による2泊3日のイベントで、これまでに350人以上が参加しています。また、高齢者や視覚障害者の支援活動をはじめ、人工呼吸や心臓マッサージ、**自動体外式除細動器**＊（AED）などによる、救命講習会の開催にも力を入れています。

用語解説

＊**LGBT**　性的少数者の総称。"L"＝レズビアン（女性同性愛者）、"G"＝ゲイ（男性同性愛者）、"B"＝バイセクシュアル（両性愛者）、"T"＝トランスジェンダー（生まれた時に割り当てられた性別にとらわれない性別のあり方を持つ人）の頭文字を並べた。

●業界は環境への取り組みも重視

国内メーカーでは、武田薬品が環境への取り組みに力を入れています。「絶滅危惧種など重要な植物の保全や薬草の研究」「異なる部署のスタッフの連携による脱酸素への取り組み」「ベルギーでの水のリサイクル事業」などです。エーザイもカーボンニュートラルの2040年の達成を宣言し、「廃棄物発生量削減、リサイクル率向上、最終埋立量の削減」による循環型社会の実現にも取り組んでいます。このほか、アステラスは「Changing Tomorrow Day」をスローガンに、台湾の福祉施設での生活支援、ハンディを持つ子供たちが集まる英国の小学校での教室や庭の清掃など、様々な地域でボランティア活動を行っています。第一三共は被災した東日本の海岸林再生プロジェクトを推進しているほか、海洋生物絶滅に直面しているタイの海岸地域で、マングローブ植林をサポートしています。

このほか、製薬業界では、エネルギーの効率的利用のための、コージェネレーションシステムの導入も推進しています。

コージェネレーションシステム

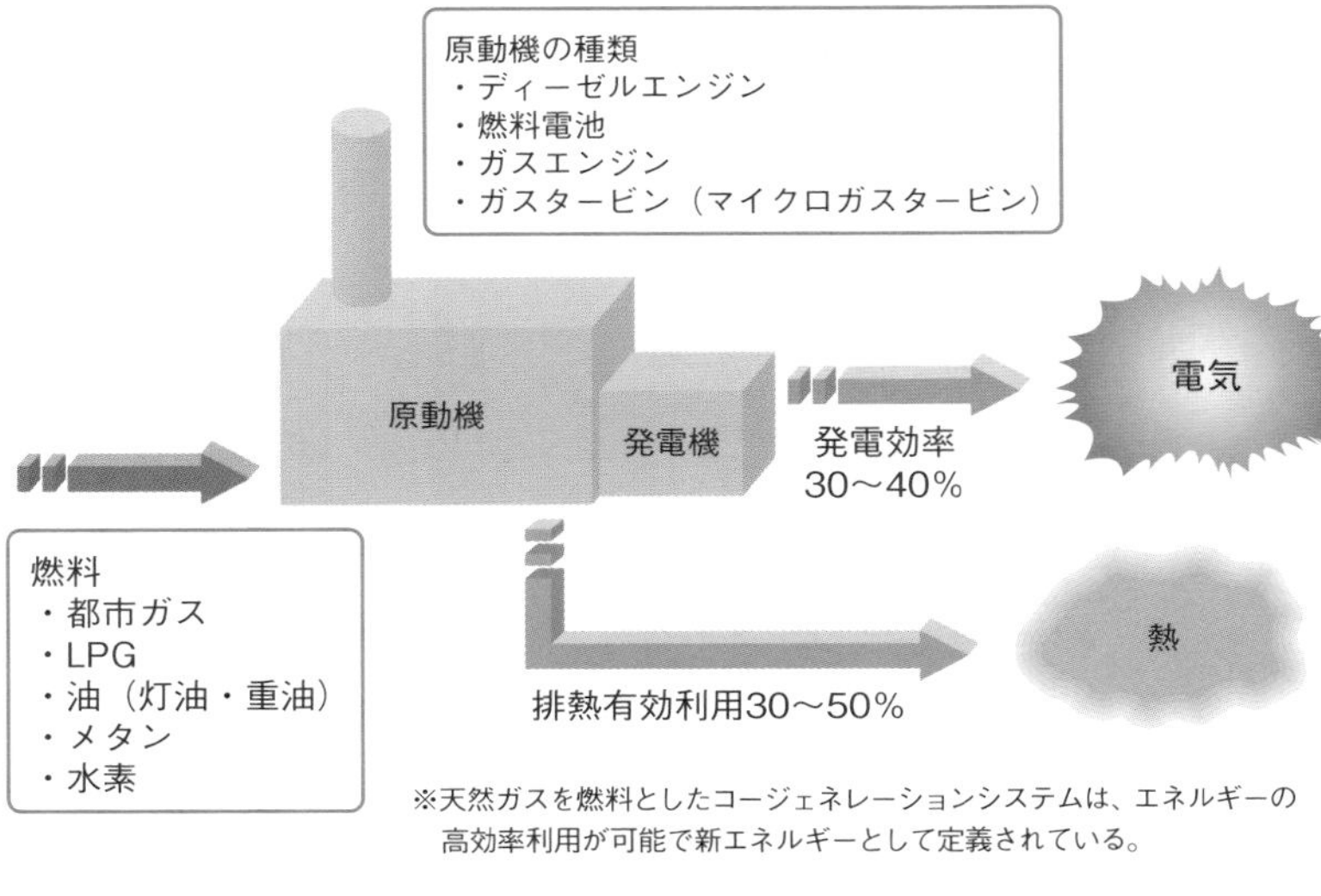

※天然ガスを燃料としたコージェネレーションシステムは、エネルギーの高効率利用が可能で新エネルギーとして定義されている。

用語解説

＊**自動体外式除細動器**　心臓が心室細動を呈した場合、心臓の働きを戻すために電気ショックを与える医療機器。

13

医薬品メーカーのIR活動

研究開発費の高騰が続く中、安定した資金調達が各メーカーの重要課題になっています。その一環として、株式市場からの円滑な資金流入を維持するために、投資家への情報開示も必須の要件となっています。

一般にIR活動とは、貸借対照表や損益計算書といった財務諸表や決算短信の開示、および決算説明会の開催などを指します。医薬品メーカーの場合はさらに、新薬の開発状況や市場に出ている自社の各製剤の売上状況、製剤の特許の有効期間など、利益に直接影響を与える情報の開示も求められます。

医薬品情報については過去において、製品の利点だけを強調して欠点には触れない説明や、データが示されないあいまいな説明が多いと指摘されてきました。そこで、現在では有効性だけでなく、副作用などのネガティブな情報も詳細かつ明確に告知することが義務付けられています。また、市販後に製剤の有効性や安全性に関する新たな情報が得られた場合は、迅速にデータに反映されます。

●製薬産業は情報開示も推進してきた

情報開示の優秀な企業を表彰するIR優良企業賞は、IR*協議会の主催で1996年から始まりました。その受賞企業には、ほぼ毎年、医薬品・医療機器メーカーが複数選ばれており、塩野義製薬は2014年から2017年まで連続で、2016年は参天製薬、2018年はエーザイとオムロンが選ばれました。まさに、医薬品・医療機器産業は長年にわたり、日本企業における情報開示の推進に寄与してきたといえます。また、IR優良企業の選定では、**ネガティブな情報**でも正直に伝えることが高く評価されます。2003年に旧・藤沢薬品（現・アステラス）が3回目の受賞を果たしたときは、米国における新薬の認可

用語解説

＊**IR**　Investor Relationsの略。一般には「企業の価値を正しく伝えることによって、企業が市場で適切に評価されることを目指す戦略的マーケティング活動」と定義される。

が遅れることを迅速に情報開示したことが評価されました。しかし、2020年に中外製薬が優良企業に選出されたのを最後に、2021年も2022年も医薬品メーカーは選ばれませんでした。その理由は定かではありませんが、例えば製薬会社は医師や研究者に支払った原稿料や講演料をすべて開示することが2013年に義務付けられました。それは製薬会社と医師や研究者の癒着による医薬品のデータの改ざんなどを防ぐためです。しかし、その開示が遅いことや閲覧方法が簡便でないことなどが指摘されており、医薬品メーカーの情報開示の新たな課題になっています。

一方、日本証券アナリスト協会もディスクロージャー（情報開示）優良企業を毎年選定しています。こちらは業種別のため、必ず医薬品部門で医薬品メーカーが一社選ばれます。アステラスは2010年から2014年まで5期連続で、塩野義製薬は2018年から2020年まで3期連続で、2021年はアステラスがそれぞれ選定され、2022年は第一三共が初受賞しました。

ディスクロージャー優良企業（医薬品部門）

第1回（平成7年度）	第一製薬	第15回（平成21年度）	評価休止
第2回（平成8年度）	第一製薬	第16回（平成22年度）	アステラス製薬
第3回（平成9年度）	第一製薬	第17回（平成23年度）	アステラス製薬
第4回（平成10年度）	第一製薬	第18回（平成24年度）	アステラス製薬
第5回（平成11年度）	藤沢薬品工業	第19回（平成25年度）	アステラス製薬
第6回（平成12年度）	藤沢薬品工業	第20回（平成26年度）	アステラス製薬
第7回（平成13年度）	藤沢薬品工業	第21回（平成27年度）	シスメックス
第8回（平成14年度）	評価休止	第22回（平成28年度）	評価休止
第9回（平成15年度）	藤沢薬品工業	第23回（平成29年度）	塩野義製薬
第10回（平成16年度）	評価休止	第24回（2018年度）	塩野義製薬
第11回（平成17年度）	評価休止	第25回（2019年度）	塩野義製薬
第12回（平成18年度）	エーザイ	第26回（2020年度）	塩野義製薬
第13回（平成19年度）	評価休止	第27回（2021年度）	アステラス製薬
第14回（平成20年度）	評価休止	第28回（2022年度）	第一三共

ワンポイントコラム

【ネガティブな情報】 事業に影響するような事象が起きたときに、それを迅速に情報開示することはタイムリー・ディスクロージャーと呼ばれ、情報開示の優劣を評価する重要な項目の1つになっています。

14

卸売業は医薬品産業の毛細血管

多数のメーカーの医薬品をまとめて取り扱い、それらを必要量や必要時期に応じて自在に販売する医薬品卸売業は、薬を医療機関の隅々まで届ける医薬品流通の毛細血管ともいえる役割を果たしています。

医薬品卸売業には、病院などの医療機関に薬を卸す医専と薬局を対象にする薬専があります。この両部門を持つ大手の卸業者は総合卸と呼ばれます。卸売業界全体の売上は、メーカーと同様に医療用医薬品に依存していますが、多くのメーカーの製品を一緒に扱うため、売り上げはメーカーよりもかなり多くなっています。

薬の流通は、医薬品メーカーと薬の末端販売者である薬局や病院の間を、医薬品卸売業者が仲介しています。こうした業者は「卸売(一般)販売業」の許可を持っており、実際には「広域卸」「卸」「販社」「販売店」などと呼ばれます。

「卸」と呼ぶ場合、一般的には**「日本医薬品卸業連合会＊」**加盟企業(70社、2022年12月現在)を指します。この中でメディパル・ホールディングス、アルフレッサ・ホールディングス、スズケン、東邦ホールディングスは**4大卸**あるいは4メガ卸と呼ばれ、「広域卸」の代表であり、ほぼ全国にまたがって業務を展開しています。その他の中小卸売業者は地場卸または地方卸と呼ばれます。

一方、「販社」は広義には医薬品販売業者の呼称でもありますが、業界内では「日本ジェネリック医薬品販社協会」加盟企業(64社、2022年12月現在)を指します。小・中の製薬メーカーの製品を主に取り扱ってきた販売会社が消費税導入を機会に集まった団体で、加盟業者はジェネリックと呼ばれる廉価な一般薬を扱っています。一方、「販売店」は前述の団体に属さない販売会社で、扱う製品は少なく、調剤薬局などを

用語解説

＊**日本医薬品卸業連合会**　1992年には351社が加盟していたが、値引き競争が激しく、業界の営業利益率が0.4%まで下落し、卸業者が次々に廃業・撤退した。2022年12月現在、連合会加盟卸は70社。

兼業しているところもあります。

さらに、卸業者にはメーカーと直接取引する一次卸と、広域卸などの下でさらに仲介する二次卸がありますが、吸収や合併により少数大型化が急速に進んでいる業界でもあります。

●MSは医薬品販売の最前線にいる

卸売業者の営業担当はMS（Marketing Specialist）と呼ばれます。医療機関や調剤薬局との薬の価格交渉も含めた販売活動を行います。最新の医薬品情報の提供はMRと連携します。また、医療行政や法律、病院経営や薬局の開業などの相談にも対応できる能力が求められます。卸業であるため、様々なメーカーの医薬品を取り扱い、扱い品目は開業医向けで約２００種類、大規模な医療機関向けでは２０００種類を超えるともいわれます。したがって、MSには専門性より広範な医薬品の知識が求められます。MRが自社製品を積極的に売り込むのに対し、MSは医療従事者側に立ち、多彩な選択肢の中から適切と思われる薬を提案できる立場にあるといえます。

医薬品の流通システム

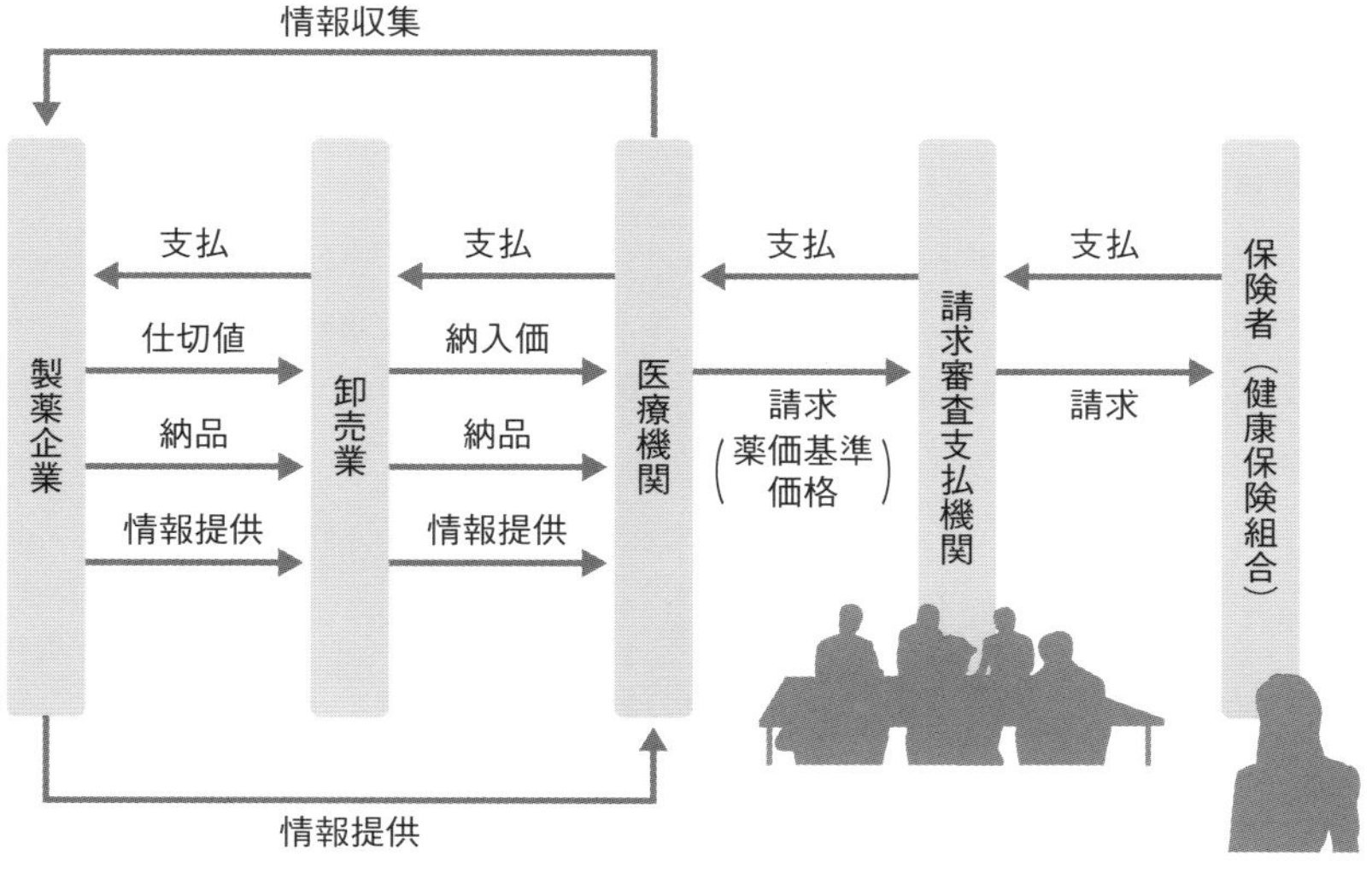

ワンポイントコラム

【4大卸】　2021～2022年の売上高は一位から順に、メディパルが3兆2909億円、アルフレッサが2兆5856億円、スズケンが2兆2327億円、東邦が1兆2661億円。メディパルの売上は製薬メーカー1位の武田薬品に匹敵し、アルフレッサとスズケンは2位の大塚HDよりはるかに多い売上でした。

column

漢方は日本の伝統医学①

日本の医薬品産業を語る上では、漢方薬も忘れてはなりません。そもそも漢方医学は中国医学ではなく、日本の伝統医学であることが意外に知られていません。もちろん、そのルーツは3000年以上も前の古代中国の医術にあります。それが中国では中医学として、韓国では韓方または韓医学としてそれぞれ独自に発展することになるのですが、日本にその知恵が伝わったのは奈良時代以前といわれています。漢方はそれから1400年以上をかけて国内の研究者の手により、日本独自の医学として確立されたのです。ちなみに日本最初の医学書は「医心方」と呼ばれ、平安時代に書かれています。その作者である丹波康頼は、俳優・丹波哲郎の祖先といわれています。

この日本の伝統医学が漢方と呼ばれるようになったのは、江戸時代のことです。当時、オランダから伝わった西洋医学が蘭方と呼ばれたことから、それと区別するために漢方と名付けられたのです。

日本では、漢方を扱う医師も医師免許が必要です。しかし中国や韓国では、西洋医学の免許と伝統医学の免許は別々だそうです。漢方薬の有用性はすでに世界的にも認知され、米国などでは西洋医学の治療で使用するために、臨床試験も進められています。そうした取り組みでは、西洋医学と漢方医学の両方の免許を持つ日本人の医師や薬剤師が重要な役割を果たすと期待されています。

医療・医学・薬学においては、日々新しい知見や用語が生まれています。特に、それまで別々の分野であった言葉が合成された用語は多く、その意味合いをたどると広範な領域とのかかわりが感じられます。

第5章

ドラッグストアと調剤薬局

医薬品の販売は認可を受けた販売店だけが可能です。また、薬の調製（調剤）は医師および薬剤師の資格を有する人のみに認められています。すなわち、医薬品を取り扱える人や場所は限定されるため、販売認可を有する販売店は競合することなく、安定したビジネスを継続してきました。しかし、近年は大型量販店の登場により、個人経営の薬局の中には、存続の危機にさらされている店舗も少なくありません。さらに、医薬品販売の規制緩和や医療費抑制政策などの影響で、医薬品販売業も競争原理が強く働く業態に変化しつつあります。

1 厚生労働省が推進する医薬分業とは

かつての日本の医療制度では、病院や診療所を受診すると治療薬も一緒に提供されてきました。しかし近年は、大病院における薬の待ち時間の解消や、医療機関が診療費以外の利益を求めて無駄に薬を投与する、いわゆる薬漬け医療の回避を見据え、医療行為と薬の提供を分離する医薬分業政策が進められてきました。

医薬分業では、医療機関は薬を直接処方することはなく、診断に基づく**処方せん**＊のみを作成し、患者に提供します。そして、患者はその処方せんを調剤薬局に提示し、薬を購入します。このシステムは、1974年に旧厚生省によって制度化されていましたが、医療機関では薬を売ることも収益の一部であったため、その既得権益をなかなか手放そうとせず、医薬分業が進みませんでした。そこで、医療機関が薬を売るメリットを縮小するために、薬価を引き下げ、**薬価差益**を削減する方策などが試みられ、90年代後半から、再び医薬分業が促進されてきました。

医薬分業の進捗状況は、院外処方せんの増加数によって知ることができます。院外処方せんは、外来患者が外部の保険薬局で薬を購入できるように、医療機関が発行する薬の指示書です。年間に発行された院外処方せんの数が多くなれば医薬分業が進んでいると考えられます。2000年に、院外処方せんは5億枚を突破し、2003年には院外処方せん受取率が5割を超え、2020年には約75％となりました。しかし、医療機関と離れた場所に薬を取りに行くのは二度手間であるとか、調剤薬局では新たに調剤料などが加算されるために割高になるなど、医薬分業に対する否定的意見も聞かれました。さらに、医師不足などを背景とする経営悪化を理由に、薬価差益を求めて再び院内処方を開始する医療機関もわずかながら見られるようになり、医療機関と患者双方に恩恵を与えられる、

用語解説

＊**処方せん**　治療に必要な薬の種類や用量、飲み方などの指示を記入した用紙のこと。医師や歯科医師が診察したあとに作成する。

新たな方策を求める声も上がっていました。

●医薬分業は投薬の監視が目的

医薬分業の本来の目的は、医師の処方ミスや薬の副作用、複数の薬の飲み合わせによる悪影響などを薬剤師が監視することです。それは、薬の専門家として適切に医薬品を提供するという、薬剤師の本来の責任を明確化すると同時に、薬剤師資格の価値を高めることにもなります。人口の高齢化や生活習慣病の増加は、複数の診療科にまたがって受診する患者の増加につながっています。受診する診療科が増えれば、各担当医同士の連携も難しくなるため、薬剤師による処方内容の監視は非常に重要です。

医薬分業には、かかりつけ薬局の育成という目的もあります。かかりつけ薬局は、医師の代わりに患者の薬歴を管理し、日常の健康状態に関する相談相手にもなります。無駄な投薬を減らし、国民の医療費に対する公費負担を軽減するためにも、かかりつけ薬局の役割への期待は大きく、それを支える医薬分業の定着もやはり重要と思われます。

処方箋枚数と処方箋受取率の推移

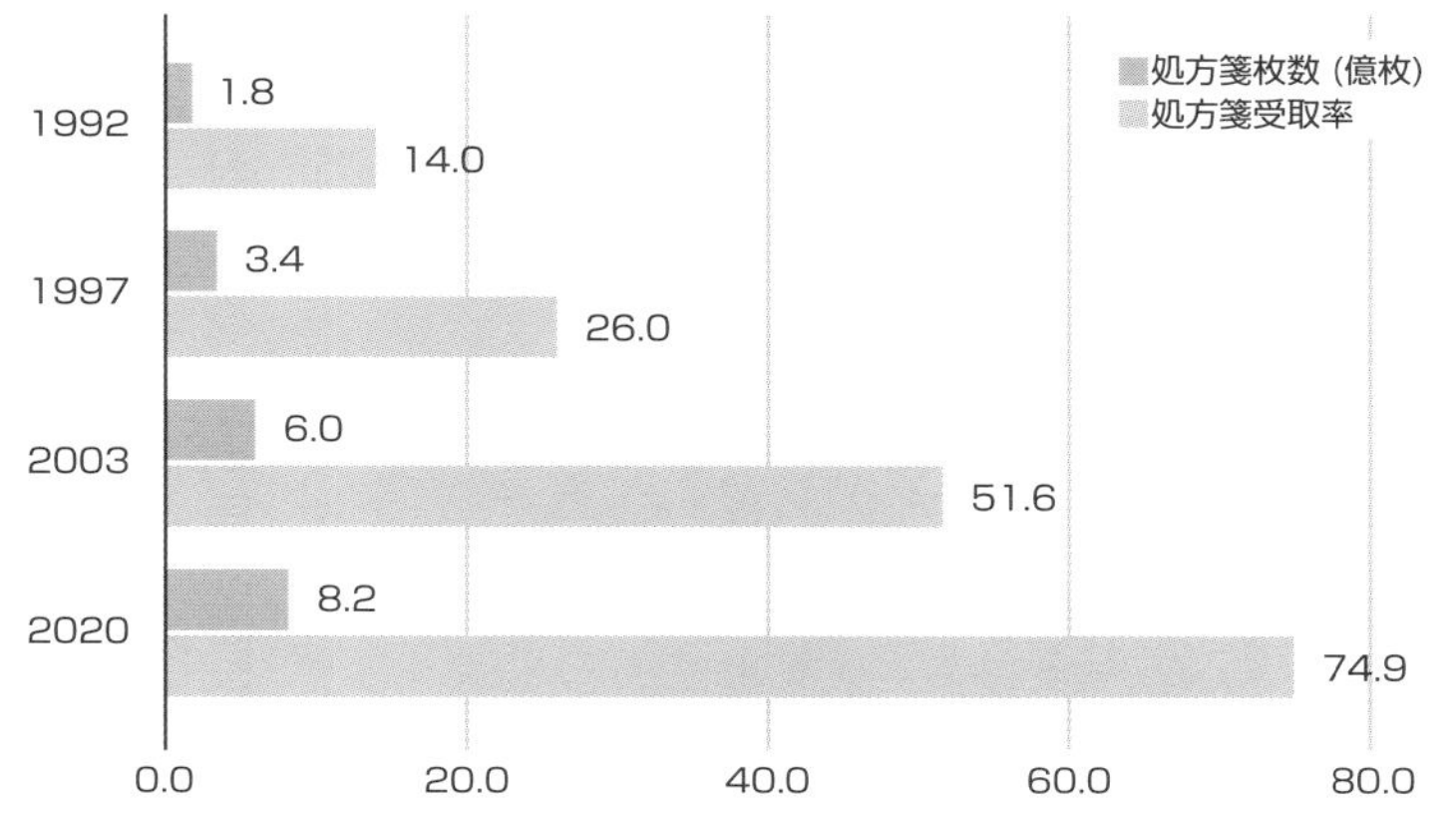

出典：公益社団法人 日本薬剤師会のHP「処方箋枚数と処方箋受取率の推移」をもとに当社作成
https://www.nichiyaku.or.jp/activities/division/about.html

ワンポイントコラム

【薬価差益】　医療用医薬品の価格（薬価）は、国によって決められます。医療機関が製薬メーカーから買う薬の値段は薬価より低いため儲けが生じ、それが薬価差益になります。

2 医薬品小売業のさまざまな業態

西洋医学が伝来する以前は民間薬や伝統医学が広く定着していたわが国では、薬の販売方法にもその歴史の名残が見られます。その一方で、大量消費時代を反映した新しい業態も急激に増えています。

現在の日本には、医薬品を販売する業態として、店舗販売業、卸売販売業、配置薬販売業の三つがあり、一般国民に直接医薬品を販売する業態は店舗販売業と配置薬販売業の二つです（2012年6月1日、業態分類変更）。

店舗販売業は一般用医薬品を販売または授与することができる業態で、一般的に薬局と呼ばれる業態と一部の医薬品しか扱わない一般販売業、そして薬種商販売業の3種類があります。

薬局は、大衆向けの一般医薬品と、医師が作成した処方せんに従って処方する医療用医薬品を販売し、薬剤の調製（調剤）を行う薬剤師が常駐しています。調剤を行わない、あるいは行えない販売店は、薬機法により、「薬局」という名称を使えないことになっています。

薬局はその役割によって、保険薬局、基準薬局、介護相談薬局などの名称で呼ばれることもあります。保険薬局とは都道府県から認可を受け、健康保険を扱うことができる調剤薬局のことで、保険調剤薬局や処方せん受付薬局などとも呼ばれます。中には大衆薬を扱わず、保険調剤だけを行う薬局も数多く存在します。一方、基準薬局とは、都道府県の薬剤師会の審査により、「信頼できる**かかりつけ薬局**」と認定された薬局のことです。そして介護相談薬局は、2000年に導入された介護保険制度の円滑な運営を目的に指定された薬局で、高齢者の医療相談窓口でもあります。

ワンポイントコラム

【かかりつけ薬局】 患者の多くは、受診する複数の医師から受け取る処方せんの調剤を1つの薬局に任せます。薬局では、薬歴簿を作成して患者の薬歴を管理します。複数の医療機関から処方される薬の重複投与を防止することが、「かかりつけ薬局」の最も重要な業務です。

薬剤師免許なしでも薬の販売は可能

一般販売業は、国が指定した医薬品のみを扱う販売業で、調剤は行いません。2004年の旧・薬事法の改正で一般小売業でも風邪薬などの一部の大衆薬の販売が許可されました。また2009年の改正では登録販売者制度が開始され、登録販売者免許（国家資格）の取得者がいれば、薬剤師がいなくても一部の一般用医薬品を販売できるようになりました。こうした変化を受け、日用品や化粧品とともに**医薬部外品***を販売していたドラッグストアが、医薬品も扱うようになりました。

薬種商販売業は薬売りという職種の伝統が継承されている業態で、都道府県が行う薬種商試験に合格し、医薬品販売の許可を得た販売業です。また、配置薬販売業は風邪薬や胃腸薬、傷薬などをセットにした救急箱を個人宅に預け、年に3〜4回のサイクルで訪問した際、使用された薬の料金を徴収するという日本独自のシステムです。無料で薬を常備でき、必要なときに薬が使えるなどのメリットがあり300年以上の歴史が続いている業態です。

一般用医薬品／医薬部外品（概要）

第1類医薬品（特にリスクが高いもの）［ネット不可］	第2類医薬品（リスクが比較的高いもの）［ネット不可*］	第3類医薬品（リスクが比較的低いもの）［ネット可］	医薬部外品［ネット可］
一般用医薬品としての使用経験が少ない等安全性上特に注意を要する成分を含むもの	まれに入院相当以上の健康被害が生じる可能性がある成分を含むもの	日常生活に支障を来す程度ではないが、身体の変調・不調が起こるおそれがある成分を含むもの	人体に対する作用が緩和で、安全性上特に問題がないもの
※H2ブロッカー含有薬、一部の毛髪薬　等	※主なかぜ薬、解熱鎮痛薬、胃腸鎮痛、鎮けい薬　等 *離島居住者及び継続使用者に対する第2類医薬品の郵便等販売を平成23年5月31日まで経過措置として認めている。	※ビタミンB･C含有保健薬、主な整腸薬 消化薬　等	※口中清涼剤、制汗剤、殺虫剤 、ドリンク剤　等

出典：厚生労働省「一般用医薬品のリスク区分」「一般用医薬品／医薬部外品（概要）」をもとに当社作成
https://www.mhlw.go.jp/file/05-Shingikai-11121000-Iyakushokuhinkyoku-Soumuka/0000050568.pdf

用語解説

*医薬部外品　人体に対する作用が緩和で器具機械でないもの、および厚生労働大臣が指定するものと定義されている。具体的には、口臭や体臭の防止剤、脱毛防止・育毛剤、あせも・ただれの防止剤、一般的な傷薬や消毒剤など、医薬部外品と書かれた製品全般を指す。

3 大衆薬の売上増に貢献するスイッチOTC

売上高で医療用医薬品に大きく水をあけられている一般用医薬品の市場にも、変化の兆しが見られます。現代社会は、テレビや雑誌に健康情報があふれています。そのために、薬に対する知識が飛躍的に向上した人々は、医薬品メーカーに対し、より効果の優れた大衆薬を求めるようになっています。

大衆薬であるOTCの中に、スイッチOTCとダイレクトOTCと呼ばれる薬剤があります。一般的に、医療用医薬品の成分は一般用医薬品への使用が認められていません。しかし、医療機関で使用した経過を見て、安全性が高いと評価された薬剤については、一般用医薬品への転用が認められることがあります。これを医療用から一般用にスイッチされたという意味で、スイッチOTCと呼ぶわけです。

スイッチOTCは80年代中ごろから急速に増えてきました。その背景には、軽い病気は薬局の薬でなるべく簡単に治したいという実働世代のニーズ、特許が切れた薬の新たな収入源を確保するというメーカー側のニーズ、そして国民が病気の自己管理をしやすくし、保険を使わずに薬を購入するようになれば、医療費が抑制できるという国の思惑が考えられます。OTCは医療用医薬品に比べて割高ですが、国は2017年に「セルフメディケーション（自主服薬）推進のためのスイッチOTC薬控除」を5年間の時限措置として導入し、スイッチOTCの年間の購入価格のうち1万2000円を超えた部分を総所得金額から控除できる制度を施行し、その使用促進を図っています（この制度は2022年から5年間延長）。

●スイッチOTCの作用は強い

最もよく知られるスイッチOTCには、制酸剤のガスター10があります。また解熱鎮痛薬のロキソニンや

ワンポイントコラム

【抗アレルギー薬】 抗アレルギー薬の多くは抗ヒスタミン薬とも呼ばれ、眠気を生じやすいことが特徴です。OTCで初の睡眠導入剤であるドルエルは、実はこの抗ヒスタミン薬で、眠気を催すことを利用して睡眠導入剤として申請、承認されたものです。

外用消炎鎮痛薬・ボルタレンテープ（あるいはローション）も汎用されています。ボルタレンは、内服薬では消化管出血などの副作用が出現しやすい強力な鎮痛薬ですが、貼り薬にすることで一般薬局でも販売できるようになりました。このほか最近では、膣カンジダのフェミニーナ錠、**抗アレルギー薬**のアルガード、アレグラ、アレジオン、ハイガード、ザジテン、なども医療用からの転用です。

スイッチOTCは、一般的な大衆薬より効果が強い傾向にあります。そこで、一般用医薬品に転用された当初の3年間は**市販後調査**が義務付けられ、副作用、習慣性、誤用の危険性などが検証されます。

一方、医療用医薬品として使われたことのない新しい成分が、いきなり一般用医薬品として販売される例もまれにあります。それがダイレクトOTCです。新規の成分は医療用医薬品として承認申請されることが原則なので、例外的な薬といえます。大正製薬の育毛剤リアップは、日本初のダイレクトOTCとして99年に製造承認・発売され、初年度に300億円を売り上げた大ヒット商品です。

スイッチ OTC 薬控除（医療費控除の特例）のイメージ

本特例措置を利用する時のイメージ

○課税所得 400 万円の者が、対象医薬品を年間 20,000 円購入した場合
（生計を一にする配偶者その他の親族の分も含む）

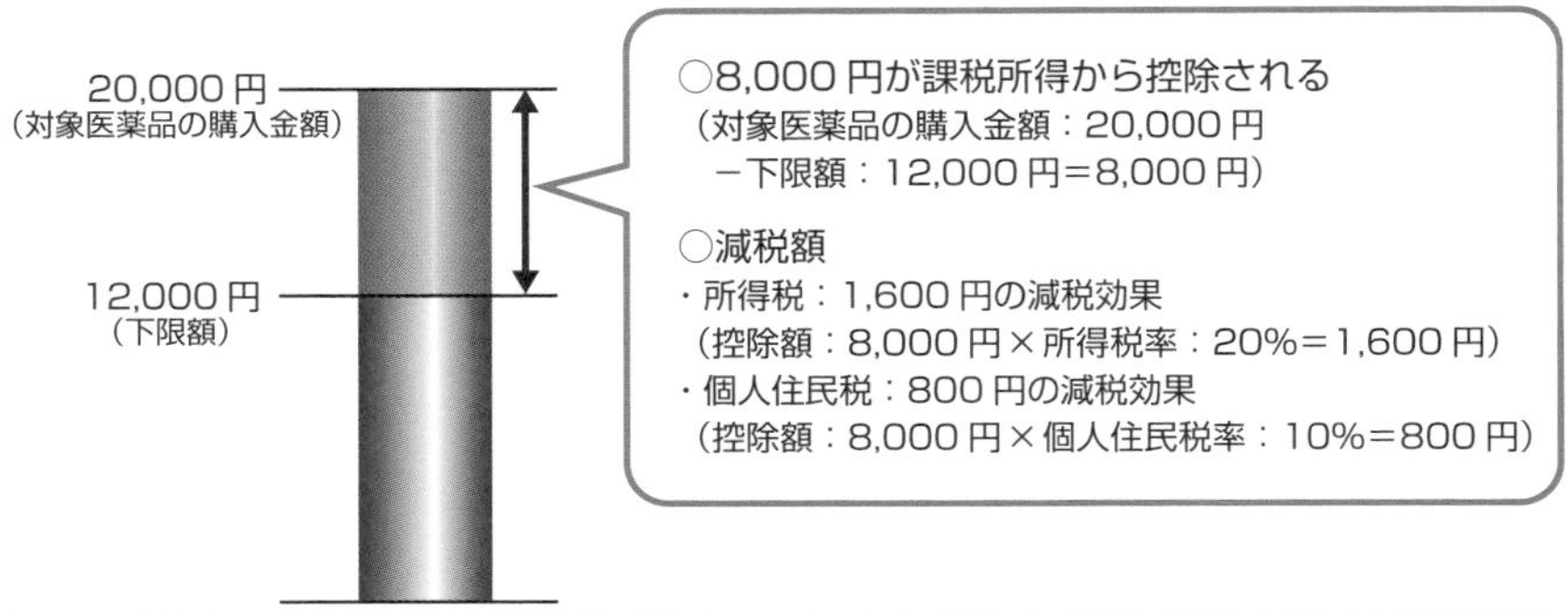
20,000 円
（対象医薬品の購入金額）
12,000 円
（下限額）
○8,000 円が課税所得から控除される
（対象医薬品の購入金額：20,000 円
－下限額：12,000 円=8,000 円）
○減税額
・所得税：1,600 円の減税効果
（控除額：8,000 円×所得税率：20%=1,600 円）
・個人住民税：800 円の減税効果
（控除額：8,000 円×個人住民税率：10%=800 円）

出典：厚生労働省「セルフメディケーション（自主服薬）推進のためのスイッチ OTC 薬控除（医療費控除の特例）の創設」「本特例措置を利用する時のイメージ」をもとに当社作成
https://www.mhlw.go.jp/content/10800000/000895388.pdf

ワンポイントコラム

【市販後調査】　薬は様々な試験で有効性と安全性が確認されて市販されます。しかし、市販後に多くの患者に投与されると、有効性に差が出たり、副作用が発生したりすることもあります。こうした情報を厚生労働省へ報告し、さらに医療機関や薬剤師にフィードバックするのが市販後調査の目的です。

4 医療用医薬品とOTCとの違い

市販されている薬と病院で処方される薬とで、効き目が違うように感じることはよくあります。よく効く薬を手軽に購入できればよいのですが、強い薬は用法を間違えると副作用の危険性があるため、医師や薬剤師の管理下でのみ提供されます。

医療機関での使用薬や、医師や歯科医師の処方せんおよび指示により供給される薬は、医療用医薬品と呼ばれます。一方、市中の薬局や**ドラッグストア***などで販売され、医師の処方せんを必要としない薬は一般用医薬品、あるいは市販薬、大衆薬などと呼ばれます。

一般用医薬品のことは英語でOTC（Over the Counter Drug）とも呼ばれます。OTCのほとんどは、1錠または1包の中に複数の有効成分が含まれている配合剤です。例えば、OTCの風邪薬の成分は約60種類ほど承認されており、総合感冒薬と呼ばれる薬には解熱剤や鎮痛剤、咳止め（鎮咳剤）など8〜9種の成分が含まれています。一方、医療用医薬品は基本的に1錠または1包に一種類の有効成分しか含まれていませんが、近年は複数の複数の成分の配合剤も増えています。例えば、喘息の治療薬には抗炎症薬と気管支拡張薬を配合した吸入薬が定着しつつあります。

OTCは、軽症例の初期治療薬としての使用が想定されています。そのため、OTCと医療用医薬品では、有効成分の含有量にも違いがあります。OTCは、薬の知識を持たない一般人が自己管理で服用するため、安全性を考慮し、医療用医薬品の半分から3分の1程度しか有効成分が入っていません。

また、同類の薬でもOTCと医療用医薬品では使用法が異なる場合があります。例えば、イボの治療にはスピール膏という貼り薬が使用されます。OTCの場合は何度も貼り替えをして、小さくなったら自分で取

用語解説

***ドラッグストア**　一般用医薬品を中心に、健康・美容関連商品、日用品、生鮮食品以外の食品、飲料をセルフサービスで購入させる小売業態と定義される。

ることになりますが、医療機関では**スピール膏**＊で皮膚を柔らかくした後、液体窒素で焼き取ります。

●本当は高価な医療用医薬品

2021年の国内医薬品生産額は約9兆1802億円でしたが、そのうち医療用医薬品は約8兆4310億円で全体のほぼ9割を占め、一般用医薬品（OTC）は約7491億円でした（厚生労働省：2021年度薬事工業生産動態統計年報の概要）。40年ほど前は、両者の比率はほぼ五分五分でしたが、医療用医薬品が大幅増になった理由は、日本の健康保険制度にあると考えられます。医師が処方した薬を私たちが購入する際は、成人でも実際の価格の3割負担ですむため、私たちはかなり安価に感じています。そのため、風邪薬や便秘薬、あるいは肩こり用の貼り薬でも、市中の薬局で購入するより病院で処方してもらったほうが負担が少ないため、ついつい病院で処方をお願いしてしまいます。膨大な医療用医薬品の売上の背景には、不要・不急の受診や無駄な投薬があることを忘れてはなりません。

国内の医薬品生産金額の推移

年	生産			医療用医薬品		
	金額（百万円）	伸び率(%)	構成比(%)	金額（百万円）	伸び率(%)	構成比(%)
平成24年	6,976,712	−0.2	100.0	6,263,010	−1.3	89.8
平成25年	6,894,014	−1.2	100.0	6,193,983	−1.1	89.8
平成26年	6,589,762	−4.4	100.0	5,868,927	−5.2	89.1
平成27年	6,748,121	2.4	100.0	5,996,890	2.2	88.9
平成28年	6,623,860	−1.8	100.0	5,871,373	−2.1	88.6
平成29年	6,721,317	1.5	100.0	6,007,419	2.3	89.4
平成30年	6,907,722	2.8	100.0	6,172,570	2.7	89.4
令和元年	9,489,305	37.4	100.0	8,666,138	40.4	91.3
令和2年	9,264,066	−2.4	100.0	8,478,191	−2.2	91.5
令和3年	9,180,180	−0.9	100.0	8,431,033	−0.6	91.5

出典：厚生労働省「令和3年薬事工業生産動態統計年報の概要」の第1表「医薬品生産金額の推移」をもとに当社作成
https://www.mhlw.go.jp/topics/yakuji/2021/nenpo/

用語解説

＊**スピール膏**　絆創膏基剤にサリチル酸を50%配合して布上に均等に含ませたもの。サリチル酸の角質軟化溶解作用により、厚く堅くなった皮膚を柔らかくし、うおのめ、タコ、イボを取り去る。

5 医薬品と医薬部外品はどう違う

1999年、それまで医薬品とされていたドリンク剤など15種類の薬が、医薬部外品に変更されました。この改正をきっかけに、医薬部外品という言葉が少しずつ認知されるようになりました。私たちの日常生活で見かける「薬のようなもの」の何が医薬品で何が医薬部外品なのでしょう。

薬機法は「薬」を、医薬品、医薬部外品、化粧品、医療器具の4つに分類しています。医薬品は、文字通り医療機関や医師が処方する薬であり、薬局・薬店が販売する薬のことです。言葉を換えれば、配合されている有効成分の効果が認められていて、病気の予防や治療を目的に使用される薬ということになります。

一方、医薬部外品は、医薬品ではなく、医薬品に準ずるものとの位置付けです。すなわち、効果や効能が認められた成分が配合されてはいても、それがそのまま直接作用して、病気や障害を治すわけではないということです。人体に対する作用がマイルドで、器具や機械ではなく、病気の予防や治療補助としての使用、あるいは日常生活そのものを快適に過ごすための助けになる効果が期待できるものと定義されています。

具体的には、次のような用途に使用されるものです。

①吐き気その他の不快感または口臭・体臭の防止
②あせも、ただれなどの防止
③脱毛の防止、育毛または除毛
④人または動物の保健のために行う、ねずみ、はえ、蚊、のみなどの駆除または防止

主な該当製品には、薬用歯磨き剤、制汗スプレー、薬用クリーム、ベビーパウダー、育毛剤、染毛剤、入浴剤、薬用化粧品、薬用石けんなどがあり、すべて医薬部外品の表示が添付されています。

また、**新指定医薬部外品**＊と呼ばれる新たなカテゴリが1999年に設けられています。当初は風邪薬な

用語解説

＊**新指定医薬部外品**　医薬品の中で、人体に対する作用が比較的緩和で、販売業者による情報提供の義務を課すまでもないものについて、1999年3月以降、一般小売店においても販売できるようになった医薬品群のこと。

ど23種類が選定対象となっていましたが、時期尚早との反対意見が多く、最終的に15種類になりました。その後、選定を見送られた風邪薬や胃腸薬など、新規の医薬部外品の選定が検討され、2017年にビタミン含有保健剤が加えられています。

●化粧品も大きく規制緩和される

化粧品も2001年、大幅に規制緩和されました。それ以前は、個々の商品について厚生労働大臣の承認・許可が必要でしたが、**使用した成分**をすべて表示すれば、各メーカーが個々の責任において自由に製造できることになりました。ただし、配合可能な成分は決められています。薬機法では、化粧品を「人の身体を清潔にし、美化し、魅力を増し、容貌を変え、皮膚または毛髪をすこやかに保つために、身体に塗擦、散布、その他の類似する方法で使用され、人体に対する作用が緩和なもの」と定義されています。化粧品は、香水及びオーデコロン、仕上用化粧品（メイクアップ商品）、皮膚用化粧品、頭髪用化粧品、特殊用途化粧品、その他の化粧品に分類されています。

新指定医薬部外品 15 製品群

1	のどの不快感を改善することを目的としたトローチ剤、またはドロップ剤である「のど清涼剤」
2	胃の不快感を改善することを目的とした内用の「健胃清涼剤」(生薬のみからなるものは除く)
3	すり傷等の洗浄・保護に用いられる「外皮消毒薬」
4	すり傷等の洗浄・保護に用いられる絆創膏類の「傷消毒保護剤」
5.6.7	主にクロロヘキジン、メントール、カンフルまたはビタミンＡＥを配合した軟膏剤で、ひび、あかぎれなどの改善を目的とした「ひび・あかぎれ用剤(クロロヘキジン主剤)」「ひび・あかぎれ用剤(メントール・カンフル主剤)」「ひび・あかぎれ用剤(ビタミンＡＥ主剤)
8	酸化亜鉛などを主成分とした外用剤であせも、ただれの改善を目的とする「あせも・ただれ用剤」
9	うおのめまたはたこに対して使用するサリチル酸絆創膏の「うおのめ・たこ用剤」
10	尿素を主成分とした軟膏剤で、手足のかさつき、あれの改善を目的とした「かさつき・あかぎれ用剤」
11.12.13	肉体疲労時などの場合のビタミンの補給を目的とする「ビタミンC剤」「ビタミンE剤」「ビタミンEC剤」
14	滋養強壮、虚弱体質などの効能を持つもので、いわゆるドリンク剤を中心とした「ビタミン含有保健剤」
15	妊娠授乳期、発育期などの場合のカルシウム補給を目的とした「カルシウム剤」

ワンポイントコラム

【使用した成分】　たとえ成分名が表示されていても、通常はそれにどのような作用があるのかなど、一般には知られていません。そうした情報は、日本化粧品工業連合会（http://www.jcia.org）で公開されています。

6 成長を続けるドラッグストア

医薬品の販売は長い年月を経て、行商の薬売りや家庭配置薬という伝統的な業態から薬局・薬店へと変化してきました。近年は大型商業施設の増加に伴い、ドラッグストアというディスカウントストアの要素も取り入れた米国式の店舗が増えています。

ドラッグストアとは、医薬品だけでなく、化粧品、日用家庭用品、文房具、さらに食料品まで、ワンストップショッピングニーズに対応する小売業で、米国のドラッグストアを模倣した業態です。既存の薬局・薬店とは異なり、健康グッズや**サプリメント**＊などの品揃えも豊富で、明るい店舗設計や、商品のディスカウントにも積極的な営業姿勢が受け、若い世代や女性の間で特に人気を集めています。

日本チェーンドラッグストア協会が推算した2021年度のドラッグストアの市場規模は約8兆5408億円、前年比6・3%増でした。その背景には、「食品」等の販売額が増えたことと、バブル崩壊後の地価の下落、賃料低下などにより、店舗数が増えたことがあります。また、大手スーパーやホームセンター、商社など異業種からの参入も着実に増えています。こうした動きは既存の薬局・薬店の経営に大きな影響を与えます。

このような流れの中で、ドラッグストアの販売競争も当然ながら激化しています。経営効率の悪い店舗は大手のドラッグストア・チェーンとの業務提携を模索し、吸収される道を選ぶこともあります。そのため、限られたグループへの集約化が進んでいます。例えば、2015年にCFSコーポレーションを傘下に収めたウエルシアホールディングスは、ドラッグストアで初めて売上高1兆円を突破し、業界の成長モデルになっています。

用語解説

＊**サプリメント**　補足する栄養素という意味。ビタミン剤やプロテイン剤などはよく知られている。日常の食事では十分に摂取できていない栄養素を補うものの総称。

●ドラッグストアへの期待は大きい

医薬品を商品の主力に置くドラッグストアは、食料品や日用品を粗利益率10％程度のロスリーダーにして、集客用商品にできるため、他の小売業より有利と考えられてきました。なぜなら、スーパーマーケットは、粗利益率25％以上を確保しなければ、利益率の低い生鮮品のコストを吸収できないといわれるからです。しかし、2009年の旧・薬事法改正で、薬剤師がいなくても一定の医薬品の販売が可能になり一般小売業者が逆に医薬品も扱うことで巻き返しを図っています。

こうした状況の中で、ドラッグストアが今後も成長を続けるためには、調剤薬局としての機能の強化がやはり必要と思われます。例えば、薬剤師による相談窓口サービスや、顧客の薬歴のデータベース化など、国民の**セルフメディケーション***を促進する機能の拡充が考えられます。幸い、チェーン展開が進んでいるドラッグストアは、顧客データベースのネットワーク化も容易と考えられるため、将来の医薬品産業を支えるより有用な業態への進化が期待されます。

一般社団法人　日本チェーンドラッグ協会

一般社団法人 日本チェーンドラッグ協会 2020年8月21日設立		
通称		JACDS（ジェイエイシーディーエス）＝ JAPAN ASSOCIATION OF CHAIN DRUG STORES
会員数	正会員（ドラッグストア、他小売業）	122社
	賛助会員（メーカー、卸、ストアサポート企業他）	225社
	個人会員	10名
	学校会員	20校
	計	377（2022年6月現在）

用語解説

*セルフメディケーション　日ごろから健康管理をして病気予防に努めることを基本に、軽度の病気は病院や診療所で治療せず、大衆薬を利用して自分で治そうという考え方。

7 調剤薬局は地域密着型のヘルスステーション

リフィル処方せんや電子処方せんの導入、さらには2022年の診療報酬改定に伴う調剤報酬の見直しなど、様々な制度の変更に加え、ドラッグストアの増加も相まって、調剤薬局の経営は大きな転換期を迎えています。

医薬分業が進められる過程では、面分業か点分業かという議論もあります。面分業とは、患者さんが調剤薬局を自由に選択できる体制を意味します。一方、大手の**調剤薬局チェーン**は病院の門前に薬局を開設し、その病院を受診した患者さんを独占しようとしています。そこで調剤薬局の一点集中を避けるためには、面分業の推進が必要といわれています。

しかし、それはかかりつけ薬局育成という考え方に矛盾するとの意見もあります。つまり、マンツーマンのサービスである点分業を推し進めなければ、かかりつけ薬局は育たないというわけです。しかも、医薬品の規制緩和はさらに進み、ドラッグストアやコンビニエンスストアが扱える薬はますます増えると予想されています。そうした現状を考えれば。今こそ薬剤師がその専門性という強みを生かし、地域に密着したヘルスステーションとしての機能を確立することが緊急課題ではないかと思われます。

●期待される健康サポート薬局の展開

国は地域包括ケアシステムの構築を見据え、2016年にかかりつけ薬剤師・薬局の機能を備え、市販薬や健康食品をはじめ、介護や食事・栄養摂取に関することまで気軽に相談できる「健康サポート薬局」を全国展開することに着手しました。「健康サポート薬局」は、厚生労働大臣が定める**一定の基準**を満たし、都道府県知事に届け出を行うことで認定されます。その背

ワンポイントコラム

【調剤薬局チェーン】 調剤薬局チェーンの団体として、日本保険薬局協会が設立されています。調剤分野での薬局ビジネス展開の支援と推進が主な目的です。日本薬剤師協会や日本チェーンドラッグストア協会との棲み分けがどうなるのか注目されます。

景には、薬局は本来、身近な健康相談ができる場所でなければならないという考え方があります。

「健康サポート薬局」の特徴は大きく六つあります。一つ目は、健康サポートに必要な専門知識を習得した薬剤師が対応すること。二つ目は、相談内容によって、必要に応じて医療機関やその他の医療資源を紹介すること。三つ目は、専門知識を持った薬剤師が、要指導医薬品や介護用品などの適切な商品の選択をサポートすること。四つ目は、土日などの休日にも相談に応じること、五つ目は、患者さんのプライバシーに配慮した、独立した相談スペースが用意されていること。六つ目は、だれでも参加できる健康相談に関するイベント開催です。

日本薬剤師会は、「健康サポート薬局」のロゴマークを作成しています。このマークは、サポート(Support)の頭文字、Sをモチーフにつくられており、かかりつけ薬剤師と患者さんを含めた地域に人たちは分かち難い存在であり、より良い健康の実現のためにともに歩む関係であることを表現しています。

健康サポート薬局のロゴマーク

厚生労働省基準適合

健康サポート薬局

出典：公益社団法人 日本薬剤師会「健康サポート薬局ロゴマーク」より
https://www.nichiyaku.or.jp/kakaritsuke/support_pharmacy.html

ワンポイントコラム

【一定の基準】 薬剤師の資質（一定以上の経験年数、研修受講など）、薬局内の設備、アクセスしやすい開店時間の設定などを意味します。

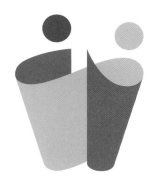

8 新たな調剤サービスを求めて

医薬分業により、患者は医師から受け取った処方せんを持って院外の調剤薬局に立ち寄り、薬を購入しなければならなくなりました。そのため、自由な時間が少ない実働世代や長距離の移動が困難な高齢者の中には、不便を感じている人も少なくありません。そこでその解決策として、既存の通信インフラを利用したサービスも導入されつつあります。

医薬分業に対する外来患者の最も多い不満は、診療を受けた医療機関とは別の場所で薬を購入しなければならないことです。

その解決策として、2022年の調剤報酬改定で、**リフィル処方せん***が導入されました。これにより、患者さんは一定期間、医療機関を受診しなくても治療薬を購入できます。患者さんの受診回数が減れば、医療機関の混雑緩和になります。また、患者さんは必要に応じて薬を購入するようになるため、手元に余分な薬が残らなくなります。この制度とともに、2023年1月から、医師や歯科医師が診療室のパソコン上で処方せんを作成し、それを調剤薬局にインターネットを介して送る電子処方せんというサービスも開始されました。

●電子処方せんのメリットは多い

厚生労働省はこの取り組みを開始するに当たり、「電子処方箋管理サービス」と呼ばれるサイトを立ち上げました。電子処方せんによる治療薬の提供の流れは、まず医師が電子的に処方せんを作成します。患者さんは事前に電子処方せんを利用するための登録をしておきます。医師が作成した電子処方せんは、この「電子処方箋管理サービス」のサイトに送信され、その内容が登録され、調剤薬局に処方がオーダーされま

用語解説

***リフィル処方せん**　症状が安定していることを条件に、医師の処方により、医師及び薬剤師の適切な連携の下、一定期間内に繰り返し利用できる処方せんのこと。

す。その後、調剤薬局は調剤を行い、その内容を同サービスに送信します。すると、同サービスは**重複投与や併用禁忌**の薬剤が含まれていないかを確認し、調剤薬局にフィードバックされます。そして、処方せんに問題がなければ、同サービスから患者さんのスマホやパソコンに治療薬の引き換え番号が通知されます。患者さんは電子処方せんに対応している調剤薬局に行き、マイナンバーカード等で本人確認を行い、引き換え番号を提示して薬を受け取ります。

電子処方せんは医療機関と薬局における紙の処方せんに係る業務やそのやり取りを簡素化します。患者さんにとっては、引っ越しや転勤などで医療機関や薬局が変更になっても同じ治療を受けられます。さらに、事故や災害などに見舞われたときに、現場の医療者が薬剤情報を容易に把握できますし、患者さん自身が蓄積される薬剤情報をいつでも確認できます。そして、電子的に記録された薬の処方のデータを活用し、疾患ごとの処方薬の動向や汎用薬の把握が可能になるとともに、国民の間で増えている疾患や症状を知る目安にもなります。

オンライン調剤サービスの概要

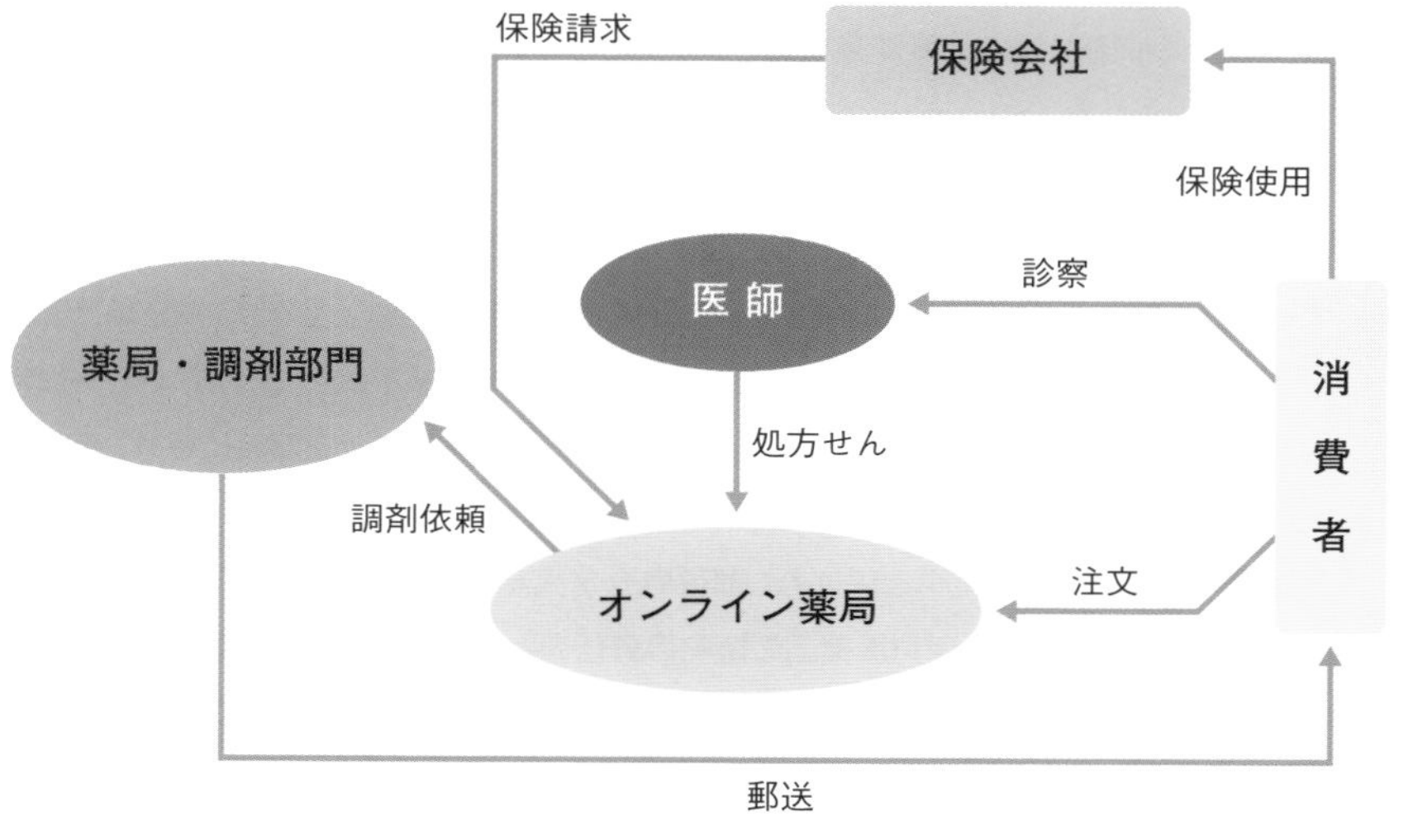

【重複投与や併用禁忌】 患者さんが2つ以上の医療機関に通院している場合、異なる医療機関から同じ薬剤が処方されていないか（重複投与）、飲み合わせが禁止されている薬剤が投与されていないか（併用禁忌）をチェックする必要があります。

column

行政を動かしたドン・キホーテの挑戦

総合ディスカウントストアのドン・キホーテが法の盲点をついたようなユニークな発想で深夜の医薬品販売を開始しようとしたのは、2003年8月のことでした。そのときドン・キホーテは、医薬品の販売業に配置が義務付けられている薬剤師を、テレビ電話で応対させようとしたのです。そこで厚生労働省は当時の薬事法違反として待ったをかけたのですが、ドン・キホーテは「それなら無料で配ってやる」と反撃に出ました。

事態はそれで収まるかに見えましたが、当時の東京都知事、石原慎太郎氏がドン・キホーテを援護するように「24時間営業のコンビニエンスストアに薬があれば、子供が夜中に熱を出しても、とりあえず解熱剤を買って飲ませることができる。それをさせないとは、役人は愚かだ」とののしったため、にわかに世論も活気づき、その是非を問う議論がそこかしこで繰り広げられました。

そもそも、薬局が少ない地方では都道府県から特例販売業という許可を受けて、薬の知識もまったくない雑貨屋さんが薬を長年販売しているという事実があります。薬の安全性を確保するための薬剤師の配置義務など有名無実というわけです。また薬事法は一般販売業に薬剤師の配置は義務付けていますが、常駐とは明記していないという法解釈もありました。

実は、厚生労働省はそれまでにも医薬部外品の枠を広げて、風邪薬や胃腸薬など副作用の心配の少ない薬を薬局以外でも販売できるようにと規制改革を進めていたのですが、この事件をきっかけに、一般の小売業者でも販売が可能な医薬品の分類と販売方法の検討を急がされることになったのです。そして2006年6月、これまでの一般用医薬品を3段階に分け、副作用などのリスクが少ないと判定した医薬品に限り、薬剤師がいなくても販売を可能にする改正薬事法が国会で成立しました。新しい制度は登録者販売制度（2009年施行）と呼ばれ、都道府県が実施する試験に合格した登録販売者が、薬剤師に代わって大衆用医薬品の販売の責任者となります。この制度改革により新たなビジネスチャンスが生まれ、職業機会の拡大ももたらすと期待されています。

ドン・キホーテの挑戦が不合理とも思われていた法の壁に、見事に風穴を開けたことは、大衆のニーズが国を動かす可能性もあることを示した歴史的快挙というべきかもしれません。

第6章

変わる医薬品開発の視点

　痛みは、体の不調を知らせる原初的はサインです。そして、鎮痛薬の歴史は薬の歴史そのものといえるほど、はるか古代にさかのぼることができます。その後、人類の英知は様々な疾患のメカニズムを解き明かし、憂いの種を次々に排除してきました。それでも、新型コロナウイルスのように、人間をあざ笑うように新たな病魔が出現し、繰り返し私たちに試練の石が投げ続けられています。医薬品の研究開発という名の戦いは、終わりのないサバイバルゲームなのかもしれません。

1 医薬品は安全性の観点から三つの種類に分けられる

医薬品は薬局で購入することが一般的ですが、その際に医師が作成した処方箋を必要とする医薬品と必要としない医薬品があります。私たちが自身の健康管理のために、必要な時に必要な医薬品を簡単に入手できればよいのですが、適切に使用するためには医薬品の専門家である薬剤師のサポートも必要です。

私たちが日ごろから「薬」と呼んでいるものは、医療用医薬品、要指導医薬品、一般用医薬品の3つに大別されます。そのうち医療用医薬品は医師や歯科医師が目の前の患者さんに適すると判断して処方する治療薬です。病院で直接入手できることもありますが、その薬の**一般名または商品名**＊、1回の服用量、1日あるいは週や月単位の服用回数などを記載した処方箋が発行され、医療用医薬品を取り扱う薬局（調剤薬局）でそれを提示することでその治療薬を受け取るのが一般的です。

さらに、医療用医薬品は新薬（先発医薬品）とジェネリック医薬品（後発医薬品）に大別されます。製薬メーカーの集まりである日本製薬工業協会によれば、医薬品の開発には約10年以上の期間と、数百億～数千億円の開発費用を要するといわれています。しかも、膨大な数の化合物から1つの医薬品を生み出す確率は年々低下しており、15年ほど前は2万分の1といわれていましたが、現在は3・1万分の1にまで難しくなっているようです。それでも新薬を開発できれば特許を取得でき、それによって独占販売できるため、それが多大な利益につながります。

国は一般用医薬品の使用促進を図る

要指導医薬品と一般用医薬品は、処方箋なしに市中の薬局で購入できます。そのうち要指導医薬品は、購入する際に必ず薬局に勤務している薬剤師の説明を

用語解説

＊**一般名と商品名**　一般名とはその薬の有効成分のことで、成分名とも呼ばれる。商品名はその薬の登録商標。研究論文や学会発表などでは商品名ではなく、一般名を使用する。例：一般名；ロキソプロフェンナトリウム水和物、商品名；ロキソニン。

受ける必要があります。要指導医薬品の多くは、元々は医療の現場で長く使用されてきた医薬品です。効果や副作用が十分に確認されていることを条件に、市中の薬局で販売できるようになったものです。

もう一つの一般用医薬品は、基本的にだれでも薬局で購入できるよく知られた医薬品です。市中の薬局のカウンター越しに購入するため、Over The Counter（オーバー・ザ・カウンター）の頭文字をとってOTCとも呼ばれます。ただし、気軽に購入できる医薬品とはいえ、副作用や薬の飲み合わせなど、安全上の注意がまったく必要ないわけではないので、注意すべきランクが第1類〜第3類に分けられています。**第1類***は薬剤師による説明を要します。第2類は薬剤師または登録販売者による説明の努力義務があります。第3類は特に規定なく購入できる医薬品です。国は、国民にできるだけOTCを使用させ、医療機関への受診回数を減らしたいと考えています。つまり、健康保険の使用回数を削減して、国の医療費負担を減らしたいのです。そのため、今後も要指導医薬品や一般用医薬品は増えていくものと予想されます。

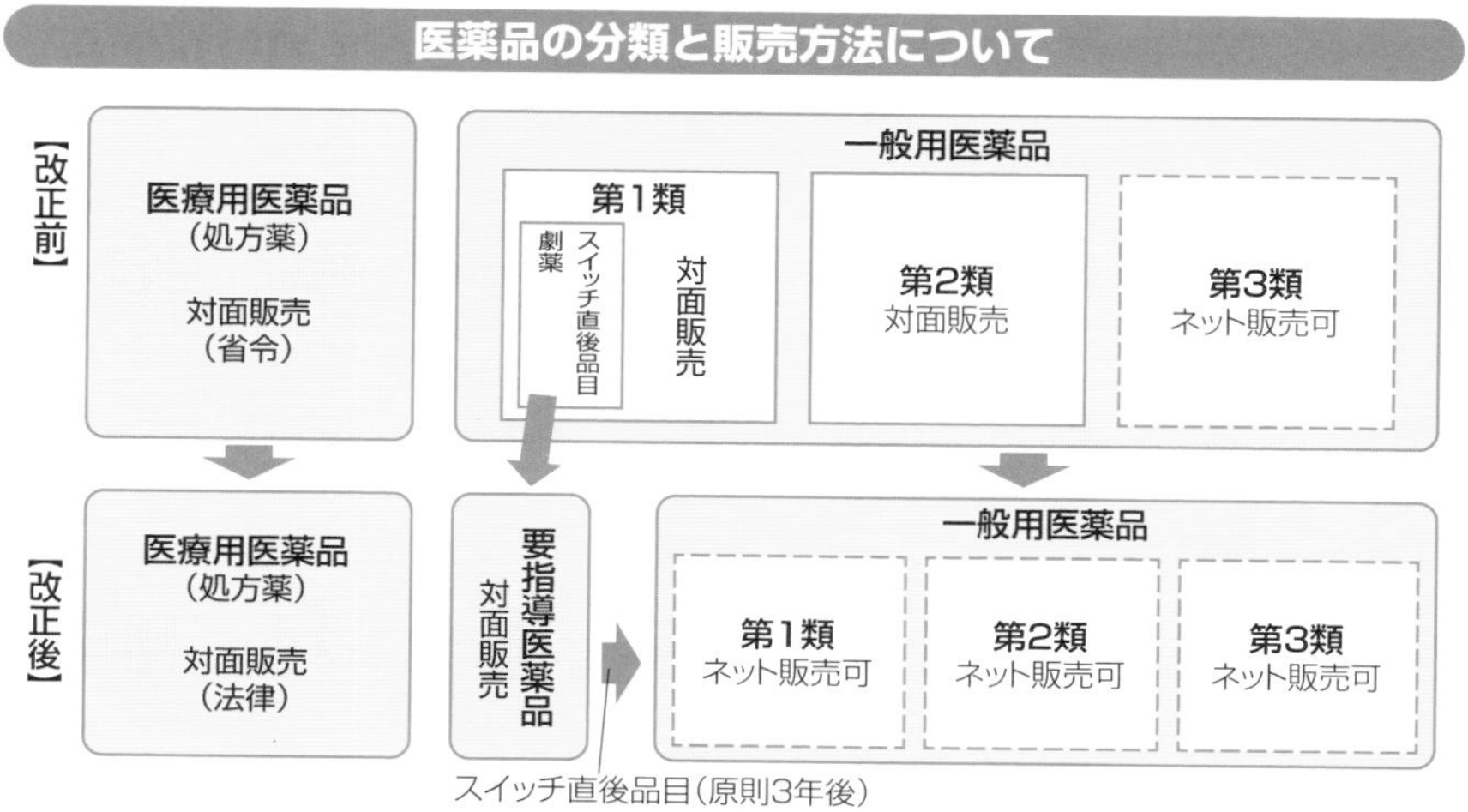

注1）要指導医薬品の指定の要否については、薬事・食品衛生審議会要指導・一般用医薬品部会にて審議。
注2）要指導医薬品から一般用医薬品への移行の可否については、重篤な副作用の発生状況を踏まえ、安全対策調査会にて審議。
注3）薬局製造販売医薬品については、劇薬指定品目を除き、第1類医薬品と同様の販売方法とする。
注4）要指導医薬品は一般用医薬品に移行してから1年間は第1類医薬品となる。その後、1年間で1類〜3類のいずれに分類するか検討・決定する。

出典：厚生労働省医薬食品局総務課「一般用医薬品のインターネット販売について」をもとに当社作成
https://www.mhlw.go.jp/file/06-Seisakujouhou-11120000-Iyakushokuhinkyoku/sinseido.pdf

用語解説

*第1類医薬品　一般用医薬品の中で副作用のリスクが最も高いと考えられている医薬品群。解熱消炎鎮痛薬の「ロキソニン」や胃腸薬の「ガスター10」などが知られている。

2 E-Drug、P-Drugという薬の分類法

毎年たくさんの薬が世界中で開発されています。しかし、人が本当に今必要としている薬はいくつあるのでしょうか。薬の必要性を国ごとに見直す動きが、すでに始まっています。

医薬品の分類方法はいろいろありますが、E-Drugと呼ばれる薬剤群があります。E-Drugとは Essential Drug の略で必須医薬品と訳されています。これはWHO（世界保健機構）が1975年から提唱し始めた特定医薬品のことで、「医薬品の入手が困難な発展途上国において、最小限必要な医薬品」を意味しています。当初は、発展途上国に医薬品を援助する際の指標となっていました。すなわち、当該国の国民の健康を守ることを目的に、限られた経費で最大の効果が期待できる最低限必要な医薬品のリストだったのです。

WHOはそのひな型として、「**必須医薬品モデルリスト**」を1977年に作成し、一つの方向性を示しました。同リストの作成の過程では、その国の疾病構造、医療従事者の資質、薬を保管する設備の状況なども考慮されます。内服薬には基本的に錠剤が選択されます。**カプセル剤や散剤**＊は飲みにくいという人が多いこと、錠剤は比較的安価で提供できることなどがその理由です。また有効性と安全性の十分なデータが蓄積されていて、様々な医療環境ですでに使用されている薬であることも選択の要件です。このモデルリストを基準として、援助の対象となる国の状況を勘案し、各国の必須医薬品リストが作成されます。

その後、必須医薬品という考え方は世界中に広がり、現在では数多くの国が自国の「必須医薬品リスト」を作成しています。E-Drugという言葉には、よりよい医療が廉価で提供されるようにという願いが込められています。

ワンポイントコラム

【必須医薬品モデルリスト】 現在、WHOの必須医薬品リストには約300種類の薬が選択されています。

P‐Drugは医師が熟知した薬

　P‐Drugとは、医師自身が使い慣れた薬のことです。一般にはPersonal Drugの略といわれていますが、PはPriority（最優先の）の頭文字という人もいます。多くの医師は自分の専門領域（科目）を持っているため、日常診療では同じような病気の治療が多くなります。そのため、使い慣れた薬を選択する傾向があります。日々の診療の繰り返しの中で、有効性も安全性も熟知し、安心して処方できるようになった薬がその医師のP‐Drugというわけです。

　患者の人種、年齢、性別、病期、重症度などの違いによって、治療薬の種類や用量、あるいは併用薬も変わってきます。そのため、製薬メーカーから提供される情報や研究論文、各領域の診療ガイドラインに示されている薬物療法を盲目的にまねることなく、患者個々の状態に応じて処方を考える必要があります。すなわち、P‐Drugとは、医師の裁量による効率的な医療の実践を目指すキーワードといえるのかもしれません。

途上国で使用されている開発５年以内の医薬品は一握り

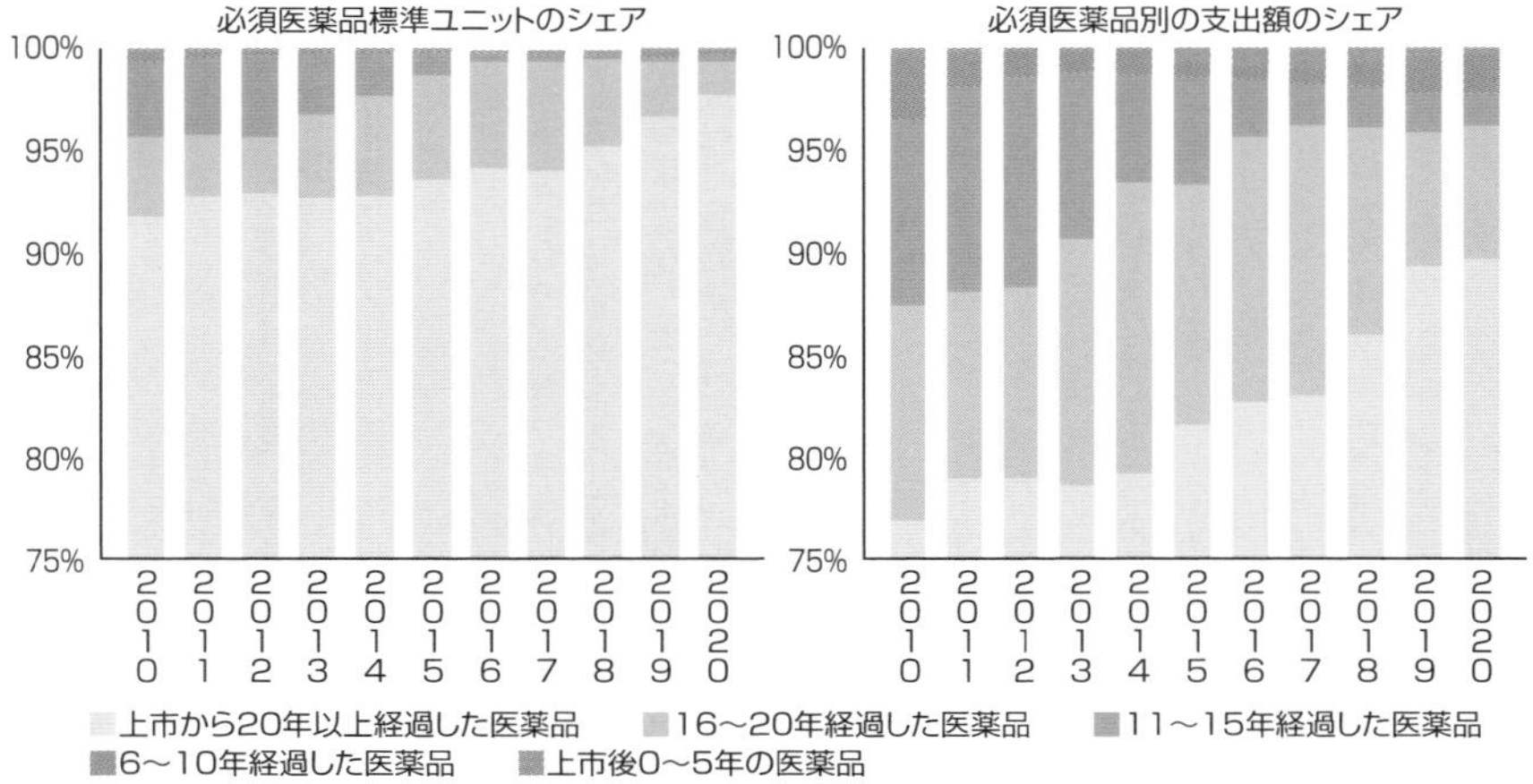

Source：IQVIA MIDAS, Jun 2021; WHO 2021 Essential Medicines Model list, Jun 2021
出典：IQVIA「The Global Use of Medicines 2022 OUTLOOK TO 2026」（P25）「Exhibit 20: Essential medicine use and spending in low and lower-middle income countries by molecule first global launch cohort」をもとに当社作成
https://www.iqvia.com/insights/the-iqvia-institute/reports/the-global-use-of-medicines-2022

ワンポイントコラム

【カプセル剤と散剤】　カプセル剤はのどにひっかかり、水だけを飲んでしまって薬が口の中に残りやすいといわれ、散剤は入れ歯の間に残るというクレームが高齢者から多く寄せられています。

3 拡大するジェネリック医薬品市場

高品質で安価な医薬品の供給を目指し、製品特許が切れた医薬品の製造が推進されています。ジェネリックと呼ばれるそうした医薬品が、日本にも定着するのか注目されます。

医療用医薬品には製品名は異なっても、同じ成分、同じ薬効をうたう製品が数多く存在します。しかも、ほとんど同じ薬であるのに、価格も違います。多くの場合、高価な薬はオリジナルの新薬として最初に市場に出た先発品です。そして、先発品の特許が切れたあとに厚生労働省の承認を得て、その製品を模倣して製造された安価な薬は後発品と呼ばれます。

欧米では、後発品は製品名ではなく、成分そのものの一般名で呼ばれます。例えば降圧薬のアムロジンやノルバスクの一般名はアムロジピンです。この「一般名」を英語ではgeneric nameというため、後発品はジェネリック医薬品と呼ばれます。

医薬品の特許期間は20～25年と限られているため、メーカーはその期間内にコストを回収し、利益も上げなければなりません。そのため、価格設定には特許期間も考慮されています。

●拡大が予想される後発医薬品市場

ジェネリック医薬品はかつてゾロとも呼ばれていました。特許が切れると複数のメーカーからぞろぞろ（次々に）発売されるからだといわれています。一方、新薬は「ピカピカの新薬」という意味で、ピカ新と呼ばれます。ゾロなどという差別的な言い方はよくないとの意見もあり、近年はジェネリック医薬品と呼ばれるようになりました。

ジェネリック医薬品の開発は、特許切れ医薬品の基

ワンポイントコラム

【生物学的同等性】 健康成人に、先発品とジェネリック医薬品をそれぞれ投与し、有効成分が血中に入る速度と量（バイオアベイラビリティ）を測定します。先発品とジェネリック医薬品の血中動態が同等であると認められれば、両製剤は生物学的に同等であると判断されます。

礎調査と製剤化研究から始まります。そして薬としての安定性と、先発品との**生物学的同等性**を証明する試験を行い、それらが厚生労働省の基準を満たせば製造が承認されます。ジェネリック医薬品の開発期間は3~4年、経費は数千万円といわれています。新薬の開発には9~17年を要し、数百億~数千億円もの費用がかかることを考えれば、はるかに抵コストで製品化できるわけです。

　そうした中、近年はバイオテクノロジーを用い、遺伝子の組み換えや細胞増殖などを介して人工的にタンパク質をつくり、それを製剤化したバイオ医薬品が増えています。このバイオ医薬品のジェネリックが**バイオシミラー***と呼ばれ、やはり開発が進められています。しかし、これまでの低分子医薬品と比べ、構造が非常に複雑なため、一般的なジェネリックのように製造できないことや、副作用に対する検討がまだ十分でないことなど、課題は少なくありません。

ジェネリック医薬品の開発から販売まで

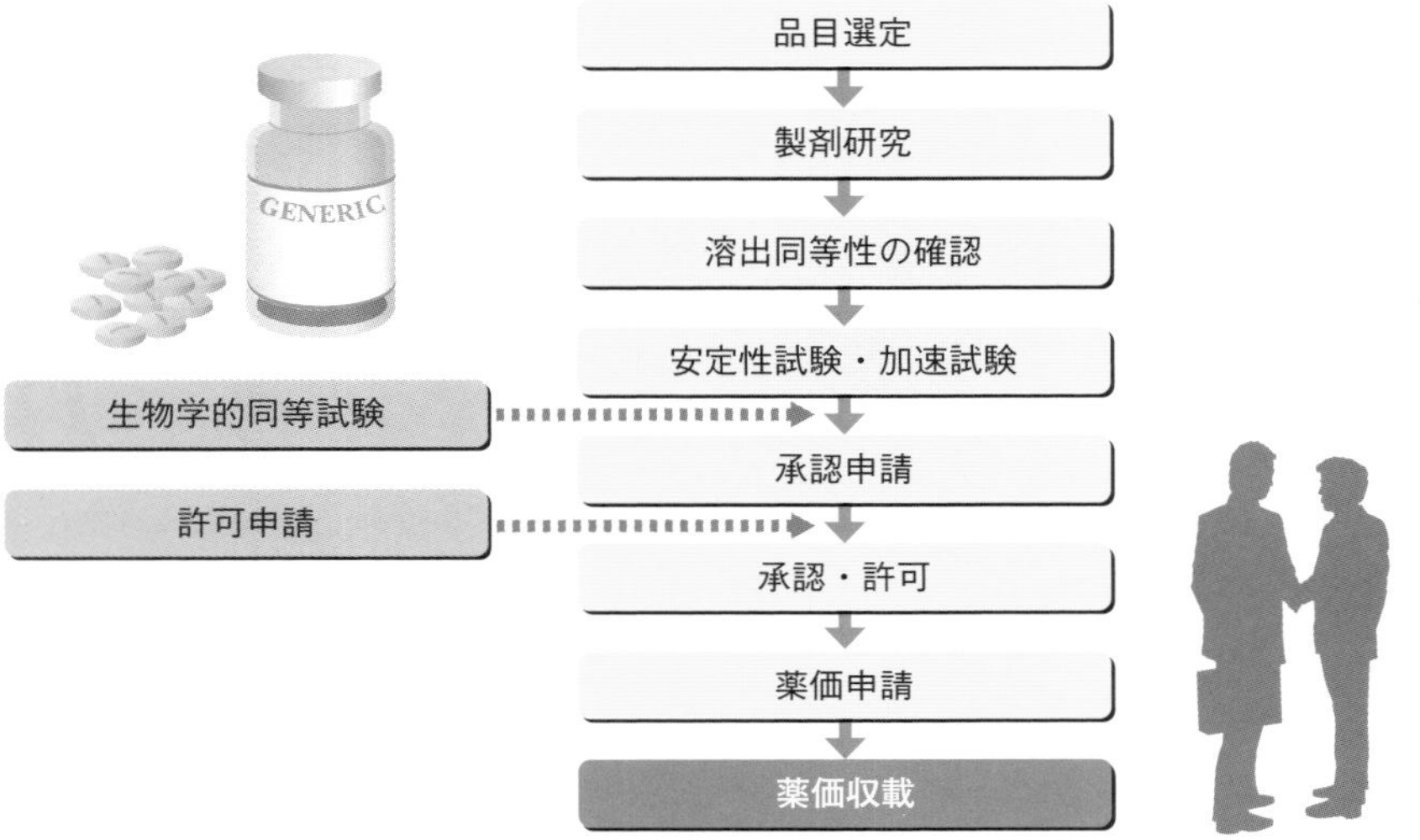

用語解説

***バイオシミラー**　バイオ医薬品は①分子量が大きい、②構造が複雑、③動物細胞などを使う、などの特徴があるため、先行品と同一のバイオの作成は不可能。そこで有効性と安全性が同一であればよいとされ、先行品に似たもの（シミラー）と呼ばれる。

4 改良後発品は新薬といえるか

医師も患者も新薬をありがたがる風潮が根強いために、日本の医薬品市場ではジェネリック医薬品のシェア拡大が容易ではないといわれていました。しかし、普及が進まない理由は、ほかにもあったようです。

ジェネリック医薬品がすでに数多くの患者に長期使用され、有効性や安全性も十分に担保されていると して、医療費抑制を目指す厚生労働省はその普及に力を入れています。しかし、「主成分が同じであっても、ジェネリック医薬品はオリジナルの薬剤とまったく同等とはいえない」と指摘する医療者や研究者が少なくありません。

例えば、ある注射剤を製造する場合、主成分が水に溶けにくい物質であれば、それを**溶かすための薬剤**が必要です。実は、そうした添加剤が何かを先発品メーカーが明かしていないことが多いです。つまり主成分の特許が切れても、添加剤が何かがわからなければ、同じ薬剤は作れません。したがって、後発品メーカーは独自の添加剤を用いるため、有効性や安全性に違いが出てくる可能性があるのです。またバイオ医薬品のバイオシミラーも、薬剤の本質であるアミノ酸配列は先行品と同等でも、細胞株や培養工程は製造業者により異なるため、先発品とまったく同じとはいえないのです。そのため、ジェネリックやバイオシミラーの有効性や安全性に対する懐疑的な意見があるのはいたしかたありません。ただその一方で、同等にならないことをむしろ肯定的にとらえ、先発品の構造に少し手を加え、先発品の効果を超えたジェネリック医薬品の開発も試みられています。

●再考が求められるゾロ新の扱い

薬剤は炭素（C）、窒素（N）、水素（H）などの元素の結合で成り立っていますが、それらの元素の数は同

ワンポイントコラム

【溶かすための薬剤】 水に溶けにくい薬剤を溶かすための可溶化剤、錠剤や散剤（粉薬）を固形化したり、増量したりするための賦形剤、表面を滑らかにする滑沢剤などがあります。

じでも、結合の仕方を1つでも変えれば作用も変わります。こうした化合物の特性を利用してつくり変えた、元の薬と似て非なる薬を、ゾロの新型という意味でゾロ新と呼びます。ゾロ新は特許切れになった**既存の薬の改良**ですから、新薬であるピカ新に比べて低コストで製造できることは変わりません。しかも改良によってピカ新以上に強い作用や、ピカ新にはない新たな効果、あるいは副作用の軽減など、有効性や安全性をより高められる可能性もあるわけです。

しかしその一方で、ゾロ新の位置づけを再考しなければならないという指摘もあります。なぜなら、化合物のバリエーションも限界に近いといわれる現在、新薬とされている薬の多くが、実はゾロ新だからなのです。それは、著作権に触れない程度に、昔流行った曲に似せて作った歌が増えていることと同じです。しかも新薬と承認されれば高い薬価が設定できます。そこで現在、新薬でも新規性や画期性に乏しい製品は薬価を下げる方向にあります。つまりジェネリック医薬品の普及促進と新薬開発支援は、薬事行政の中で矛盾したテーマになっているともいえます。

先発品と後発品

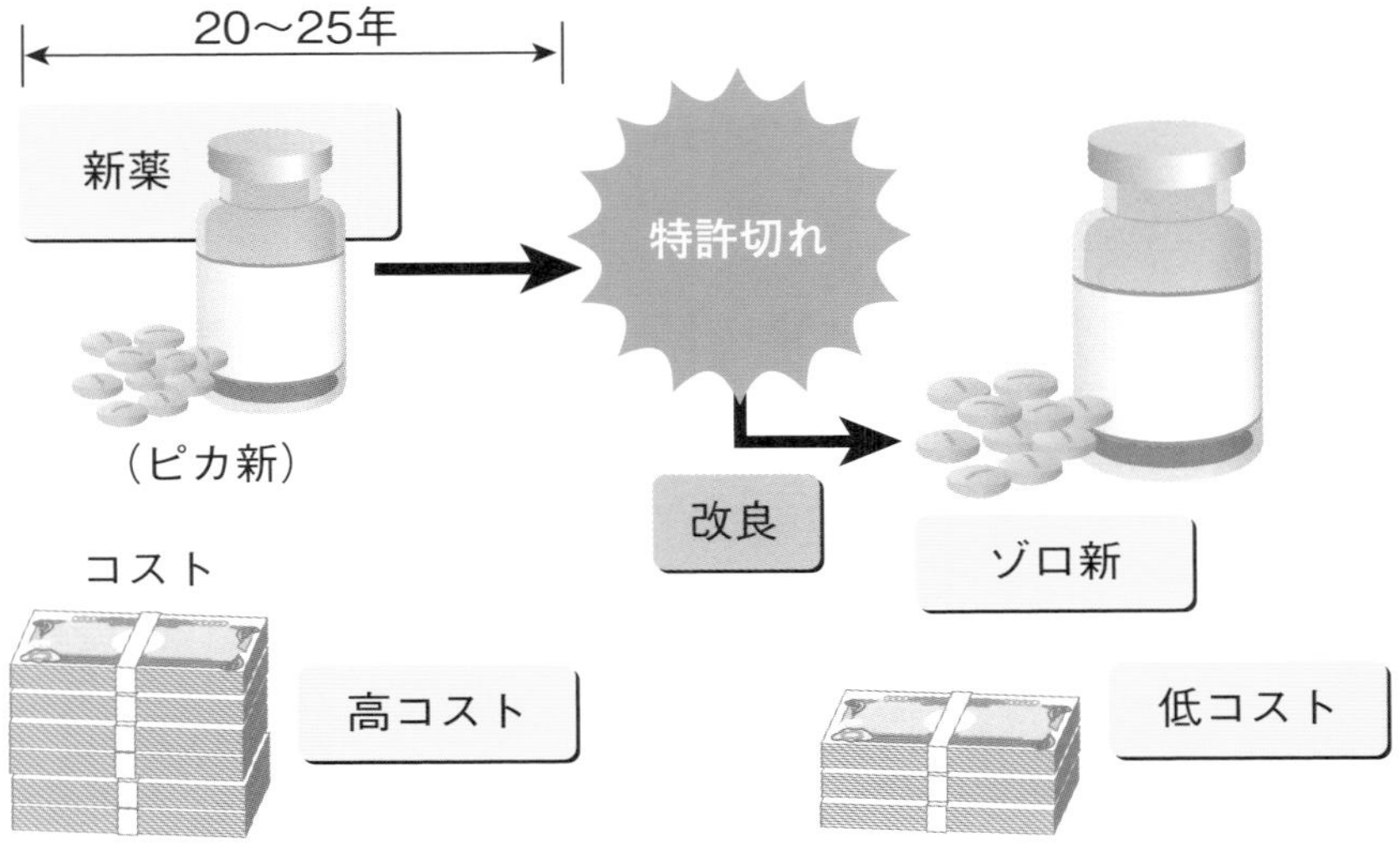

ワンポイントコラム

【既存の薬の改良】　薬の改良のターゲットは「飲みやすいように、苦味を抑えたり、大きさや形を変える」「コーティングや添加物の変更・除去で溶出時間を調節し、効き目を長持ちさせたり、副作用を軽減する」「多種多様の薬を識別・保管しやすいように、形・色・包装を変える」などが考えられます。

●遅れを取り戻したい日本のジェネリック医薬品

　そうした紆余曲折はありながらも、世界保健機関（WHO）はジェネリックの公益性を重視し、その使用を推奨しています。それを受け、先進諸国では積極的に振興が図られ、英独仏では普及率が70％を超え、米国では90％といわれています。一方、わが国でも内閣府が2015年に策定した**『経済財政運営と改革の基本方針』**の中で、国内で使用される医薬品におけるジェネリックの数量シェアを2017年中に70％以上、2020年度末までに80％以上という目標が立てられ、2021年9月の時点で79．24％となりました。国を挙げての普及促進策が功を奏し、ここにきて先進諸国の水準に追いついてきたといえます。一方、先発品とジェネリックとの同等性に関する議論に決着はついていません。しかし、有効性と安全性が担保されたジェネリックやバイオシミラーの開発をさらに促進できれば、国民医療費に対する公費負担も軽減されるのではないでしょうか。

バイオ医薬品の意義

- がんや自己免疫疾患等、難治性疾患への治療効果が期待できる
- 有効成分がタンパク質であり、標的分子への特異性が高いため、オフターゲットによる副作用が少ない

分類	対象となる疾患・病態
抗TNFs	関節リウマチ、乾癬、クローン病、潰瘍性大腸炎（結腸炎）
エリスロポエチン（EPO）	慢性貧血症
グルカゴン	低血糖症
インスリン	糖尿病

出典：厚生労働省主催「バイオ医薬品及びバイオシミラー普及啓発等事業」講習会
バイオ医薬品とバイオシミラーの基礎知識
https://www.mhlw.go.jp/content/10800000/000655557.pdf

ワンポイントコラム
【経済財政運営と改革の基本方針】　小泉純一郎元首相が2001年に通称『骨太の方針』として公表したのが初発。安倍晋三首相政権下の2018年の改訂では、国と地方の基礎的財政収支の黒字化を5年遅らせることが明記されました。

column

覚えておきたい最新の医学・薬学・医療関連用語①

オーソライズド・ジェネリック

先発医薬品を製造販売する製薬会社から特許権の許諾（オーソライズド）を得て、後発医薬品メーカーが販売するジェネリック医薬品のこと。特許権の許諾を受けているため、先発医薬品の特許が切れる前に発売する。

オートファジー（Autophagy）

ギリシャ語で、Autoは「自己」、phagyは「食べる」の意。生体内では、常に細胞の分解と再生（合成）が繰り返されている。それをオートファジー（自己貪食）という。この機能により、がんをはじめとするさまざまな臓器の疾患の発症が抑止されていることがわかってきた。この機能に働きかけることが、新たな治療に結びつく可能性があると考えられている。

NBM

Narrative Based Medicineの略。患者が語る物語から病の背景を理解し，抱えている問題に対して全人格的なアプローチを試みるという考え方。EBM（evidence based medicine）重視の流れの中で、それを補完する意味合いを持ちつつ、患者ファーストを常に念頭に置くべきことを示唆する用語。

インシリコ

医学や生物学の研究手法として、試験管やビーカーを使用するインビトロ（in vitro）と生体実験であるインビーボ（in vivo）はすでに知られている。インシリコ（in silico）は、コンピュータ上で行う実験。大規模、長時間、危険といった実験でも、容易にしかも安価にシミュレーションできるため、人工臓器の設計などにも応用されている。米国では、治験データの一つとして添付の義務付けが検討されている。

メディカルゲノミクスとファンクショナルゲノミクス

ゲノムと医学を結びつける学問は、メディカルゲノミクス（ゲノム医学）と呼ばれる。患者の病態と遺伝子の型との関連を研究。その発展型として、ファンクショナルゲノミクス（ゲノム機能学）がある。ゲノムの知見を基に、生命の仕組みを分子論的に物体としてとらえる研究。

5　メタボリック・シンドロームの治療薬

脳卒中や心筋梗塞はがんと並び、日本人に最も多い死因とされていますが、それらの背景因子として、生活習慣病の基盤となるメタボリック・シンドロームの増加も注目されています。

2005年4月、内科学会を中心に、高血圧学会、循環器学会など、国内の8学会が共同で、メタボリック・シンドロームの診断基準を作成・発表しました。メタボリック・シンドロームとは、心筋梗塞や脳梗塞などの動脈硬化性疾患の発症リスクを高める代謝系や循環器系の異常症が合併する病態です。しかし、疾患の定義については異論があり、WHO（世界保健機構）や欧米の医学会においても、未だに統一されていません。

そうした中、先の8学会が作成した日本の診断基準は、日本人の体質を考慮した独自のもので、内臓脂肪の過剰な蓄積による肥満が基本要件になっています。そして、血圧高値、高血糖、血中コレステロール高値のうち二つ以上が加わった場合に、メタボリック・シンドロームと診断されます。つまり、明らかな高血圧症や糖尿病、あるいは高脂血症ではなく、それらの病気になりかけた状態であってもリスク因子と考えます。

メタボリック・シンドロームの治療では肥満の改善が求められており、それは海外の学会のガイドラインでも共通しています。例えば、食事や生活習慣の改善、あるいは運動の必要性が明記されています。その一方で、海外には、メタボリック・シンドロームの基盤には糖尿病の原因となる**インスリン抵抗性**があり、糖のコントロール不良が肥満や血管組織の損傷につながると説く研究者も数多く存在します。また糖尿病は単独でも網膜、腎臓、神経の障害や動脈硬化性疾患の発症リスクとなるため、メタボリック・シンドロー

ワンポイントコラム

【インスリン抵抗性】　体内の糖コントロールを行うインスリンが分泌されているのに、それに対して体内の細胞が反応しない状態。原因は十分に解明されていませんが、運動不足、過食、加齢などが原因の1つとされ。糖尿病の多く占める2型糖尿病に進展しやすいといわれています。

ムとは分けて考えるべきと主張する研究者もいます。

●複合的な効果が期待できる薬剤も

メタボリック・シンドロームと診断された患者には、個々の病態に応じた治療薬が選択されます。コレステロール高値であれば、スタチンと呼ばれる抗高脂血症薬が汎用されます。糖尿病であれば、インスリン分泌を促進するSU薬やグリニド系薬、糖代謝を改善するビグアナイド系薬、炭水化物の吸収を遅らせるαグルコシダーゼ阻害薬、インスリン抵抗性改善薬などがこれまで選択されてきました。そして、近年は新規のメカニズムでインスリン分泌を促進し、血糖値を低下させる**インクレチン関連薬**＊や、尿中への糖の排泄を促すSGLT2阻害薬などの使用頻度が増えています。一方、血圧の降下剤は、かつての主要薬であった利尿剤から、処方の中心はカルシウム拮抗薬、ACE阻害剤、ARBなどに移っています。特にARBは、血管や腎臓などの臓器の保護にも有効とされ、複合的な病態であるメタボリック・シンドロームの有用な治療薬として期待されています。

メタボリック・シンドロームの診断基準

内臓脂肪の蓄積

腹囲（へそ周り）　男性85cm以上
　　　　　　　　　女性90cm以上

（男女ともに、腹部CT検査の内臓脂肪面積が100cm²以上に相当）

内臓脂肪の蓄積に加えて、下記の2つ以上の項目があてはまるとメタボリックシンドロームと診断されます。

脂質異常	血圧高値	高血糖
高トリグリセリド（TG）血症 150mg/dL以上	最高（収縮期）血圧 130mmHg以上	空腹時血糖値 110mg/dL以上
HDLコレステロール値 40mg/dL未満	最低（拡張期）血圧 85mmHg以上	
いずれかまたは両方	いずれかまたは両方	

出所：厚生労働省「あなたは大丈夫？　メタボリックシンドロームをチェックしよう!」をもとに当社作成

用語解説

＊**インクレチン関連薬**　インクレチンは、腸から吸収されたブドウ糖の濃度に応じてインスリンの分泌を促すホルモン。このインクレチンに働きかけることで血糖値を下げる。DPP-4阻害薬やGLP-1受容体作動薬が知られている。

6 耐性菌との終わりなき戦い

病気の予防や治療のために、薬の開発は常に続けられています。特に感染症の治療薬である抗菌薬（抗生物質）については、ターゲットとなる病原微生物が薬剤に対して耐性を示しやすいため、開発方法と使用法の両面で様々な工夫が必要になります。

病気は人間が生きる過程でほぼだれもが経験します。特に病原微生物による感染症の歴史は古く、ペストやコレラ、天然痘など、どれも致死率の高い病気として人々を悩ませてきました。しかし1929年、アレクサンダー・フレミングが病原菌のいくつかの種類を死滅させるペニシリンを青かびから抽出しました。これが抗菌薬の先駆けです。その後ペニシリンは感染症の阻止に大いに貢献し、無数の人々の命を救いました。やがて、自然界から採取するだけでなく、化学合成によっても抗菌薬を製造できるようになり、人類は感染症との闘いに勝利したかに見えました。

ところが60年代になると、抗菌薬に**耐性**＊を示す黄色ブドウ球菌（メシチリン）が出現し、再び暗雲に包まれます。その後は、新たな抗菌薬の開発とそれに耐性を示す感染菌の一進一退のしのぎ合いが続きます。さらに80年代に入ると、複数の抗菌薬に耐性を示す多剤耐性菌まで出現します。それまでの耐性菌は耐性を示す抗菌薬が限定されていたので、薬を変えれば病気を抑えることができました。しかし多剤耐性菌では、有効な抗菌薬が少ない、あるいはまったくないため、治療に難渋することになります。

●抗生物質の適正使用を

近年の医療機関における院内感染の原因菌には、多剤耐性菌が増えています。中でも黄色ブドウ球菌の耐性菌であるMRSAと、緑膿菌の耐性菌であるMDR

用語解説

＊**耐性**　薬剤に対して抵抗力を持っている性質。殺菌力を持つ薬に病原微生物が慣れて死滅しなくなってしまうこと。

Pは、医療機関にとって厄介な存在になっています。その理由は、どちらの菌も病気に罹って体力が落ちた人には重篤な感染症の原因となりますが、健康な人では症状が現れにくいため、知らないうちに院内に持ち込まれるからです。つまり患者が院内で発熱したり、下痢症状を起こしたりした後で発見されるため、気がついたときにはすでに院内に拡散していることが多いのです。そこで大きな病院では、**感染症の専門医と専門看護師**を中心に感染対策室を設置し、日常的に感染症の管理をし始めています。しかし、それでも耐性菌は日々増えています。耐性菌が増える根本的な理由は、抗菌薬の大量使用と考えられています。抗菌薬の適正使用の原則は「できるだけ短期間に、十分量をしっかり投与する」ことで、無駄な投与をやめることが最重要課題とされています。

ところが、2019年末から世界中に拡散した新型コロナウイルスは、細菌ではなくウイルスのため、抗菌薬は全く歯が立ちませんでした。そこで、ワクチンによる予防を図ったわけですが、ウイルスの遺伝子が次々に変異し、感染力が強まる、重症度が高まる、ワクチンが効かないといったことが、繰り返されました。別にワクチンを大量に使用したわけでもないのに遺伝子が変異していくのです。現状では病因の特定も難しく、十分に効果を示す治療薬もありません。治療薬に対する耐性も基本的には病原体の遺伝子の変異と考えられます。私たちの感染症との闘いの舞台は、ついに遺伝子のレベルに至ったということです。

現在問題とされている耐性菌

MRSA（メチシリン耐性黄色ブドウ球菌）	80年から世界的に出現。現在、最も頻度が高い。
VRE（バンコマイシン耐性腸球菌）	MRSAにバンコマイシンを頻用したため、90年代から出現。
PRSP（ペニシリン耐性肺炎球菌）	代表的な抗菌薬・ペニシリン系薬が効かない細菌。
BLNAR（β－L非産性ペニシリン耐性インフルエンザ菌）	ペニシリン系抗菌薬が効かないインフルエンザ菌。
MDRP（多剤耐性緑膿菌）	MRSAと並ぶ、代表的な院内感染菌。
ESBL（基質拡張型産性菌）	80年代に欧州に出現、肺炎桿菌や大腸菌に多い。

ワンポイントコラム

【感染症の専門医と専門看護師】 感染症専門の医師はICD（Infection Control Doctor）、看護師はICN（Infection Control Nurse）、感染症の対策チームはICT（Infection Control Team）と呼ばれます。

7 高齢人口拡大を踏まえた治療薬の開発

医学の進歩により、ヒトの寿命は延び続けています。しかし、健康を維持できなければ長寿の意味はありません。故・安倍晋三首相の立ち上げた未来投資会議でも、健康寿命の延伸こそが重要であることが提言されました。

健康寿命とは、要介護・要支援および寝たきりにならずに日常生活を送れる期間を意味します。2021年時点の男性の平均寿命は81・47歳、女性は87・57歳で、健康寿命（2019年）との差は男性8・79歳、女性12・19歳でした（厚生労働省2021年簡易生命表の概況）。また内閣府は、65歳以上の高齢者人口は2042年にピークを迎え、その後は減少に転じると推計しています。さらに人口の高齢化率は2065年には38・4％に達し、国民の約2・6人に1人が高齢者になると予想されています。ですから、高齢者に健康を維持していただくことが、ご本人はもちろん、家族の負担や国の医療費を削減するためにもきわめて重要になります。ちなみに、厚生労働省がまとめた2020年度の1人当たりの国民医療費は、年間で65歳未満は約18万3500円だったのに対し、65歳以上では約73万3700円と約4倍で、そうした傾向は長年続いています。

高齢者の医療費がきわめて多い理由として、まず治療費の高額ながんの罹患率が加齢によって高まることが挙げられます。もう1つは、生活習慣病を中心に、慢性疾患の治療薬を数多く服用していることです。やや古いデータですが、2018年の薬効別医薬品売上高では、がんの治療薬（抗腫瘍薬）が1兆2000億円を超えて第1位、慢性疾患の糖尿病薬が約5500億円で第2位、脳梗塞や心筋梗塞の予防および再発予防に用いられる抗血栓症薬が約4280億円

用語解説

＊**薬剤の相互作用**　類似した作用の薬を複数同時に服用すると作用が増強し、逆の作用の薬を飲めば効果が減弱・消失する。複数の薬を同時に服用した時、別々に服用したときとは異なる作用、好ましくない作用が出ることをいう。

で第3位、リウマチや膠原病、臓器移植後などに使われる免疫抑制剤が3894億円で第4位、高血圧の主要薬であるレニン・アンジオテンシン系薬が3511億円で第5位という結果でした。すなわち、がんと慢性疾患の治療薬がやはり多いということです。そしてより大きな問題は、高齢者においては一人でそうした薬剤を複数服用していることです。これは多剤併用と呼ばれ、**薬剤の相互作用***による副作用が起きやすく、高齢者医療の大きな課題になっています。

●高齢者では泌尿器系治療薬の使用も多い

高齢者が主要ターゲットとなる治療薬では、**排尿器障害治療薬**も注目されます。高齢者の排尿器疾患では、尿意が急に襲ってくる尿意切迫、あるいはそれに伴う頻尿や尿失禁も多く見られます。これらの症状は、加齢による膀胱機能の衰えや中枢神経系障害が想定されます。このほか高齢者では、がんやその他の慢性疾患と並び、認知症の増加も世界的な問題となっています。

2 疾病以上の慢性疾患を有する高齢者に自院で処方された内服薬の分布

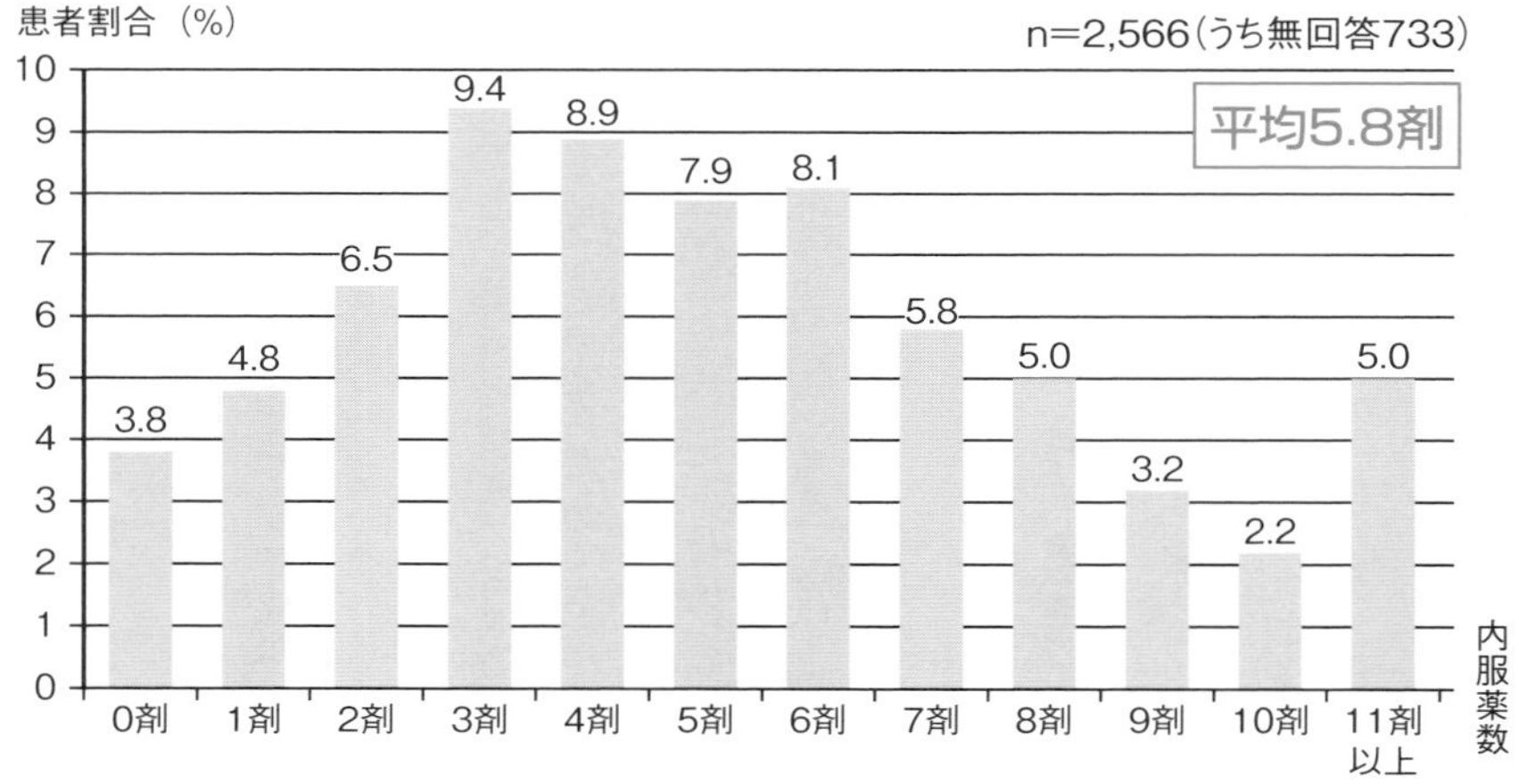

出典：中医協「総－3　27.11.6」「個別事項（その4　薬剤使用の適正化等について）」をもとに当社作成
https://www.mhlw.go.jp/file/05-Shingikai-12404000-Hokenkyoku-Iryouka/0000103301.pdf

ワンポイントコラム

【排尿器障害治療薬】　夜間頻尿や尿失禁の治療薬では、山之内製薬のハルナール、大鵬薬品のバップフォーなどが知られています。

脳梗塞予防の薬に変身した鎮痛薬 8

人間は痛みを感じたとき、何か体に変調をきたしたことを知ります。痛みは通常の感覚ではないため、我慢にも限界があります。鎮痛薬は人間生活に欠かせない薬として長い歴史を刻んできました。

愁訴という言葉は「苦しみや悲しみを嘆き訴えること」と理解されていますが、医療の世界では、病気や障害による痛みや苦しみの訴えを意味します。厚生労働省が定期的に実施する国民生活基礎調査では、腰痛と肩こりが長年にわたり、日本人に最も多い愁訴に挙げられています。特に、腰痛や肩こりは重症化すると日常生活に与える影響もきわめて大きく、同じ慢性疾患である糖尿病や高血圧に比べて、薬によるコントロールも難しいといわれています。

重症の腰痛や肩こりには、鎮痛剤が処方されます。鎮痛剤の歴史は古く、紀元前400～300年ほど前の古代ギリシャの時代には、**ヤナギの樹皮**が解熱鎮痛に使われていたとの記録があります。このヤナギの樹皮の解熱鎮痛作用は、サリシンという成分によるものですが、そのままでは、苦味が強いだけでなく、胃腸障害も起こすため、よほどの痛みでないと使われなかったともいわれています。そのサリシンを化学的に処理して副作用をなくすことに成功したのが、ドイツ人のフェリックス・ホフマンです。彼は、現在も世界有数の製薬メーカーの一つであるバイエル社の化学者で、この薬剤がアスピリンです。

●鎮痛薬を超えた作用が発見される

50年代になると、鎮痛薬のアスピリンに大きな転機が訪れます。そのころから、アスピリンは脳卒中や心臓発作のリスクを減らすとの報告がありました。そして1962年には、英国人の研究者がアスピリンに**血小板凝集抑制効果**＊があることを科学的に証明しま

ワンポイントコラム

【ヤナギの樹皮】 正しくはセイヨウシロヤナギの樹皮です。250種類以上もあるヤナギから選別されたといわれ、古代インドや中国でも使われていたとの記録があります。

す。例えば、コレステロールが溜まると血管を痛めて出血させ、それが血の塊になります。その塊は血管を詰まらせ、脳梗塞や心筋梗塞のリスクになります。しかし、アスピリンには血をさらさらにさせる作用があるため、血液が固まるのを抑制して脳梗塞や心筋梗塞を予防できるというわけです。こうした治療は、血液を固まらせる血小板の働きを抑えるという意味で、抗血小板療法と呼ばれ、アスピリンは長年、その第一選択薬とされてきました。そして新薬の候補物質が少なくなった現在、このアスピリンのように、元の作用以外の新たな作用が期待できる既存薬の再検証が盛んに行われています。エボラ出血熱の治療薬レムデシビル、抗インフルエンザ薬アビガン、抗リウマチ薬バリシチニブなどを、新型コロナウイルス感染症の治療に応用しようと考えたことはその一例です。アスピリンの血管疾患への応用は、まさにその先駆けと言えます。

性別にみた有訴者率の上位５症状（複数回答）

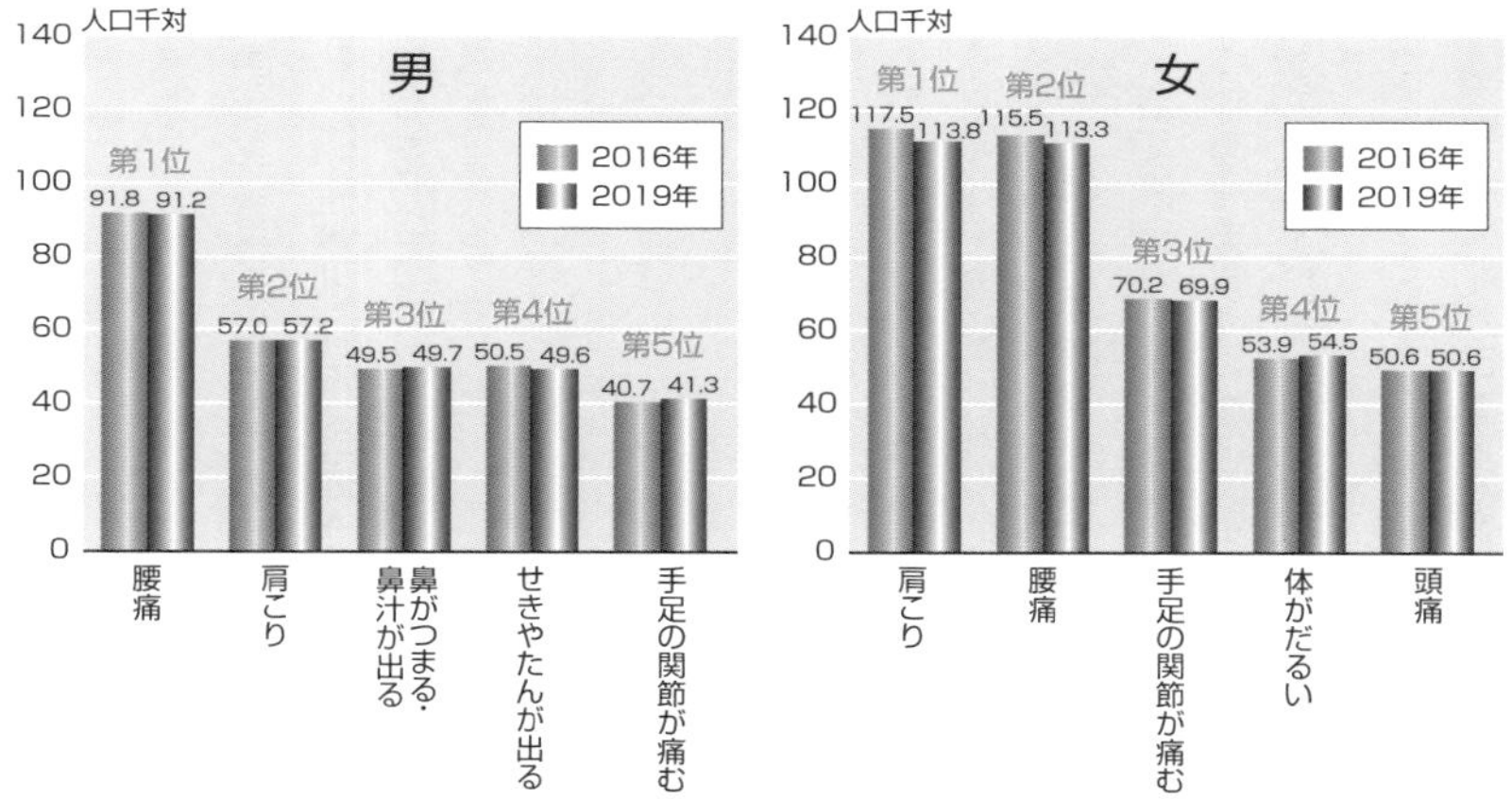

注:1)有訴者には入院者は含まないが、分母となる世帯人員には入院者を含む。
　2)2016(平成28)年の数値は、熊本県を除いたものである。

出典：厚生労働書「2019 年国民生活基礎調査の概況」の「Ⅲ　世帯員の健康状況」「図 17 性別にみた有訴者率の上位５症状（複数回答）」をもとに当社作成
https://www.mhlw.go.jp/toukei/saikin/hw/k-tyosa/k-tyosa19/dl/04.pdf

用語解説

＊**血小板凝集抑制効果**　血液は主に、白血球、赤血球、血小板で構成される。血小板は傷を負って出血したときなどに、血液を固める働きを持ち、この働きを抑制する作用を血小板凝集抑制効果という。

9 胃腸薬の主役は消化剤から制酸剤へ

農薬が発達していない時代には、子供たちのお腹の中には回虫やギョウ虫がいつの間にか入り込むため、「虫下し」という薬を飲まされる子供がたくさんいました。しかし、衛生管理が行き届き、子供たちのお腹の中に虫が入り込まなくなった今では、「虫下し」は犬や猫の薬になっています。

胃腸の調子がおかしいと一言でいっても、痛む、もたれる、胸やけがする、食欲がないなど症状は様々で、その原因も多彩です。そこで、胃腸薬も状況に応じて選択しなければなりません。例えば、胃酸が出過ぎて胸やけがするのに胃の働きを活発にする薬を飲めば、効果がないどころかますます悪化することになるからです。

社会の変化に伴い、病気の種類も刻々と変わっていくことは歴史が証明しています。豊富な食材があふれる現代に栄養不良を原因とする脚気や壊血病などは減り、逆に栄養過剰も手伝って、糖尿病や高血圧など、生活習慣病が激増しています。

胃潰瘍も、時代の変化が増やした病気の一つです。

今日の胃潰瘍の多くは、ストレスや情緒不安定、不規則な食生活、過労など、人為的な原因によるものが多いと考えられており、東日本大震災や阪神・淡路大震災でも、震災後の避難所生活で発症者が増加したことが報告されています。これらは急性の胃潰瘍とされ、過剰に分泌された胃酸が胃の粘膜を障害するために起こります。また、消炎鎮痛剤の服用やアルコール類の飲み過ぎでも潰瘍はできやすく、時には大量の血を吐くこともあります。しかし近年、強力な制酸作用を示すH2ブロッカー（ヒスタミンH2受容体拮抗薬）やPPI（プロトンポンプ阻害薬）が開発されたことで、胃酸の分泌抑制が可能になりました。これらの薬の登場により、胃潰瘍は激減したといわれています。

用語解説

＊**ピロリ菌**　正しくはヘリコバクターピロリ。胃の中は胃酸による強い細菌作用があるが、ピロリ菌は胃粘液中の尿素を分解し、アンモニアを発生させて酸を薄め、自分の周囲だけを中性にして生きている。胃の粘膜表面にとりついて、慢性胃炎や潰瘍、さらに胃がんなどの原因になるともいわれている。

慢性の胃潰瘍は**ピロリ菌**＊によって胃壁に炎症が生じ、胃酸がそれに追い討ちをかけて、重症化させると考えられています。そこで慢性胃潰瘍の治療では、抗菌薬でピロリ菌の除菌をまず行い、制酸剤で胃酸分泌も抑制します。かつては、食べ過ぎなどで弱った胃を助ける消化剤や健胃剤が胃腸薬の主流でしたが、社会情勢の変化に伴い、制酸剤や胃粘膜修復剤が多く飲まれるようになっています。

●神経因性の病気も増加

一方、腸の薬はこれまで、ほとんどが整腸剤と呼ばれるもので、下痢や便秘などの腸の不調を整える薬でした。ところが近年は過敏性腸症候群と呼ばれるストレス性の腸障害が急増しています。症状は下痢、便秘、ガス過多などですが、男性には下痢、女性には便秘が多いといわれています。**自律神経**＊の失調が原因ともいわれ、胃腸薬があまり効果を示さないことも問題となっています。さらに、胃腸だけでなく、様々な臓器に神経因性の障害が現れる時代となり、精神科領域の薬も幅広く使用されるようになっています。

薬局で買える主なH2ブロッカー

会社	商品名
第一製薬	センロックエース
武田薬品工業	ザッツブロック
住友製薬	住友胃腸薬スコープ
藤沢薬品工業	フロンティア錠
ロート製薬	パンシロンH2ベスト
三共	三共Z胃腸薬
大正製薬	大正SブロックZ
中外MSD	エフイール
山之内製薬	ガスター10

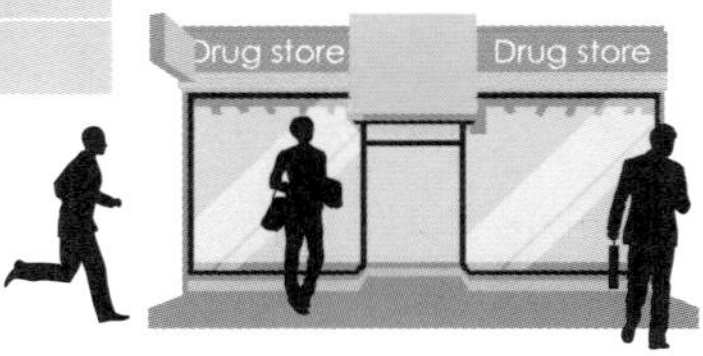

用語解説

＊**自律神経**　交感神経と副交感神経があり、その相互作用で自分の意思に関係なく、心臓や胃腸などの働きがコントロールされている。

10 改良されてきた感染症ワクチン

ワクチン接種による予防こそ、感染症の究極の治療といわれています。しかし薬剤としての安全性が担保されない限りは、ワクチンの接種率向上は望めません。

ワクチンにはこれまで、生きた病原体の毒素を弱体化させた生ワクチンと、死滅させた病原体から抽出した免疫成分を使用した不活化ワクチンがありました。今回のCOVID-19のパンデミックでは、組換えタンパクワクチン、ペプチドワクチン、メッセンジャーRNA（mRNA）ワクチン、DNAワクチン、ウイルスベクターワクチンなど、様々な新規技術によるワクチンの開発が進められました。

ワクチンは病原体に対する抗体を体内につくらせます。生ワクチンを使用する感染症にはポリオ、麻疹、風疹、おたふく風邪、BCGなどがあり、不活化ワクチンでは**DTP**＊、百日咳、日本脳炎、インフルエンザ、B型肝炎、狂犬病などが知られています。生ワクチンは生きている病原体が体内で増殖するため、接種後1ヶ月程度で抗体ができます。しかし病原体が増殖しない不活化ワクチンは、2回以上接種しないと抗体ができにくいとされています。

ワクチンは、限られた製造所で作られます。日本では北里研究所、武田薬品、化学及血清療法研究所、阪大微生物病研究会、デンカ生研、サノフィ・パスツールの6社が国内のほとんどのワクチンを製造しています。また、BCGとツベルクリンは、日本ビーシージー製造株式会社が、ポリオの生ワクチンは財団法人日本ポリオ研究所がそれぞれ独占して製造しています。なお、2002年までは天然痘ワクチンを千葉県の血清研究所が製造していましたが、WHO（世界保健機構）の**天然痘撲滅宣言**を受け、研究所は閉鎖され、ワクチン製造は中止されました。

用語解説

＊**DTP**　ジフテリア、百日咳、破傷風の三種混合ワクチン。

防腐剤フリーのワクチンが登場

かつて、ワクチンは1つの瓶に複数の人数分のワクチン液が入れられていました。そのために何回も注射器の針をその瓶に刺し、ワクチン液を注射器に吸い上げなければなりませんでした。そのため汚染防止の目的で、チメロサール（水銀の化合物）と呼ばれる防腐剤が注射液に添加されていました。またワクチンの成分バランスを保つための安定剤として、ゼラチンも入れられていました。やがて、チメロサールは子供の自閉症、ゼラチンはアレルギー症状の原因になると指摘されました。幸いにも、チメロサールはその後の研究で、自閉症とは無関係であることがわかりましたが、ゼラチンはアレルギーの原因であることが確認され、使用されなくなりました。さらにインフルエンザのワクチンは、ニワトリの卵で培養するため、卵アレルギーの子供には注意喚起されています。

ワクチンの多くが未成熟な子供たちに接種されることを考慮して、日本では北里研究所が、2003年に防腐剤フリーのワクチンを開発しています。

これまでに問題となったワクチンアレルギー

ワクチンの種類	浮上した問題点	その後
麻疹・インフルエンザなど	ワクチン生成のために、ニワトリの卵を使用してウイルスを培養するため、卵アレルギーのある小児には問題とされた。	現在は、ワクチンの製造過程で、極力卵成分を除去する方策がとられている。卵アレルギーの子供でも、重度でなければ接種可能になった。
DPT三種混合（ジフテリア、百日咳、破傷風）	防腐剤として添加されているチメロサールが水銀の化合物であったため、疑問視され、小児の自閉症を引き起こすとされた。	チメロサールの水銀は水俣病などで問題となったメチル水銀とは異なるエチル水銀であり、基本的には問題ないとWHO（世界保健機構）は発表したが、現在は防腐剤フリーのワクチン製造が開始されている。
ポリオ、DPTなど	ワクチン成分の分離を防ぐために、安定剤として添加されているゼラチンが、重篤なアレルギー反応であるアナフィラキシーを引き起こすとされた。	ゼラチンが添加されたワクチンを複数回接種すると、アナフィラキシー反応が実際に起きることが実証され、現在は特殊なワクチン類を除いて、小児が接種するワクチンからはゼラチンが除去されている。
ポリオ	日本のポリオ・ワクチンはウイルスが死滅していない生ワクチンであるため、200万～400万人に1人の割合で麻痺が出現する。	欧米はすでに副作用の少ない不活化ワクチンになっている。日本も早急に不活化ワクチンに変更するべきとの声は多いが、行政の対応の遅れもあって、未だに生ワクチンが使用されている。

ワンポイントコラム

【天然痘撲滅宣言】 1980年5月、WHOは地球上から天然痘が根絶されたと宣言しました。人類がウイルスとの戦いに勝利した初めてのケースです。しかし、現在でも生物兵器による曝露に備え、米国やロシアなどでは天然痘のワクチン製造のためにウイルス株がストックされています。

11 新型コロナウイルスが背中を押した新規ワクチンの開発

COVID-19も他の感染症と同様に、その予防にはワクチンが有効と考えられています。しかし、COVID-19は様々な地域で変異を繰り返し、ワクチンの効果をすり抜けたり、感染力を強めたりして、なかなか排除できません。そのため、より効果の高いワクチンを目指し、今もその開発・改良が続けられています。

COVID-19のワクチンは、従来型の不活化ワクチンに加え、組換えタンパクワクチン、ペプチドワクチン、mRNAワクチン、DNAワクチン、ウイルスベクターワクチンなど新規のメカニズムによる様々な種類が開発されています。そのうち不活化ワクチン、組換えタンパクワクチン、ペプチドワクチンは、死滅させた新型コロナウイルスの一部やウイルスのタンパクの一部を人体に投与し、免疫をつくらせるものです。一方、mRNAワクチン、DNAワクチン、ウイルスベクターワクチンは新型コロナウイルスの細胞からウイルスのタンパクを複製する分子（遺伝子）を取り出し、それを無害化した別の種類のウイルス等に入れ、人に投与するものです。それが人の細胞に入るとウイルスのタンパク質がつくられ、それに対する免疫が出来るという仕組みです。

今回のパンデミックでは、米ファイザーとバイオ医薬ベンチャーの独ビオンテックが共同研究で、世界に先駆けてmRNAワクチンを完成させました。それに続き、米モデルナも同類のワクチンを開発しました。同じころ、ロシアはウイルスベクターワクチン、**合成ペプチドワクチン**＊、不活化ワクチンの3種類を開発し、中国も独自に不活化ワクチンを開発しましたが、それらの有効性は低いといわれています。

用語解説

＊**合成ペプチドワクチン**　病原体に対する免疫応答（防御反応）を引き起こす抗原に似せたタンパク質（ペプチド）を作成し、それを接種することで病原体に対する防御を誘導する。

●さまざまな課題を解決した最先端のワクチンの開発が期待される

それでは日本はどうかといえば、医学の先進国といわれながら、ワクチンの開発は大きく遅れをとりました。その理由として日本ではワクチンに懐疑的な人が多いこと、米国等のワクチンを国がいち早く導入したことが理由に挙げられています。

それでも遅ればせながら、国は2019年〜2020年に約2000億円の研究予算を計上し、国産のワクチン開発支援に着手しています。**ウイルスが変異**を繰り返し、免疫効果も長続きしないなど、現状のワクチンには依然として課題はいくつもあります。そこで、世界の研究者は新型だけでなく、他の新たなウイルスや変異株にも広く有効性を示し、しかもその効果が長く持続するワクチンの開発を目指しています。欧米のメーカーや研究者がまた成功していない、最先端のワクチン開発を日本の研究者が先んじて実現することが期待されます。

国内のコロナワクチン開発状況（2023年1月現在）

開発企業	基本情報
①塩野義製薬 感染研/UMNファーマ ※組換えタンパクワクチン	ウイルスのタンパク質（抗原）を遺伝子組換え技術で作成し人に投与
②第一三共 東大医科研 ※mRNAワクチン	ウイルスのmRNAを人に投与 人体の中でウイルスのタンパク質（抗原）が合成される
③アンジェス 阪大/タカラバイオ ※DNAワクチン	ウイルスのDNAを人に投与 人体の中で、DNAからmRNAを介して、ウイルスのタンパク質（抗原）が合成される
④KMバイオロジクス 東大医科研/感染研/基盤研/Meiji Seikaファルマ ※不活化ワクチン	不活化したウイルスを人に投与（従来型のワクチン）
⑤VLPセラピューティクス ※mRNAワクチン（レプリコンワクチン）	ウイルスのmRNAを人に投与 人体の中でウイルスのタンパク質（抗原）が合成される

出典：厚生労働省のHP「現在の国内でのワクチンの開発状況＜主なもの＞」より抜粋して作成
https://www.mhlw.go.jp/stf/seisakunitsuite/bunya/0000121431_00223.html

ワンポイントコラム

【ウイルス変異】　ウイルスが増殖する際は、その遺伝子（DNA、RNA）が設計図になり、通常は同じウイルスがコピーされます。しかし、その過程で、しばしば遺伝子の複製にミスを生じて変異することがあります。この変異がウイルスの感染・伝播性、重篤性、ワクチン・治療薬への効果に影響を及ぼすことがあります。

12

オーファンドラッグの振興

社会貢献も考えなければならない医薬品産業には、利潤追求に偏らない姿勢が求められます。そのため、多くの医薬品メーカーは、利益に結びつきそうもない治療薬であっても、患者が存在する限り、開発努力を続けています。

患者数が少ないために原因究明が進まず、十分に研究が進んでいない特殊な病気を対象にした薬のことを「オーファンドラッグ」といい、日本語では希少疾病用医薬品と呼ばれます。オーファン（Orphan）とは「みなし子」という意味です。市場性の低い薬は、製品化しても利益を見込めないため、開発リスクが大きいとの理由で開発対象から見捨てられるために、こう呼ばれるわけです。

厚生労働省はオーファンドラッグの研究開発を振興するために、**助成金**＊などの優遇制度を設けています。同省にオーファンドラッグの開発を申請し、助成を受けるためには、次の基準があります。

①日本国内の患者数が5万人未満の、重篤な疾病を対象にした薬であること。

②医療上、特にその必要性が高いこと。すなわち、申請された薬の代わりとなる適切な医薬品や治療法が未開発であること。もしくは申請された薬に既存薬以上の有効性と安全性が期待できること。

③申請された薬を使用する理論的根拠があり、開発計画が妥当であること。同時に、開発の可能性が高いこと。

●進むオーファンドラッグの開発

オーファンドラッグは、企業からの申請が医薬品医療機器総合機構で審査・承認され、厚生労働大臣によって指定され、開発のための助成金は**医薬基盤研究**

用語解説

＊**助成金**　交付対象は、厚生労働大臣が「希少疾病用医薬品」「希少疾病用医療機器」「希少疾病用再生医療等製品」と指定した品目。助成金交付限度は試験研究費の1/2まで。交付期間は最大３年間。

所＊を通じて交付されます。また、法人税や所得税から一定額が控除され、承認審査は他の医薬品に優先されるため、通常の医薬品より短期間で開発から販売に結び付けられる可能性があります。また、再審査期間が最長10年まで延長されるため、市販後の薬の有効性と安全性の再調査に十分な時間をかけられます。

オーファンドラッグの振興は世界的に行われています。米国では患者数20万人未満が当初の基準ですが、それ以上でも市販後に開発コストを回収できる見込みがなければ助成されます。また税金の控除額は臨床試験研究費の50%まで認められ、市販後7年間の市場独占権も与えられます。

ただ助成を得ても、採算をとるのは難しいといわれています。それでも、社会貢献を通して自社のイメージアップにつながりますし、特殊な薬の開発は技術力を世に示すチャンスでもあります。そして何よりも、難病に苦しむ人々を助けることがオーファンドラッグ制度の骨子です。わが国の医薬品産業が国際社会で認められるためにも、より充実した助成制度の確立が日本の医療行政に求められます。

オーファンドラッグ開発振興事業の仕組み

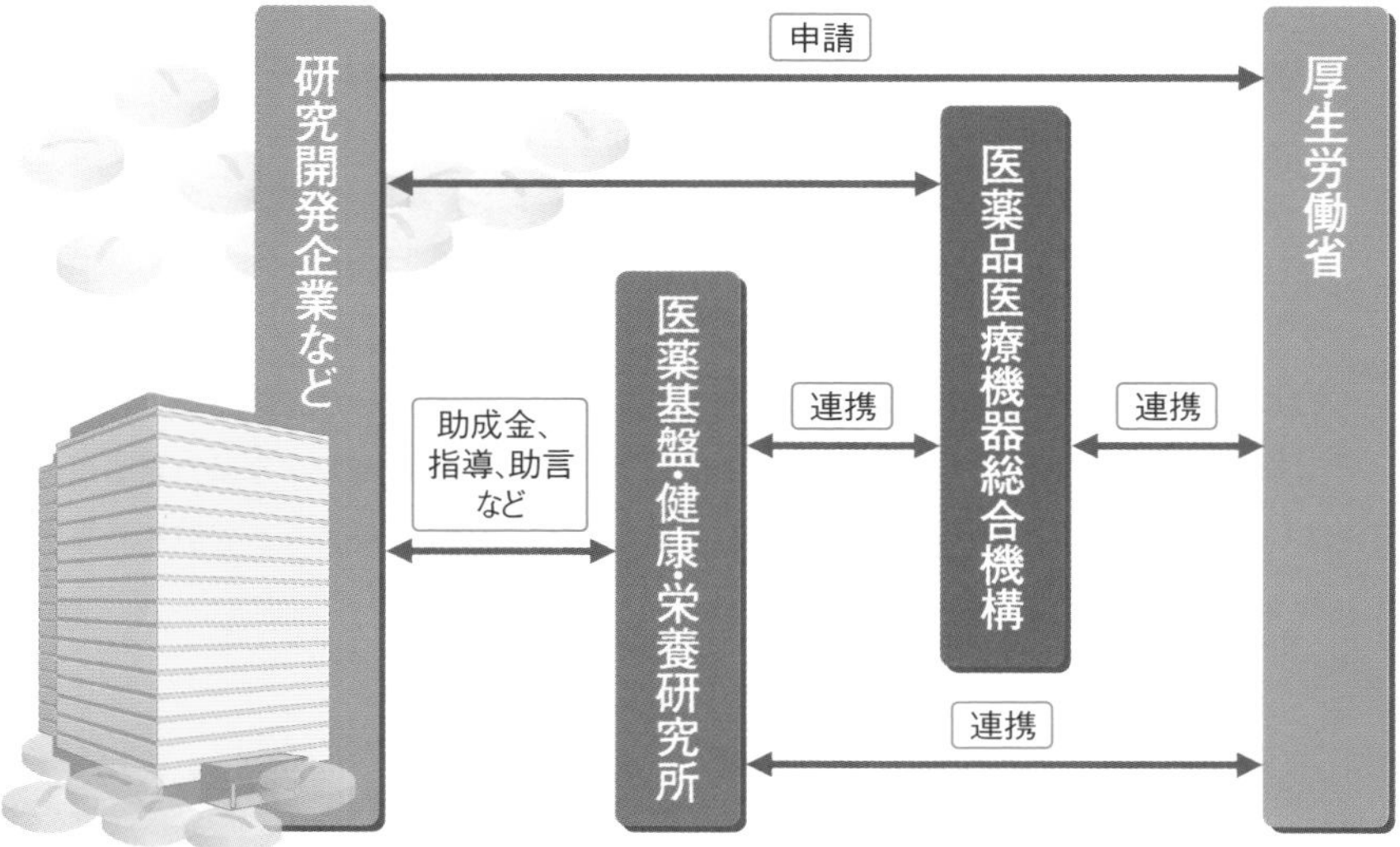

用語解説

＊**医薬基盤・健康・栄養研究所**　国立医薬品食品衛生研究所大阪支所を主な母体に、国立感染症研究所、独立行政法人医薬品医療機器総合機構の組織の一部を統合して、2005年4月に創設された。産学官連携の核となり、日本の創薬を支援している。

column

漢方は日本の伝統医学②

漢方薬がどの程度使われているのかご存知でしょうか。現在、日本の医師数は約26万人といわれていますが、その7割以上が日常診療で漢方薬を処方していると答えています。また文部科学省は、2001年から医学部教育に、2006年から薬学部教育に、それぞれ漢方医学を取り入れることを決定し、現在は全国の大学医学部および医科系大学すべての教育カリキュラムに漢方教育が導入されています。

日常臨床でもっとも多く使われている漢方薬は大建中湯です。これは、朝鮮人参、生姜、山椒を煎じたものと考えればよいと思います。効能は、腸の機能の正常化あるいは改善です。成分を見れば、お腹を温めるだろうことは理解できます。しかしその効果は想像以上に認められており、腸閉塞や大腸がんなどで腸の切除術をしたあとなど、腸の機能を回復させるために広く用いられています。

また、漢方薬メーカーの最大手であるツムラは、大建中湯の臨床試験を米国で進めています。米国内の大学病院でもすでに使用されているだけでなく、国際的に権威のある医学雑誌にも、漢方薬の効果を報告する論文が急速に増えているといいます。西洋医学ももともとは数多くの薬草の活用から始まったことを考えれば、海外での漢方薬に対する抵抗感は日本人が考えるより少ないのかもしれません。

唯一の問題は、漢方薬の開発者はいにしえの人たちですから、製薬としての特許がないことです。したがって、だれでも製造できることになり、日本のせっかくのビジネスチャンスも、うかうかしていると海外のメーカーに奪われかねません。また逆に、日本のメーカーはもともと特許はないのが当たり前と思っていたために、漢方薬と類似した薬剤が米国で特許申請されてしまい、販売できなくなる可能性のある漢方薬も出てきています。日本の伝統医学が国際標準化されたときに、日本メーカーが特許料を払わされることのないように祈りましょう。

第7章

医薬品業界のインサイドストーリー

医薬品産業は、研究開発主体の省資源・省エネルギー産業の代表格です。しかも、そこで製造される医薬品は少量の化合物でありながら、人間の健康維持と病気の治療を目的とするため、常に社会にも大きく貢献している産業です。資源の少ない日本の国情に適した有望な業種でもあるこの医薬品産業をめぐる、興味深い話題をまとめてみました。

1 医薬品は高い付加価値で利益を上げる

日本の医薬品産業は、1961年に発足した国民皆保険制度に支えられて着実に成長してきました。その生産高の伸び率は1950年代後半から年平均15%を超え、1970年の市場規模は1兆円になり、現在は10兆円を超えるわが国の基幹産業として、経済や雇用を支えています。

日本の医薬品メーカー大手10社の総売上高に対する平均研究開発費の割合は、2005年以降は15%以上で推移し、2020年は17・7%でした。この数値は、国内の他産業に比べて突出しています。例えば、2021年に報告された国内の研究費総額（総務省統計局「科学技術研究調査報告」）は約19兆7408億円で、その国民総生産（GDP）に占める割合は約3・59%でした。メーカーの売上高を国民総生産に当てはめるのは多少の無理があるとしても、医薬品産業の研究費の対売上比率はきわめて高いといえるのではないでしょうか。特に、基礎研究に対する支出が多く、全産業が例年5〜6%で推移しているのに対し、医薬品産業は常にその2〜3倍です。医薬品産業の特徴は、薬という付加価値の高い製品を扱っていることです。売上（製品出荷額）に対する**付加価値額***の割合を付加価値率といいます、日本製薬工業協会がまとめたDATA BOOK 2022によると、2022年度の製造業全体の産業別付加価値率は29・5%でしたが、医薬品は33・8%でした。ちなみに日本を代表する産業である自動車は13・0%、鉄鋼は16・6%、食料品は25・4%、電気機械器具は25・3%でした。

また、医薬品メーカーの収支は安定しています。例えば、2008年に世界的な金融危機をもたらした**リーマンショック**時は、国内の主要産業の納税額がいずれも大きく落ち込みました。しかしその当時も、日

用語解説

***付加価値額**　＝製造品出荷額等＋（製造品年末在庫額－製造品年初在庫額）＋（半製品及び仕掛品年末価額－半製品及び仕掛品年初価額）－（消費税を除く内国消費税額＋推計消費税額）－原材料使用額等－減価償却費

本の医薬品産業の納税額は大きな変化もなく推移していましたので、まさに不況にも強い安定した産業であり、国の財政にも継続的に貢献しています。

●韓国は医薬品産業にも注力し始めた

日本の産業構造は、医薬品産業に限らず、基本的に研究開発型です。総務省科学技術研究調査によれば、日本の研究者総数は85万人前後で長年推移しており、長期的には微増を続けているとのことです。諸外国との比較では、労働人口千人当たりの研究者数が欧米では8人前後で推移しているのに対し、日本では10人前後でやや上回っており、日本企業が研究開発を重視していることがこの数値を見てもわかります。ただ韓国は過去10年間に研究者が急増し、2015年の時点で13・7人と突出しています。その背景にはIT関連産業の急成長があると思われますが、韓国では医薬品メーカーの再編にも取り組み、2021年度の先進国医薬品市場の比較において、9位にランクインしています。年平均成長率もドイツの6・2%に次ぐ6・0%となり、さらなる成長も予想されています。

日本市場の売上金額の推移

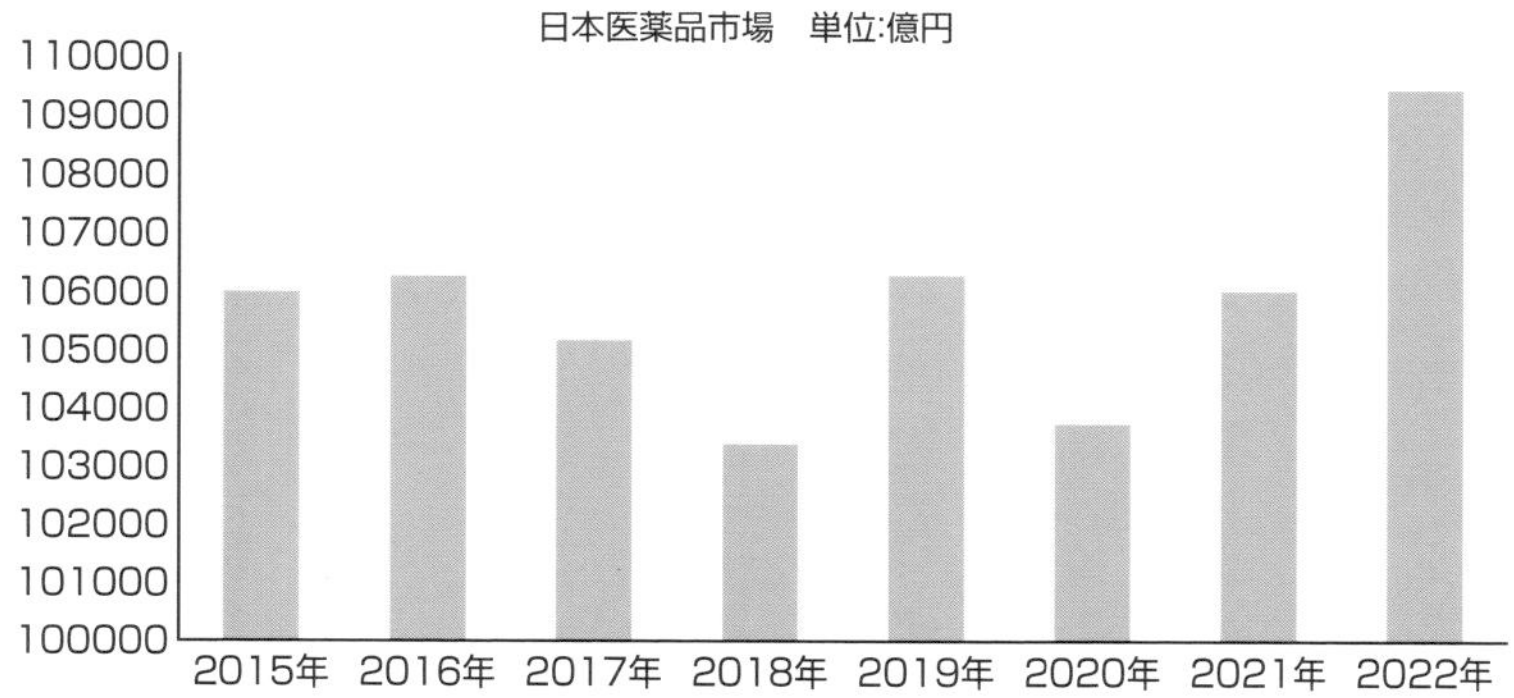

出典：医薬品市場統計
IQVIA「トップライン市場データ」「2015年～2022年医薬品市場統計－売上データ」日本医薬品市場 売上金額をもとにグラフを当社作成
https://www.iqvia.com/ja-jp/locations/japan/thought-leadership/topline-market-data

ワンポイントコラム

【リーマンショック】 2008年9月15日、住宅市場の悪化による住宅ローン問題で米国の名門投資銀行のリーマン・ブラザーズHDが経営破綻しました。それをきっかけに、1929年の世界恐慌以来の世界規模の金融危機が発生しました。

2 国内医薬品メーカーに見られる成り立ちの違い

今では先端科学技術の1分野に位置付けられる創薬も、元をたどれば草花や木の根に宿る思わぬ薬効を知ることから始まりました。そうした薬草類は、やがて様々な病気の治療薬として珍重されるようになり、それを商いとした薬種問屋が医薬品メーカーに転身した例も少なくありません。

日本の医薬品産業は、大阪の道修町（どしゅうまち）で産声を上げたともいわれています。中国から輸入された薬種や国産の和漢薬を取り扱う薬問屋がこの町に集まり、全国的に商いを展開するようになったのは江戸時代です。やがて明治時代になると、これらの薬問屋の中に薬の製造を始める業者が現れます。例えば、武田薬品工業（1781年創業）や田辺三菱製薬の前身の田辺製薬（1678年創業）も元は薬種問屋で、本社ビルは現在も道修町にあります。このほか、本社を構える製薬メーカーには、塩野義製薬や大日本住友製薬などがあります。

その一方で、アステラス、エーザイ、中外製薬、大正製薬など、近代以降に創業したメーカーの多くは東京を本拠としています。

また、ヨーロッパからもたらされた薬学を基礎に、薬の研究が盛んに行われるようになった明治後期から大正にかけて、新薬開発を契機に起業したメーカーも数多くあります。第一三共の前身である三共は消化酵素の**タカヂアスターゼ***、第一製薬は**駆梅剤***ネオネオアーセミンの開発が起業のきっかけになりました。

●製薬事業を拡充した協和発酵キリン

医薬品メーカーには、別の業態から派生した知見や技術を転用して医薬品を製造するようになった企業も数多くあります。協和発酵工業はその代表的なメーカーです。本来は酒類・食品メーカーであり、60年代

用語解説

***タカヂアスターゼ**　旧・三共の初代社長、高峰譲吉博士が1894年に発見した消化酵素です。その後、でんぷん消化力とたんぱく質消化力を併せ持つタカヂアスターゼN1へと改良されている。

には蒸留酒業界で国内売上高第2位でした。同社は、創業当初から高度な発酵技術を基盤に、創薬にも取り組んでいました。02年には酒類事業をアサヒビールに売却し、医薬品事業に本腰を入れ始め、08年にはキリンファーマと合併し、協和発酵キリンと改称して医薬品事業を拡充しました。同社の2017年度売上高は約3534億円で、その額は国内第9位です。

このほか、製菓業界の明治製菓の医薬品部門Meiji Seika ファルマは1684億円（第14位）、繊維業界の帝人のヘルスケア部門帝人ファーマは1554億円（第17位）、総合化学メーカーの旭化成グループの旭化成ファーマは1357億円（第19位）で、やはり医薬品の専業メーカーと肩を並べる業績を上げています。さらに、ヤクルトは乳酸菌の醗酵技術を応用してバイオ医薬品やがん治療薬などの開発に、味の素はアミノ酸の合成技術を基盤に輸液や生活習慣病領域の薬剤の開発に、それぞれ取り組んでいます。バイオテクノロジーや遺伝子解析技術の進展で、今後も関連技術を有する企業が続々と医薬品業界に加わってくると推察されます。

製薬企業と異業種の提携の例

	社名	提携先	提携内容
製薬×ゲーム	東和薬品	バンダイナムコ研究所	服薬支援ツールの開発
	アステラス製薬	バンダイナムコ エンターテインメント	運動支援アプリの開発
製薬×保険	エーザイ	東京海上日動火災保険	認知症との共生・予防
	エーザイ	セント・プラス	認知症保険の開発
製薬×医療機器	大日本住友製薬	ドローブリッジ（米）	採血デバイスの開発
	アステラス製薬	アイオタ（米）	埋め込み型医療機器の開発
	塩野義製薬	アイリス	インフルエンザ診断機器の開発
	大日本住友製薬	Aikomi	認知症に伴う行動・心理症状を緩和する医療機器の開発
	大日本住友製薬	メルティンMMI	サイボーグ技術を活用した医療機器の開発
製薬×IT	アステラス製薬	ウェルドック（米）	治療用アプリの開発
	エーザイ	アルム	地域医療連携や地域包括ケアに対するソリューションの提供
	塩野義製薬	アキリ（米）	治療用アプリの開発
	東和薬品	TIS	ITサービスの提供

各社のプレスリリースなどをもとに作成

出典：AnswersNews「「製薬×○○」広がる異色のコラボ…製薬企業、新規事業を模索」（製薬企業と異業種の提携の例）をもとに当社作成
https://answers.ten-navi.com/pharmanews/17616/

用語解説

＊**駆梅剤**　「くばいざい」と読む。梅毒の治療薬。ペニシリン、サルバルサンなど。梅毒はかつて、遊女に多く見られたため花柳病と名付けられ、遊郭に設けられた治療施設は駆梅院と呼ばれた。

3 売上増をはるかに超えるコスト増

優れた効果が期待できる薬剤を開発できなければ、ビジネス競争から確実に脱落してしまう医薬品業界。生き残りをかけたM&Aが繰り返される背景には、資本力イコール開発力といわれる業界の特性が見え隠れしています。

医薬品の世界市場は2021年に1兆4235億ドルに達し、その直近の5年間の拡大率は年平均5・1%でした。さらに、2026年には1兆7500～1兆7800ドルに拡大すると予想されています。その一方で、研究開発費は着実に増え続け、営業利益率はむしろ低下傾向にあります。その理由の1つには、研究開発に莫大な費用がかかるバイオ医薬品の開発に各製薬メーカーが取り組んでいることが挙げられます。医薬品産業は、常に積極的な新薬開発を継続しなければならない宿命を背負っていますが、現在は新薬の候補物質が出尽くしつつあるため、特定の動物や病原微生物、およびそれらが作り出す物質、あるいは**遺伝子組換え***によって作成するバイオ医薬品が新たな開発対象となってきました。

バイオ医薬品を開発するためにはきわめて高度な技術や特殊な環境が必要であり、これまで以上に時間と労力も求められます。そのため自社で開発せず、ベンチャー企業の研究成果を買い上げるといった戦略もとられています。この製薬メーカーからバイオ医薬品の製造を委託される機関をバイオCMO（Contract Manufacturing Organization）、製造とともに開発も委託される機関をバイオCDMO（Contract Development & Manufacturing Organization）と呼び、世界中で増えています。

一方、薬の副作用による医療事故が世界的に多発しており、薬剤の安全性に対する規制も以前にも増して

用語解説

***遺伝子組換え**　ある生物が持つ遺伝子（DNA）の一部を、他の生物の細胞に導入して、その遺伝子を発現させること。遺伝子の情報をもとに、タンパク質が合成されることを意味する。

厳しくなっています。そのため、開発費用のみならず医療訴訟の経費やそれを補てんするための保険料も増大しているため、医薬品のコストは今後も増え続けるものと予想されます。

●欧米政府は協調で業界を支援

今日の製薬メーカーは、**遺伝子治療薬***など、これまでとは異なる作用メカニズムの薬剤の開発にも新たな資金の投入を余儀なくされています。なぜなら、そうした薬剤の研究開発には、最先端機器の導入やエンジニアの増員、研究施設の拡充が必要だからです。

そこで欧米の有力メーカーは、国際協調によって新薬開発の効率化を図っています。例えば、臨床試験を多国籍多施設共同で、同時に行うといった工夫です。対象となる薬剤の効果が複数の国で同時に認められれば、国際市場で一斉に販売することができます。しかし、これまでは薬剤の承認制度が国ごとに異なっていたため、自国で販売できても、他国への輸出は容易ではありませんでした。その解決策として、各国政府は承認制度の統一化も進めています。

2006~2021年の世界のバイオ医薬品の国別開発割合の推移（米欧日中韓の比較）

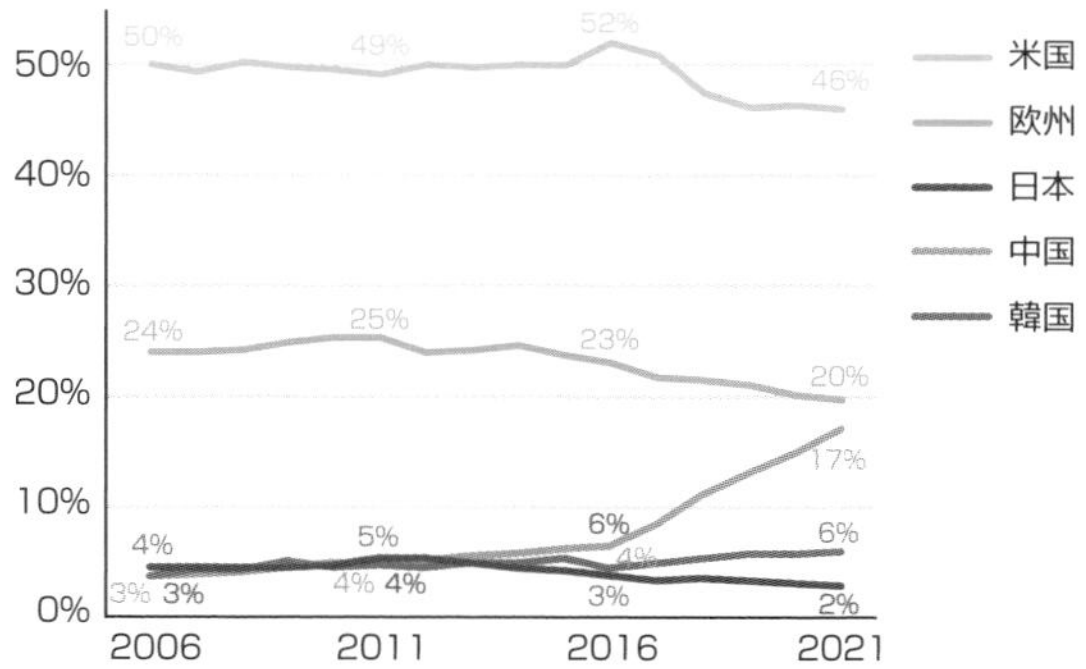

Source: IQVIA Pipeline Intelligence, Dec 2021; IQVIA Institute, Jan 2022.
出典：IQVIA「Global Trends in R&D OVERVIEW THROUGH 2021」（P52）「Exhibit 42: Number of drugs and country share of emerging biopharma pipeline Phase I to regulatory submission based on company headquarter location, 2006-2021」をもとに当社作成
https://www.iqvia.com/-/media/iqvia/pdfs/institute-reports/global-trends-in-r-and-d-2022/iqvia-institute-global-trends-in-rand-to-2021.pdf

用語解説

＊**遺伝子治療薬**　遺伝子を主成分とする医薬品。製剤化した特定の遺伝子を患者に投与し、その遺伝子がつくり出すタンパク質の作用によって疾患を治す。寒冷や害虫に強い農作物をつくり出すことなどで始まり、医薬品開発にもその技術が応用されるようになった。

4 日本市場は大きいがオリジナルの医薬品は少ない

日本は技術立国をうたっていますが、医薬品産業に関しては国際市場における開発競争で苦戦を強いられています。世界でもトップクラスといわれる日本の研究者の力が、医薬品産業では十分に発揮されていない可能性があります。

日本の医薬品輸出入収支は、長年マイナスが続いています。特に2005年から輸入超過が急拡大し、2001年までは2000億円程度で推移していた輸入超が2010年には1兆円を超え、2016年には2兆2901億円にまで跳ね上がり、2021年にはCOVID-19のワクチンや治療薬の輸入が大きく影響し、3兆3256億円の超過となりました。様々な産業の国際市場における実績を評価する尺度である**国際競争力指数**をみると、自動車、精密機械、鉄鋼、化学品など、日本の多くの産業がプラスで推移しているにもかかわらず、医薬品産業は近年のコロナ禍の影響を差し引いたとしても、大きなマイナスが続いています。その理由の一つに、日本で開発された医薬品の海外進出の遅れがあげられます。例えば、2021年度の医薬品世界売上高上位20品目に入っている日本発の医薬品は小野薬品のオプジーボ（18位）のみです。同年度の売上高上位100品目においても、日本発は9品目にとどまっています。

それでも日本の医薬品市場は現状では世界第3位の規模です。すなわち、日本の市場は大きいにもかかわらず世界で売られている日本発の医薬品はきわめて少ないのです。それは日本で開発されたにもかかわらず、日本でしか売られていない**ローカルドラッグ**＊が多いからだといわれています。日本では保険制度の恩恵で医薬品の使用率が高く、一定の売上高を確保できます。それが多くの製薬メーカーを保守的にさせて

ワンポイントコラム
【国際競争力指数】 輸出入収支額÷（輸出額＋輸入額）で求められます。医薬品は経年マイナスですが、近年は繊維産業もマイナスになっています。

いるのかもしれません。

●医療費抑制策はメーカーの海外進出を加速させるか

近年は、医療費抑制策により国内の売上も伸び悩んでいるため、大手メーカーがこれまで後手を踏んでいた欧米での医薬品開発や販売に、積極姿勢をようやく見せ始めています。

わが国の医薬品産業が今後成長を続けるためには、国際市場のシェア拡大がやはり必要と思われます。医薬品産業は、開発した薬の新規性と有効性が成長の鍵を握るため、国内では中堅といわれる企業でも、画期的、革新的な新薬を開発できれば、一躍世界市場で名を成す可能性はあります。そうした創薬を可能にするためにも、豊かな研究環境の創出と経済的基盤の拡充が求められます。すなわち、製薬メーカー、大学などの研究機関、創薬ベンチャーの連携強化と研究成果の共有の促進が必要なのです。

2002～2021年に上市された新規薬剤の数の米欧中日比較

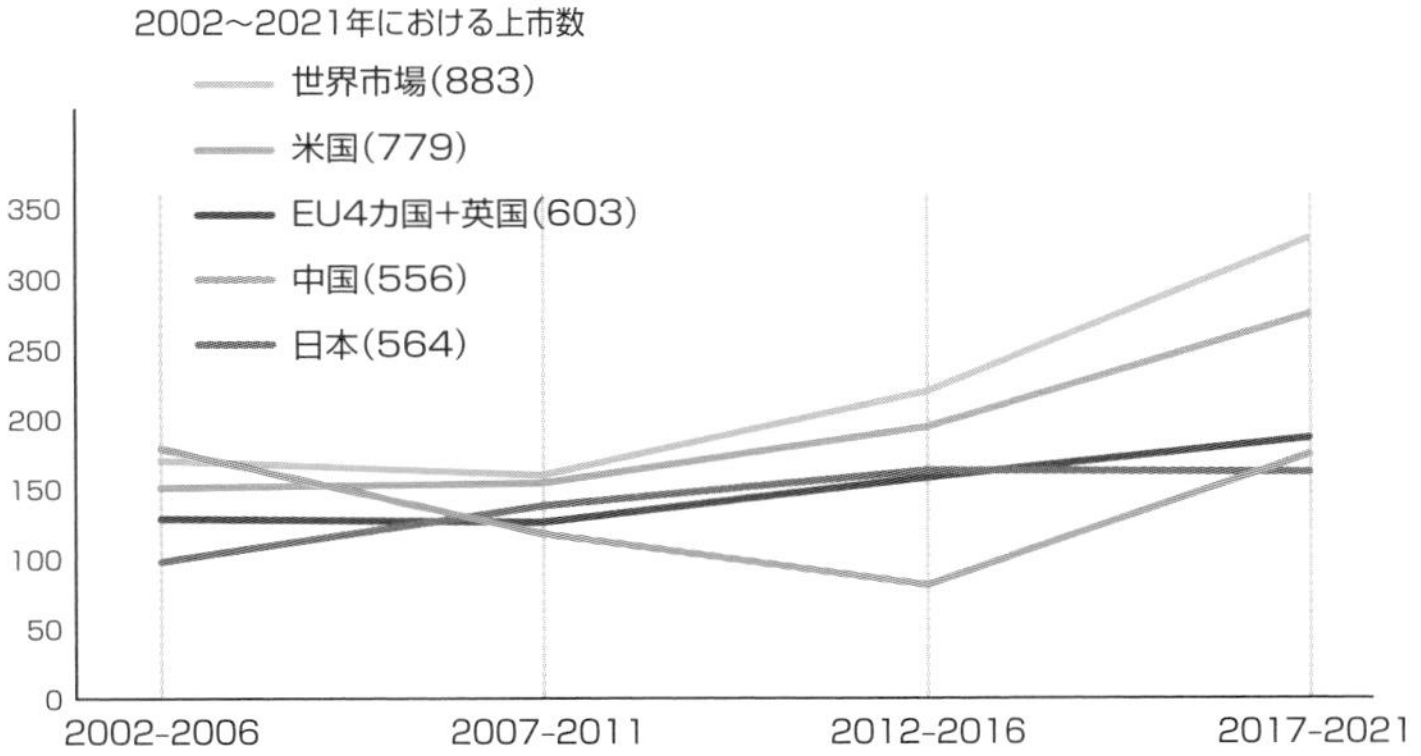

Source: IQVIA Institute, Jan 2022.
出典：IQVIA「Global Trends in R&D OVERVIEW THROUGH 2021」（P12）「Exhibit 7: Number of novel active substances (NASs) launched globally and in selected countries 2002-2021」をもとに当社作成
https://www.iqvia.com/-/media/iqvia/pdfs/institute-reports/global-trends-in-r-and-d-2022/iqvia-institute-global-trends-in-randd-to-2021.pdf

用語解説

＊**ローカルドラッグ**　先進国共通で使用されず、ある国でしか使用されていない薬のこと。日本のローカルドラッグの多くは世界標準ではない臨床試験で承認されているとの報告もある。

5 医薬品に多いヒヤリハット事例

医師、薬剤師、そして医薬品メーカーは、それぞれの立場で医薬品の適正使用を心がけています。それにもかかわらず、ボタンの穴を一つかけ違えるような思いがけないミスから、大きな不幸をたびたび招いていることも事実です。

米国では、年間10万人もの患者が医療事故で亡くなっているといわれています。わが国でも、患者を取り違えて手術してしまったというニュースをときどき目にします。**医療事故あるいは医療過誤***と呼ばれる不祥事は、年々増え続けているように思われるほど、マスメディアを通じて頻繁に報道されています。

医療事故を根絶するためには、事故につながるようなミスを医療現場から排除しなければなりません。事故につながる恐れのあるミスのことを**ヒヤリハット事例**といいます。日本医療機能評価機構のヒヤリハット事例報告事業に登録された医療機関646施設における2021年1月～12月におけるヒヤリハット事例数は、101万921件にのぼり、そのうち薬剤関連が32万1431件で最も多く、全体の約32％を占めました。

しかしこうした調査では、医療関係者のミスとは言い切れない事例も数多くあることがわかっています。なぜなら、ヒヤリハットの誘因として、似かよった名前や容器の薬剤が多く、医療者が取り違える可能性もかなり高いことが指摘されているからです。

●医業の機能分化で増え続ける標榜科

クリニックや病院の看板に書かれた診察科目のことを「標榜科」と呼びます。国家試験に合格して医師免許を取得した医師は、自分が専門にしたい科目を自由に選べることになっています。昭和の中ごろまでは

用語解説

＊**医療過誤と医療事故**　医療過誤は、医療従事者が治療を行うにあたって当然必要とされる注意を怠ったために患者に損害を与えること。医療事故とは、医療に関わる場所で起こる事故。病院の廊下での転倒、医師・看護師の負傷や感染なども含まれる。

内科、外科、小児科、産婦人科、精神科など、簡略な分類でしたが、近年は医療技術の進歩や新しい病態の出現などを理由に、標榜科が急増しています。皮膚科や整形外科は外科から独立し、消化器科や呼吸器科は内科から派生したであろうことは、容易に想像できますが、心臓血管外科、心療内科、消化器外科などは、今ひとつルーツがイメージできません。

標榜科が増加したことで、患者は病状によって複数の科を受診しなければならなくなりました。その結果、病名が増えるとともに、処方される薬の種類もさらに増え続けています。患者は、受診した複数の科目からそれぞれ発行された処方せんを持って、薬局で薬を購入します。薬剤師は、膨大な種類の薬の管理と入り乱れる標榜科の仕分けに神経を尖らせます。

薬剤師が薬を取り違えて患者に渡してしまうことを調剤過誤といいますが、もしある薬剤が「ア」と「マ」や、「リ」と「ソ」の1字違いであったらどうでしょう。人間である以上、ミスもあることを想定すべきなのです。医薬品業界が考えなければならない課題は、薬の開発だけではないのです。

2021年度の原因別医療事故数

項目	誤った医療の実施の有無				合計
	実施なし			実施あり	
	影響度（当該事例の内容が仮に実施された場合）				
	死亡もしくは重篤な状況に至ったと考えられる	濃厚な処置・治療が必要であると考えられる	軽微な処置・治療が必要もしくは処置・治療が不要と考えられる		
（1）薬剤	1,683	8,410	105,719	205,619	321,431
（2）輸血	90	285	2,089	3,847	6,311
（3）治療・処置	536	2,667	15,912	44,391	63,506
（4）医療機器等	352	1,171	12,183	21,716	35,422
（5）ドレーン・チューブ	400	2,623	30,454	115,271	148,748
（6）検査	678	2,155	31,781	59,207	93,821
（7）療養上の世話	613	4,117	67,646	148,442	220,818
（8）その他	638	2,426	53,958	63,842	120,864
合計	4,990	23,854	319,742	662,335	1,010,921

出典：公益財団法人 日本医療機能評価機構「医療事故情報収集等事業　2021年　年報」の図表Ⅱ－３－２　発生件数情報の報告件数をもとに当社作成
https://www.med-safe.jp/pdf/year_report_2021.pdf

ワンポイントコラム

【ヒヤリハット事例】　一歩間違えれば重大事故になったかもしれない場面で、「ヒヤリ」としたり「ハッ」とした経験をいいます。製造業の工場、運送業の車やトラックの運転、建設現場、医療現場などで広く使われる言葉です。現在では行政文書などの用語にもなっています。

6 承認審査の遅れが医療費負担を増加させる

薬の承認審査は、安全性を重視し、十分に時間をかけるべきです。しかし、承認に時間がかかりすぎると、必要な医薬品が患者の手になかなか届かないことになります。審査の精度と迅速性を両立させるためには、優れた人材の確保と審査環境の整備が求められます。

「海外では標準治療に用いられる抗がん剤が、日本では承認されておらず、個人輸入でしか手に入らない」これは、国内のあるがん専門医の独白です。優れた効果が世界的にも認知されていながら、日本では正式に使用できない薬剤が数多く存在します。もちろんそれは保険診療で使用できないという意味で、お金さえ出せば入手は可能なのですが、未承認薬と呼ばれるそうした薬剤のほとんどが、がんをはじめとする重篤な疾患、あるいは非常に稀な疾患の治療薬であるため、大変高価なことも大きな問題です。

この未承認薬が多いことが、日本の医療界が抱える悩みの一つとなっています。例えば、2008年にようやく国内で承認された腎細胞がんの治療薬、ソラフェニブは、承認前に個人輸入した場合、1本当たり約5700ドルかかったといわれています。また、保険に関しては別の問題もあります。Aというがんの薬が、大腸がんの治療用として承認されている場合、それを膀胱がんの治療に使用すると、**適応外使用**＊という理由で保険給付による補助が得られなくなります

海外ではいろいろな治療に使われる薬が、日本では限られた疾患にしか使用できないという例は数多くあります。こうした不都合の原因は、硬直化した日本の新薬承認システムにあるといわれています。まず、日本では治験の進行を担当するコーディネーターが不足しています。そのために、被験者や担当医師の確保という、治験の準備段階から時間がかかります。さ

用語解説
＊**適応外使用**　医薬品はすべて、使用対象となる疾患が決められている。対象外の疾患に使用することを適応外使用という。適応外処方ともいう。

らに、承認審査を行う審査官も不足しているといわれています。2010年の段階で、米国の食品医薬品局（FDA）に常勤する審査官は約2000人でしたが、日本（医薬品医療機器総合機構）では約400人でした。審査の遅れは未承認薬の増加につながり、患者の薬剤費の負担も増やすことになります。

●判断が分かれる混合診療の扱い

それでは、未承認の薬がどうしても必要な場合、どうしていたかといえば、研究目的などの名目で、少量の個人輸入が認められていました。ただし、保険診療と保険外診療の**混合診療***が禁止されているため、未承認薬を使用すると、標準的な治療の費用や入院費まで自費で支払うことになってしまうという、困ったルールもあります。

この混合診療の是非については、たびたび裁判でも争われていますが、2011年の最高裁の判決で混合診療の禁止は合法との判断が下される一方で、一部のがん治療薬では、混合診療のようなかたちが少し認められるようになっています。

承認審査の遅れで医療費負担大

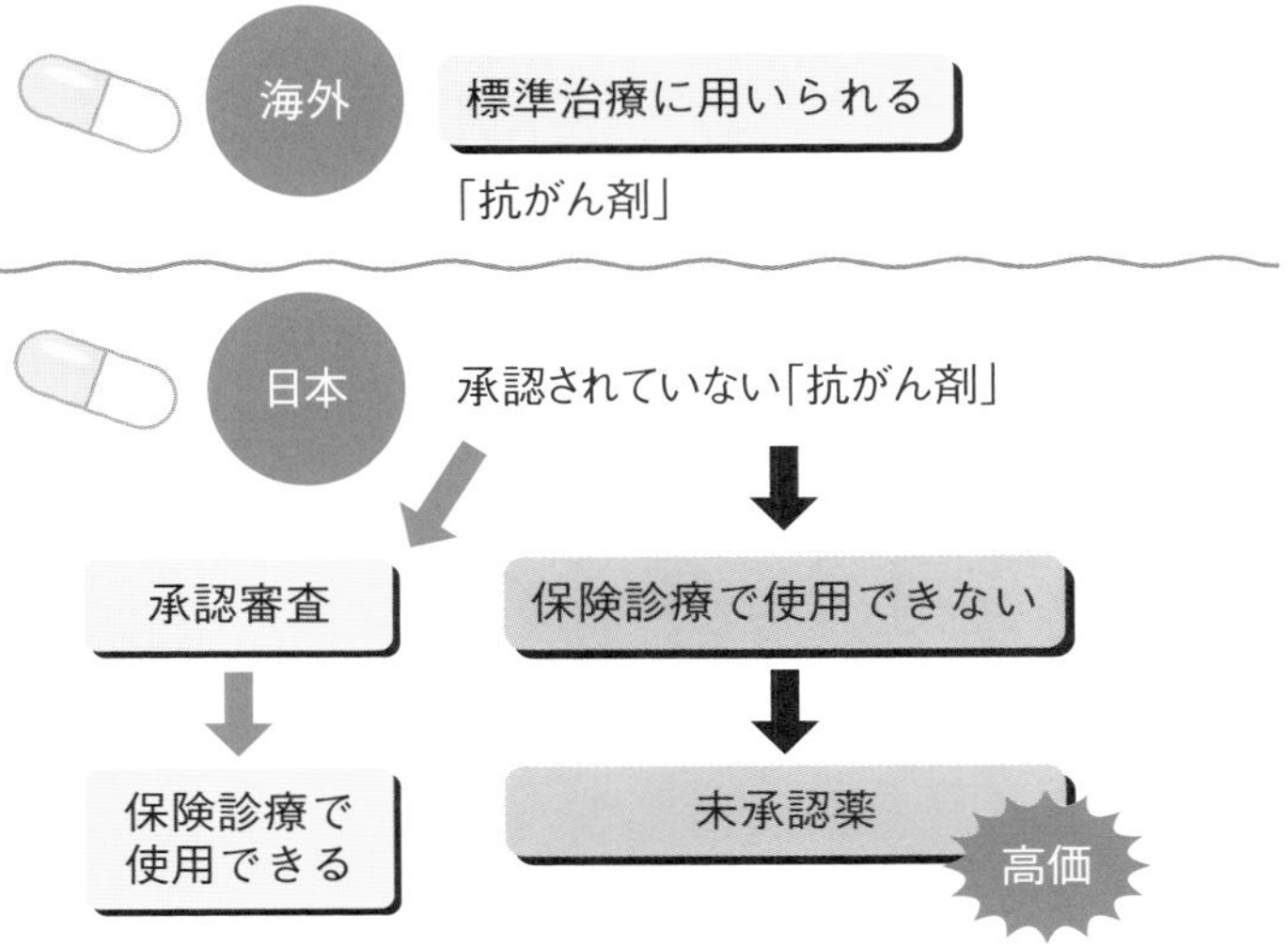

用語解説

*混合診療　保険の対象となる治療と対象とならない治療を併せて行うこと。混合診療を行うと、保険の対象となる治療にも保険が支払われなくなり、すべて自費診療になる。

治験の空洞化

医薬品の安全性監視体制について、国際協調を図った結果、国内の治験環境はより厳格になりました。しかし、治験というシステムとその重要性が、一般にはそれほど認知されていないため、治験の実施環境は未成熟の状態が続いています。

1997年に制定された「医薬品の臨床試験の実施に関する省令」は新GCP基準ともいわれ、それまでの臨床試験を、日米欧3極医薬品規制調査国際会議で合意したICHレギュレーションに基づく方法に改善するものでした。新たに設けられた順守事項の中には、被験者の同意取得は文書によらなければならないことや、治験の適正評価のために第三者の監査担当者を配置することなどが盛り込まれました。特に、文書による同意書の取得では捺印まで求められるため、被験者の確保に難航することも少なくなく、それが治験の開始の遅れにつながることもしばしばあります。しかも、新たな実施基準に適合した体制をとれない医療機関もあるため、日本の治験環境は依然として課題が多い状況のようです。

さらに、欧米のデータを基に承認申請をできるようにする**ブリッジング**＊が、旧厚生省で認められるようになったことが、国内での治験の減少に拍車をかける結果ともなったようです。時間がかかり、得られるデータ量も少なく、そのわりに実施費用も高い日本に比べ、海外には良好な治験環境が整っているため、日本のメーカーが治験を海外で先行して行うケースが急増してきたのです。実際に、新GCP施行の前後を比較すると、1993年には160件あった国内の治験の届出数が、2000年には63件に激減しました。

こうした現象は「治験の空洞化」と呼ばれ、日本の医薬品産業育成を阻む大きな問題となっていました。

用語解説

＊**ブリッジング**　外国臨床データを持ち込むために、申請する国で行われる外国データを裏付けるための補完的な試験。既存のデータを引用するため、自国ですべての試験を行って申請書類を作成するよりも、簡便な方法と考えられている。

●新しい承認審査機構は機能するか

そうした現状を打開するために、厚生労働省はこれまでの承認審査機構を改編し、2004年から**医薬品医療機器総合機構**を新設して、治験のスピードアップを図っています。しかし、この新機構は医薬品の開発振興と安全審査・監視という、相反する二つの機能を統括するため、新たな薬害を引き起こす可能性も指摘されています。また、職員の募集も社会情勢に配慮して民間登用重視ですが、結果として製薬企業の元社員などが大量に採用される可能性もあり、企業との癒着や審査の便宜供与なども心配されています。

そうした中、COVID-19のパンデミックでは、ワクチンと治療薬の迅速な導入が強く求められました。特に、感染症関連の学会や医師会がその必要性を繰り返し訴え、それに押される形で国は特例承認という措置により、いくつかのワクチンと治療薬の医療機関での使用を認めました。その影響というわけではないでしょうが、2020年の治験届出数は186件、2021年は194件に増えました。

近年の治験計画届出件数の推移

	初回　治験計画届
平成 26 年度	151（20）
平成 27 年度	127（10）
平成 28 年度	134（10）
平成 29 年度	136（3）
平成 30 年度	175（11）
令和元年度	162（7）
令和 2 年度	186（10）
令和 3 年度	194（9）

（注）() の数値は、いわゆる医師主導治験に係る届出数を示す。

出典：独立行政法人 医薬品医療機器総合機構の HP「治験計画届出件数」「薬物の治験計画届出件数の推移」平成 26 年度〜令和 3 年度をもとに当社作成
https://www.pmda.go.jp/review-services/trials/0014.html

ワンポイントコラム

【医薬品医療機器総合機構】 もともと旧厚生省にあった旧薬務局が、医薬品の研究開発振興と審査・安全監視を兼ねていました。サリドマイドやスモンという薬害の繰り返しを重く見て、両部門の公正性を高めるために分離されていました。それが再び統合されることになり、一部で問題視されています。

8 特許切れ後の新薬開発はゲノム創薬に

浜辺の砂の中からダイヤモンドを探すような作業だといわれる医薬品の開発は、体力、気力、資金力の戦いにとどまらず、執念がよりどころとなる世界にも感じられます。世界のメーカーが血眼になって追い求める新薬は、その薬効の影に、人々を夢に駆り立てる魔力を秘めているのかもしれません。

医薬品業界は、世界的に大きな節目を迎えています。これまでは、化合物の様々な組み合わせや量の調整で、その作用と効果を調べるという作業でしたが、すでにそうした方法には限界が来ているといわれています。

さらに、大手製薬メーカーの巨額の利益を生み出してきた医薬品の多くが、ここにきて続々と特許切れになり始めています。実際に、ブロックバスターと呼ばれる年間売上高10億ドル以上の医薬品のうち、2020年～2026年に特許切れを迎える製品は28品目あります。中でも、米アッヴィの抗TNFα抗体製剤ヒュミラ、近年注目されつつある注意欠陥多動性障害（ADHD）の治療薬である武田薬品の**ビバンセ**＊、住友ファーマの抗精神病薬ラツーダなどは2023年に特許切れになり、経営に大きな影響を与えるのではないかと危惧されています。例えば、ヒュミラは2021年まで6年連続で「世界で最も売れた医薬品ランキング」の第1位（統計によっては9年連続との報道もある）となり、この薬剤がアッヴィを一躍世界のトップ3のメーカーに押し上げました。その一方で、米国での特許切れによる損失は約80億ドル（約1兆300億円、2023年1月の為替レートで換算）といわれており、その影響がいかに大きいのかがわかります。2000年以降は同様の特許切れ事例が数多く起きており、世界の医薬品メーカーが**ゲノム創薬**に躍起になる理由がここにあります。これまでの開発手法

用語解説

＊**ビバンセ**　武田薬品が買収したシャイアー社が持っていた注意欠陥多動性障害治療剤。同薬剤の共同開発等のライセンス契約を塩野義製薬が2011年に締結していたため、武田のシャイアー社買収後は塩野義との共同販売になっていた。

では新薬が生まれる確率が低くなっているのに加え、さらなる主力製品の特許切れが続くからです。

●規模で大きく劣る日本のメーカー

医薬品メーカーがゲノム創薬へ寄せる期待はきわめて大きいといえます。世界有数の巨大メーカーに成長しても、さらなる合併と吸収を繰り返して肥え太ろうとするのは、膨大な資金と人材を確保して、他社より1日でも早く、革新的な新薬を開発したいからなのです。

それでは日本のメーカーはどうかといえば、出遅れているとの声が多く聞かれます。なぜなら、日本でトップを走ってきた武田薬品でさえ、世界の頂点を極めたファイザーの3分の1以下の年間売上です。合併したアステラスや第一三共はさらに少ないわけですから、企業規模では世界に太刀打ちできないと考えるのが妥当です。しかし、日本の研究者のレベルは、世界でトップクラスといわれています。ゲノム創薬という新たなステージが生まれた今、日本のメーカーの巻き返しに期待したいと思います。

厚生労働省が描くゲノム創薬の流れ

ヒトゲノム 再生医療等研究事業（ヒトゲノム・遺伝子治療研究分野）

研究内容	(ヒトゲノム分野)	高齢者の主要疾患関連遺伝子の解析等
	(遺伝子治療分野)	遺伝子治療に用いるベクターの開発、ベクターの安全性・有効性評価等
	(生命倫理分野)	ヒトゲノム分野等に関連する倫理に関する研究
目標	疾患関連遺伝子の同定、遺伝子治療製剤の臨床研究や安全性に関する研究、病変の遺伝子診断技術、研究資源の提供を目的とした細胞バンクなどの管理基盤整備に関する総合的研究など、 創薬のための基盤的支援技術に繋がる研究を実施	

予算：平成18年度概算要求として、22億円(前年度同じ)

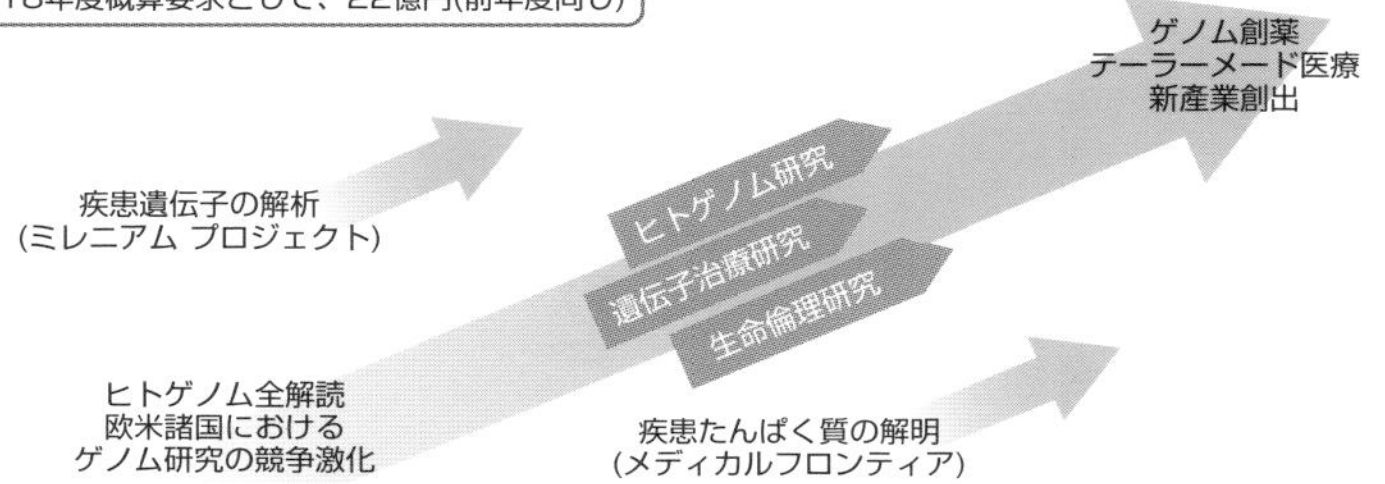

出典：厚生労働省「厚生科学基盤研究分野におけるゲノム創薬・再生医療推進の流れ」をもとに当社作成
https://www.mhlw.go.jp/shingi/2005/07/s0713-10d3-2.html

ワンポイントコラム

【ゲノム創薬】　生き物が持つすべての遺伝子情報をもとに、あらかじめ研究の対象（一定の病気に関わるたんぱく質など）を特定して治療薬を開発するため、論理的かつ合理的に開発を進められます。

9 わが国の保険制度の問題点

加入率・給付率ともに世界的に突出した制度として、日本の健康保険制度は定着しています。しかし、政治、医療、製薬産業、そして国民の利益という異なる観点から検証した場合、現行制度に問題がないとはいえません。

現行の医療保険制度は複雑です。まず、企業等の組織で働く人や公務員が加入する被用者保険といわれる組合管掌健康保険、全国健康保険協会（協会けんぽ）、共済組合があります。また、組織で働かない農家や自営業者が加入する国民健康保険もあります。このほか船員保険と日雇い特例健康保険があります。

現在の日本は高齢者の増加と、長引く不況による納税者層（労働者層）の所得減で、保険料収入と利用サービスへの拠出金のバランスが崩れています。すでに多くの**保険組合**＊が破綻し始めており、国民健康保険でさえ赤字になっています。高齢者人口が増えることとは有識者がすでに予想していましたが、経済の成長がマイナス面を助けると想定されていて、問題が先送りされてきた結果が現状と考えられます。

●国民健康保険の課題解決の方向性

厚生労働省は2001年に発表した『医療制度改革の課題と視点』の中で、問題解決のポイントは赤字の原因である高齢者医療制度の改革にあるとして、次の4案を提示しました。

①独立保険方式：全ての高齢者を対象に、各医療保険制度から独立した高齢者医療保険制度を設置するという案。しかし、多額な公費の拠出が必要となり、すでに引退している高齢者の保険料支払い能力も問題とされました。

②突き抜け方式：**被用者OB**を対象とする新たな保

用語解説

＊**保険組合**　正しくは保険者という。保険事業を行う者を指し、組合健保では各組合、政管健保では政府、国保では各市町村や国保組合が保険者になる。

険組合を創設し、その医療費を被用者保険グループ全体で支える仕組みを設置するという案。被用者が退職後、国保に移行しないようにして、国保の高齢者集中を回避しようとするものですが、被用者OBに限ることは平等性に欠けると指摘されました。

③年齢リスク構造調整方式：現行の保険組合を前提として、加入者の年齢構成が異なることから生じる各保険組合の医療費支出の差を調整しながら、保険組合間の負担の不均衡を調整するという案。拠出金の減額分をいかに補填するのか不明瞭であるため、実現の可能性は低いとされました。

④一本化方式：現行の医療保険制度を一本化し、被用者保険か否か、高齢者か若年者かで区別せず、全ての人を対象とする新たな医療保険制度を設置するという案です。

しかし、大小5000を超える保険組合間で、給付率や保険料水準が異なるため、その調整は難しい状況です。そこで、医療費増の主因とされる高齢者の医療費の削減に手が付けられ、その結果生まれたのが、2008年に開始された後期高齢者医療制度なのです。

老人医療費の今後の予想

老人医療費の占める割合

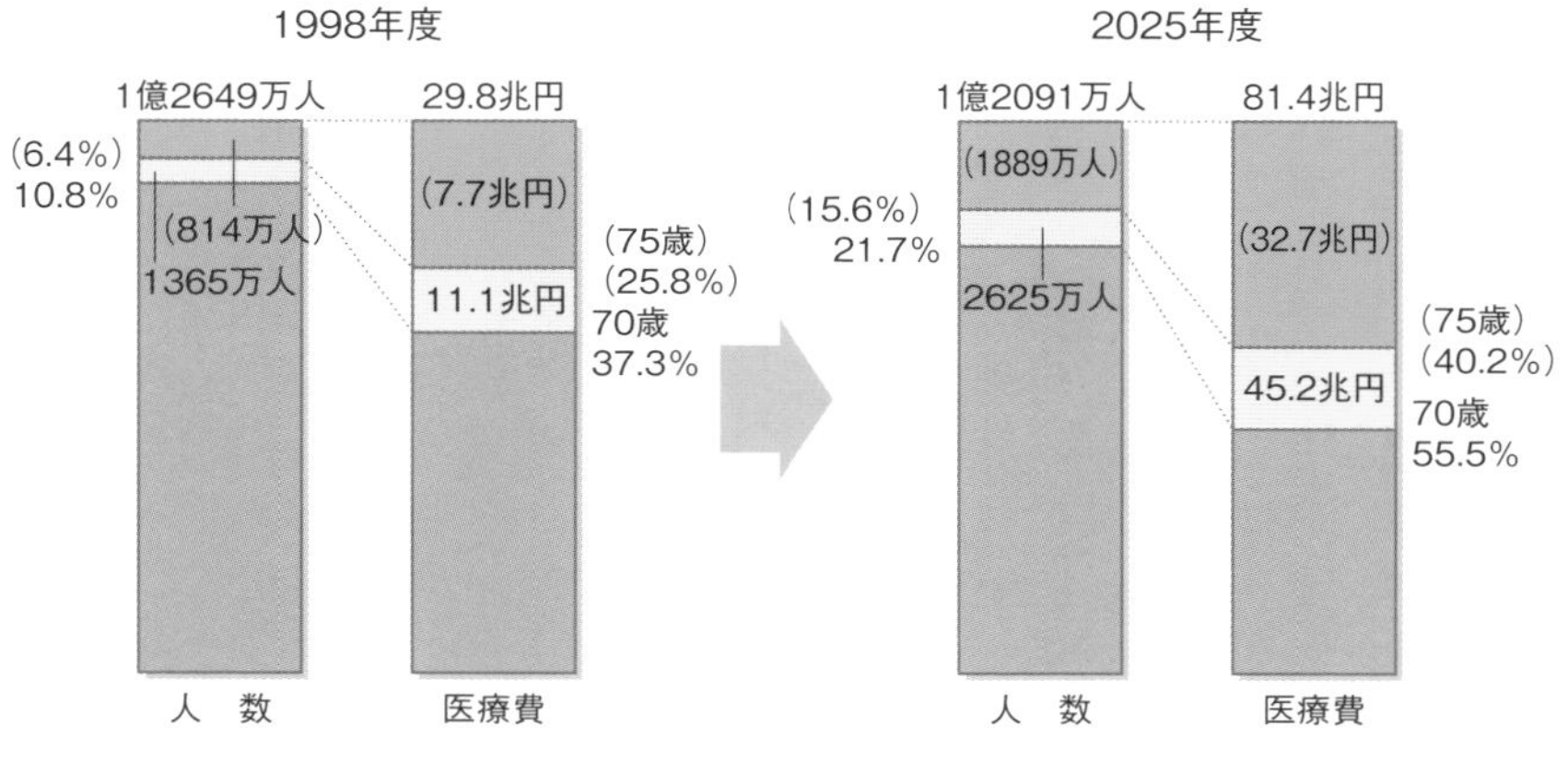

出典：厚生労働省報道発表資料「医療制度改革の課題と視点」より

ワンポイントコラム

【被用者OB】　被用者OBのために、1984年から国保保険料と被用者保険等保険者の拠出金を財源とする退職者医療制度が、市町村国保の中の制度として設けられています。これが保険財政に二重の負担をかける結果になっています。

10

薬害訴訟の歴史

医薬品は人体に様々な影響を与えますが、その中でも好ましくない作用は副作用と呼ばれ、薬を使用する際は常に注意する必要があります。時には、そうした副作用の集団発生が社会問題に発展することもあります。

薬の開発は、前臨床試験、臨床試験、市販後調査など安全性に対する厳重な監視体制の中で進められます。また、薬を投与する前には、患者に対する十分な**インフォームド・コンセント**＊（説明責任）の実施が医療者には求められています。しかし、こうしたシステムが整っていなかった過去においては、安全性の検証が十分に行われていない薬が患者に投与され、その結果、薬害と呼ばれる健康被害に結びつくことも少なからずありました。

戦後、最初に注目を集めた薬害はペニシリンによるものでした。1956年に東大法学部の教授が、虫歯の治療中にペニシリン注射によるショックで死亡しました。原因は、**アナフィラキシー**＊といわれる重篤なアレルギー反応でした。それまでにもペニシリン・ショックは存在したと思われますが、名の知られた人が倒れて初めて社会問題となり、ペニシリンの慎重な投与が求められるようになったのです。

訴訟に発展した薬害の中でも胎児が被害を受けたために、その悲劇性が際立った事件がサリドマイド禍でした。催眠・鎮痛剤としてドイツで開発されたサリドマイド剤は、米国では胎児への影響が危険視されて販売されませんでしたが、日本では十分な臨床試験も行われずに販売されました。その結果、同剤を服用した母親から奇形児が生まれ、製造を承認した旧厚生省とメーカーであった大日本製薬は重大な責任を問われました。

用語解説

＊**インフォームド・コンセント**　医療行為を受ける前に、医師や看護師から医療行為に関する十分な説明を受け、患者がそれに疑問があれば解消し、十分納得した上で、その医療行為に同意すること。米国で生まれた用語で、“十分な説明と同意”と訳されることもある。

50年代後半から70年代にかけては、スモン病が問題になりました。これは、整腸剤キノホルムの副作用によるもので、脊髄や神経の障害、下血、四肢の麻痺など、重篤な症例が全国で1万人を超えました。キノホルムもサリドマイドと同様に、**包括建議**＊と呼ばれる安易な扱いで販売許可された薬剤でした。スモン病の損害賠償請求訴訟は、33の地方裁判所と八つの高等裁判所で行われました。

●薬害を根絶する施策が求められる

しかし、サリドマイドとキノホルムという、社会に大きなインパクトを与えた薬害の経験も歯止めにはなりませんでした。80年代には、非加熱血液製剤を投与された血友病患者がエイズを発症し、被告となった旧ミドリ十字社の元社長らは実刑判決を受けています。さらに、1969年から1994年にかけて血液製剤を投与され、C型肝炎を発症した患者たちも、国と製薬会社を相手取って訴訟を起こしました。その結果、2008年に原告と国が和解し、薬害肝炎被害者を全員一律救済する法律が制定され、翌2009年には肝炎対策基本法も制定されました。しかし、潜在患者はさらに増え続けるともいわれ、未だにすべてが解決されてはいません。

広義の薬害という意味では、感染症ワクチンによる健康被害もあります。百日咳や日本脳炎、麻疹などのワクチン接種では、かつて小児が脳炎を発症し、問題となりました。またポリオのワクチンは当初、病原体が死滅していない生ワクチンであったため、200万～400万人に1人の確率で、麻痺の発症が認められました。現在、ポリオのワクチンは不活化ワクチンに切り替えられ、その他のワクチンも改良されていますが、今後も新たなワクチンが開発されるたびに、副反応の問題が取り沙汰されると思われます。

このほか、近年は健康・ダイエットブームに便乗した漢方薬やサプリメントによる健康被害も増加しています。例えば、ダイエット効果をうたう健康茶や食品の中には、肝臓や呼吸器に重篤な障害を発症させるものがあります。薬害は天災ではなく人為的な事故です。医業全体をあげて根絶しなければならない最重要課題として、妥協のない国の施策が求められます。

用語解説

＊**アナフィラキシー**　ハチ毒や食物、薬物などが原因で起こる急性アレルギー症状の一つ。じんましんなどの通常のアレルギー症状以外に、呼吸困難や意識障害など生命に関わる症状に陥ることもある。

過去の主な薬害

1948〜55	百日ぜき、ジフテリア、BCG、チフス、赤痢等ワクチン事件
1955	森永ヒ素ミルク中毒事件
1956	ペニシリン事件(5.15尾高教授ショック死、1953〜56に108人ショック死)
1961	サリドマイド事件(11.18レンツ報告)
1964	小児マヒ生ワクチン事件
1965	アンプルかぜ薬事件(1959〜65年に38人死亡)
1970	種痘事件(武田製ワクチンで重症・死亡409名を含む1586名を認定) スモン(キノホルム薬害)事件(キノホルム剤の販売停止措置)
1971	サルミット、ストマイ、シントマイセチン(ショック死相次ぐ) クロロキン事件、IDU点眼薬(催奇性)、虫歯予防フッ素事件
1972	インフルエンザ予防接種事件(20名死亡、11名後遺症)
	ベビーパウダー事件(ヘキサクロロフェン中毒、重症4例を含む1000例以上)
1976	トロトラスト事件(X線造影剤、肝ガンほかで340名死亡、5〜6千名被害)
1979	大腿骨頭壊死症事件(ステロイド剤の投与により、414名発症)
1981	X線造影剤(1974年8月以降ショック74人、うち19人死亡。 以後も1982〜88年度にショック83人、死亡9人)
1988	血液製剤によるエイズ感染被害問題化(血友病患者総数の約4割)
1989	予防接種後肝炎で5名のB型肝炎患者が国を提訴(注射器の再利用が原因と)
1991	MMRワクチン(半田市で接種744人中7人が無菌性髄膜炎)
1992	陣痛促進剤(脳下垂体ホルモン製剤で1977年以来16年間で死産、子宮破裂など76件報告)
1993	ソリブジン事件(抗がん剤との併用で短期間に死亡例6人、累計で20人超)
1996	CJD(薬害ヤコブ病)で患者が大津地裁に提訴
1998	厚生省、前立腺がん治療薬フルタミドで緊急安全性情報を指示(死亡8例)
1999	厚生省、塩酸チクロピジンによる血栓性血小板減少性紫斑病(死亡6例)
2000	厚生省、漢方薬小柴胡湯による間質性肺炎(死亡8例)
2002	10月、厚労省は肺がん治療薬イレッサの副作用で13人が死亡と発表。 2004年12月までに588人が死亡。
	血液製剤フィブリノゲンによるC型肝炎発症者16人が、集団訴訟開始。
2006	抗うつ薬パキシルが服用者の自殺行動に関連する可能性が示唆され、厚生労働省が警告。明確な因果関係は確認されていない。
	脳症発症者の家族が、その原因を抗インフルエンザ薬タミフルにあるとして、被害者の会結成。厚生労働省は因果関係を認めていない。

用語解説

＊**包括建議**　薬の許可申請に対して、中央薬事審議会にかけずに事務局扱いで許可できる旧厚生省の安易な承認制度。

第 8 章

医薬品業界の法律と規制

医薬品は、行政との関わりがきわめて密接な産業です。特に、わが国の産業の中でも、その国際性や新規性の魅力を秘めた業態は、国民の健康との深い結びつきと合わせ、より発展性の高い業種と考えられています。そうした医薬品産業を健全に成長させるためには、行政による規制と振興という2つの施策がバランスよく機能する必要があります。そして医薬品産業には今、新たな育成策も求められています。

1 医薬品業界のすべてを監視する『厚生労働省』

国民の健康を守る医療の監視役として、またよりよい医療を推進するリーダーとして厚生労働省は重要な責務を負っています。医薬品業界の発展には、健全な薬事行政が求められます。

1999年に成立した中央省庁等改革関係法施行法により、旧厚生省と旧労働省が統合され、厚生労働省が誕生しました。そして医薬品業界は、同省内の医政局、健康局、医薬食品局と密接に関わっています。

医政局は医療政策全般を統括し、医療提供体制の質的向上と効率化を2本の柱に、安全性のガイドライン作成などにも携わっています。また、遺伝子工学をベースとした最新の医療技術開発、それを支える医薬品や医療機器産業の振興策も同局が担っています。

健康局は、日常生活の衛生管理を中心に、保健所を通じて感染症や生活習慣病の予防対策なども推進しています。特にメタボリック・シンドロームや新型インフルエンザへの対応は重要な業務です。そのほか、臓器移植の推進、水道水源の確保、**生活衛生関係営業**＊の振興などもあります。

医薬食品局は、医薬品業界を直接管理する組織です。医薬品、医薬部外品、化粧品、医療機器等の有効性・安全性に関する対策のほか、血液事業、麻薬・覚せい剤対策など、国民の生命・健康に直結する諸問題に取り組んでいます。中でも、薬の開発の基盤となる治験の整備と管理、承認審査は最も重要な項目です。

●副作用の救済も厚生労働省の業務

厚生労働省の各部局は、健康被害の調査や対策、制度の改訂、あるいは助成金等による支援制度を実施しています。例えば、新型コロナウイルス感染症の予防ワクチン接種推進にあたっては、予防接種の副反応＊のリスクを訴える声も少なからず聞かれました。予防

用語解説

＊**生活衛生関係営業**　理容業、美容業、クリーニング業、旅館業、浴場業、興行場営業、飲食店営業、食肉販売業、喫茶店営業、氷雪販売業をいい、全国に242万6109施設ある（平成23年度）。

接種の副反応＊による健康被害については、２００３年度の法改正で救済給付金が支払われることになっています。基本的に、定期接種で出現した副反応による健康被害は、厚生労働大臣の認定により、予防接種健康被害救済制度で助成されます。一方、定期接種ではない任意の接種で出現した副反応による健康被害は、独立行政法人医薬品医療機器総合機構法（２００２年公布）による医薬品副作用被害救済制度または生物由来製品感染等被害救済制度の対象として助成されます。

またワクチンだけでなく、今回の新型コロナウイルス感染症では、**抗ウイルス薬**＊の種類も増えました。そうした医薬品が適性に使用されたにもかかわらず副作用を発症した場合は、医薬品副作用被害救済制度が適用されます。医薬品の副作用に対する給付金の財源は、医薬品メーカーなど医薬品業界からの拠出金によって賄われていますが、予防接種の副反応については、原則として都道府県の負担になっています。

厚生労働省の組織（概略）

- 厚生労働省
  - 厚生労働大臣
  - 副大臣
  - 大臣政務官
  - 大臣補佐官
  - 事務次官
  - 厚生労働審議官
- 内部部局
  - 大臣官房
    - 統計情報部
  - 医政局
  - 健康局
  - 医薬食品局
    - 食品安全部
  - 労働基準局
    - 安全衛生部
    - 勤労者生活課
  - 職業安定局
    - 派遣・有期労働対策部
    - 雇用開発部
  - 職業能力開発局
  - 雇用均等・児童家庭局
  - 社会・援護局
    - 障害保健福祉部
  - 老健局
  - 保険局
  - 年金局
  - 政策統括官

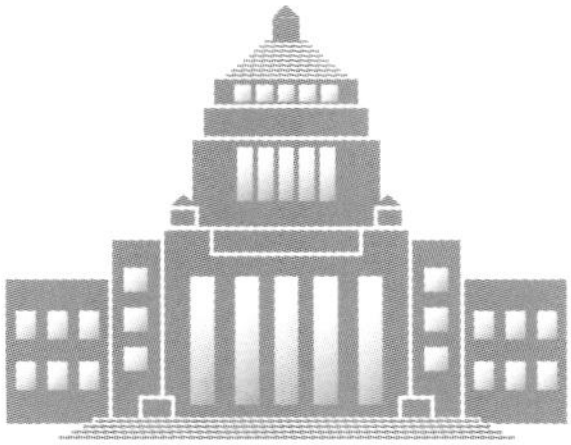

出典：厚生労働省HPより

用語解説

＊**抗ウイルス薬**　ウイルス感染症の治療薬。病原細菌を標的とする抗生物質とは異なる。細胞へのウイルスの侵入を防ぐ薬剤、細胞内でウイルスが複製するのを防ぐ薬剤、複製されたウイルスが細胞の外に出て、拡散するのを防ぐ薬剤などがある。

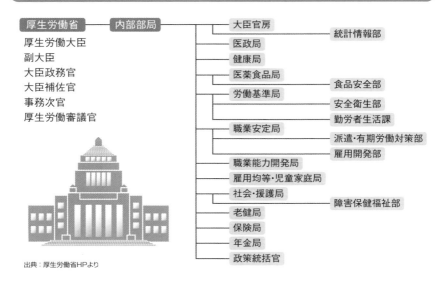

2 『薬機法』は業界の基本法

医薬品業界は、その活動の全般にわたり、薬機法に定められた種々の規定の順守を義務付けられています。医薬品の進歩に合わせ、時代とともに変更が加えられながら今日に至っています。

業界の基本法である「医薬品、医療機器等の品質、有効性及び安全性の確保等に関する法律」（以下、薬機法）の目的は、医薬品、医薬部外品、化粧品、医療用具等の品質・有効性・安全性の確保、研究開発促進、ならびに保健衛生の向上にあります。その内容は、原料の選別、入手、製造、販売などに関する関係当局の承認許可制度から、品質管理や広告の規制に至るまで、広範に及びます。

薬機法の前身である薬事法は、明治時代に制定された「売薬取締規則（明治3年）」、「薬剤取調之方法（明治6年）」、「贋役敗薬取締方及罰則（明治7年）」、「毒物劇薬取扱規則（明治10年）」、「日本薬局方（明治19年）」などをもとに、1943年に制定されました。その後、1960年に国民皆保険制度の導入に合わせた薬事法が新たに策定され、2014年に名称が薬機法に変わりました。

旧薬事法はたびたび内容が見直され、02年の改訂では「製造承認制から製造販売承認制への移行」「医師自らが治験を行える制度の導入（**医師主導治験**＊）」「**生物由来製品**の安全確保対策」などが盛り込まれ、欧米により近い法体系となりました。「製造承認から製造販売承認への移行」は、医薬品の全面製造委託を可能にし、生産提携や生産部門の分社化など、より柔軟な経営展開と、受託製造業者の育成を促す結果となりました。また、ヒトを対象にした新しい治療法の実験を早期に行うことができる「医師主導治験」が認められたことで、治療法や医薬品の研究をより迅速に行える環境が整いました。さらに、「生物由来製品の安

用語解説

＊**医師主導治験**　医師自ら治験を企画・立案し、治験計画届を提出して治験を実施すること。2003年の薬事法改正に伴い認可された。国内未承認薬や適応外使用になっている治療薬・治療機器の薬事承認を取得するための新たな手段となっている。

全確保対策」では、遺伝子組み換え製剤*の開発の増加に備え、血液製剤やワクチンも含め、生物組織を原料とする薬の市販後の監視体制を強化しました。このほか2006年には、大衆薬の販売規制も緩和しています。

●活発な医療界の法制度改革

医薬品業界は、医師法や薬剤師法、あるいは医療法などとも密接に関連しています。医師法は1948年に施行され、医師全般の職務や資格を規定しています。薬剤師法は、医師が作成した処方せんに従って薬を調合する薬剤師の任務や免許を規定する法律です。1996年の法改正では、患者に薬を渡す際に行う薬の説明が「提供義務」として義務化され、特に重視されることになりました。医療法は病院や診療所、助産施設などの医療施設の基準を明記したもので、わが国の医療体制の根幹に位置する法律です。1992年の同法改正では医療の担い手としての薬剤師の責任が明記され、医薬分業の法的根拠となりました。

薬機法における医薬品の分類

薬局医薬品	医療用医薬品（処方薬）	人体に対する作用が著しく、重篤な副作用が生じる恐れがある医薬品	対面販売
	薬局製造販売医薬品	薬局の設備・器具を用いて製造し、薬局で直接消費者に販売・授与する医薬品	インターネット販売可（毒薬・劇薬を除く）
要指導医薬品			対面販売
一般用医薬品	第１類医薬品	特にリスクの高いもの。一般医薬品として使用経験が少ない等、安全性上特に注意を要する成分を含むもの。 **（例）H_2ブロッカー含有薬、一部の毛髪用薬　等**	インターネット販売可
	第２類医薬品	リスクが比較的高いもの。まれに入院相当上の健康被害が生じる可能性がある成分を含むもの。 **（例）主なかぜ薬、解熱鎮痛薬、胃腸鎮痛鎮けい薬　等**	
	指定第２類医薬品	第２類医薬品のうち、特別な注意を要するものとして厚生労働大臣が指定するもの。	
	第３類医薬品	リスクが比較的低いもの。日常生活に支障をきたす程度ではないが、身体の変調・不調が起こるおそれのある成分を含むもの。 **（例）ビタミンＢ、Ｃ含有保健薬、主な整腸剤、消化薬　等**	

出典：一般財団法人対日貿易投資交流促進協会（ミプロ）「医薬品医療機器等法（薬機法）の対象となる品目の輸入・販売手続き 2021」をもとに当社作成
https://www.mipro.or.jp/Document/hti0re0000000vi2-att/pdf_publications_0098ngb.pdf

ワンポイントコラム

【生物由来製品】 生物由来製品の中でも、感染症の発生リスクが理論的かつ経験的に高いものを「特定生物由来製品」と位置付け、さらに厳しい安全対策措置を行うことになりました。輸血用血液製剤やヒト胎盤抽出物などがあります。

3 医学研究における人権尊重を謳うヘルシンキ宣言

医薬品と治療法の研究は最終的に、人体実験を経なければ、その安全性と有効性が確認できないとされています。そうした実験の被験者たちの人権は、長い間踏みにじられてきました。

医療に関わる研究者や医師たちの自主規制として、**ヘルシンキ宣言**があります。正式には「ヒトを対象とする医学的研究の倫理的原則」と呼ばれます。第二次世界大戦では、複数の国できわめて非人道的な人体実験が行われました。その悲劇を繰り返さないために、研究目的で人体実験を行う際に、被験者の人権を最大限に尊重することを謳ったニュルンベルグ綱領が戦後の軍事裁判で作成されました。この綱領の精神を受け継ぎ、1964年の世界医師会で採択された人体実験のための倫理規範がヘルシンキ宣言です。人体実験を行う際は、被験者に対する十分な説明がなされることと、その実験には被験者の自発的な同意が不可欠であることが宣言されました。現代医療で声高にいわれるインフォームド・コンセント（Informed Consent）の原型がここにあります。

しかし、現実にはその後も、患者が知らないうちに開発中の薬を飲まされることや、知的障害者や囚人、末期がんの患者など、社会的な弱者を被験者にした実験が潜在し続けていました。特に、60年代のアメリカにおいては、そうした不祥事が相次ぎ、数多くの訴訟事件が起きました。病気に苦しむ患者をモルモットにするような人体実験が頻繁に行われていたことが発覚し、彼らの人権をめぐる裁判と社会的な議論の中で、改めて「患者の知る権利」と「患者への説明責任（インフォームド・コンセント）」がクローズアップされたのです。1973年には、米国病院協会が**患者の権利章典**を制定しました。これを期に、「知る権利」と「説明責任」は患者が自分の症状と治療についての正

ワンポイントコラム

【ヘルシンキ宣言】　2002年10月、米国ワシントンで開かれた世界医師会において修正されました。

しい情報を医師から得て、治療方針を主体的に決めるための自己決定権を守る法的根拠となりました。

●インフォームド・コンセントの対象範囲が広がる

インフォームド・コンセントは、治療と治験の両方に適用される倫理綱領です。2002年には、ヘルシンキ宣言に修正が加えられ、遺伝子解読技術やクローン技術などの新しい分野の進歩に対応して、規範の適用範囲には医師だけでなく、医学関連の実験を行う研究者すべてが含まれることになりました。また、個人を特定できる人体組織や、そこから得られた個人データの使用についても、インフォームド・コンセントが求められることになりました。

インフォームド・コンセントが日本で認知されるようになったのは1990年以降のことです。新しい医薬品や治療法の開発には、数多くの被験者の協力が不可欠です。しかし、わが国では被験者の同意を得ることが依然として難しく、先進諸国に比べ、治験環境が乏しいといわれています。

ヘルシンキ宣言 2008 年改訂版序文の一部（著者和訳）

1. 世界医師会（WMA）は、ヒトを対象とする医学研究（ヒトと特定できる試料およびそれらのデータに関する研究を含む）の倫理原則として、ヘルシンキ宣言を改訂してきた。
本宣言は、全体として理解されることを意図しており、構成する各パラグラフは、他のすべてのパラグラフと関連するものとして適用されるべきである。
2. 本宣言は、 WMA の権限に基づき、医師を主たる対象とする。WMAは、ヒトを対象とする医学研究に携わる他の人々に対しても、これらの原則を採用することを奨励する。

ワンポイントコラム

【患者の権利章典】　権利章典に続いて、1981年には「患者の権利に関するリスボン宣言」が作成されています。この宣言では、患者が「自分の医師を自由に選択できる権利」と、「尊厳をもって死を迎えられる権利」が明記されています。

4 医薬品の品質管理を徹底させるGMP基準

薬は少量で人体に作用し、影響を与えます。それは、扱い方によっては、大変危険な毒物になる可能性もあることを意味します。そこで、製造方法や品質管理に厳しい基準が設けられています。

医薬品メーカーは、薬の開発から製造、販売、流通の過程で様々な規制を受けますが、日常的に最も重視すべき規制に「医薬品及び医薬部外品の製造管理及び品質管理の基準に関する省令」と「薬局等構造設備規則」があります。これらの規則はGMP（Good Manufacturing Practice）とも呼ばれ、医薬品メーカーにはその順守が義務付けられています。

GMP基準に掲げられる基本要件は、①製造段階における人為的な誤りを最小限にすること、②汚染及び品質低下を防止すること、③より高度な品質を保証するシステムを設計すること、の三つです。

高度な品質管理体制は、品質管理部門を製造部門から独立させることから始まります。さらに、原料の受け入れ、医薬品の製造、製品の包装、搬出に至るまで、あらゆる段階でチェック機能を設け、すべてに合格しないと出荷できないシステムを構築します。この各段階におけるチェック事項が「医薬品及び医薬部外品の製造管理及び品質管理の基準に関する省令」で、手順書として文書化されており、GMPソフトと呼ばれます。GMPソフトの具体的内容は次の五つです。

①製造管理・品質管理の組織・責任体制の整備。
②製造・試験検査手順の文書の整備。
③製造・試験検査手順の記録の整備。
④文書に定められた事項に適合した製造管理・品質管理の実施。
⑤**バリデーション**＊の実施。

用語解説

＊**バリデーション**　製造手順等が適切であることの確認。

また、文書化された手順だけでなく、医薬品を製造する設備や場所そのものにも基準が設けられています。これが「薬局等構造設備規則」でGMPハードと呼ばれ、次の四つが要件です。

①作業に支障のない広さを有する。

②医薬品の製造に必要な設備および器具を備えている。

③医薬品の汚染を防止するために必要な設備および器具を備えている。

④試験検査に必要な設備および器具を備えている。

●輸入承認には外国人の査察官が来訪

GMP基準は1994年4月以降、メーカーの順守義務から、厚生労働省の許可要件に変更されており、製造や品質の管理に問題があれば、業務停止を命じられることもあります。また、医薬品を欧米へ輸出する場合は、日本のGMPと同様に、当該国で定めた**管理基準**を満たす必要があり、その国の査察官が工場を訪れて査察を行うことになっています。

2021年7月1日～13日に実施された医薬品製造所の調査結果

【結果】（沖縄県を除く各都道府県で1カ所を選定：対象46施設）

・医薬品医療機器等法違反：1施設（一般用医薬品製造所）
・GMP省令における中程度の不備：9施設※右図参照

（重点確認項目）

確認事項	指摘件数※
①承認書からの齟齬	1件
②規格外試験結果（OOS）への措置の妥当性	0件
③安定性モニタリングの実施状況	10件
④人員不足の懸念	8件

※軽微な不備を含めた全ての指摘件数を計上

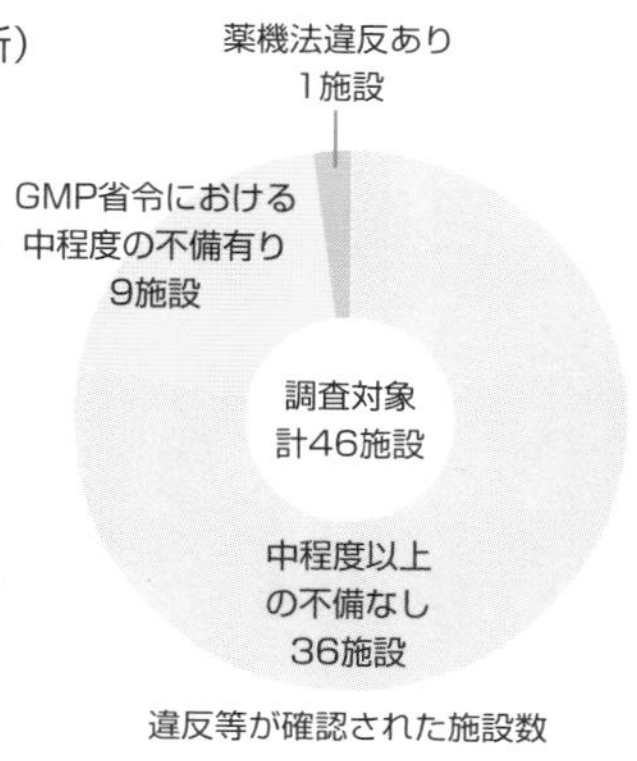

違反等が確認された施設数

出典：国立保健医療科学院「保健医療科学　2022　Vol.71　No.2」（p.140－146）「近年の医薬品製造所における不正事案と再発防止策」「図5　一斉無通告立入検査の結果概要」をもとに当社作成
https://www.niph.go.jp/journal/data/71-2/202271020004.pdf

ワンポイントコラム

【アメリカの管理基準】 アメリカにはCGMP（Current Good Manufacturing Practice）と呼ばれる世界で最も厳しいとされる規準があります。

5 医薬品は開発から流通まで厳重に管理される

医薬品の品質、有効性、安全性を確保するための規制は、前節で述べたGMPだけではありません。薬の開発段階ではGLPとGCP、薬が市場に出たあとはGPMSPという基準が定められ、それぞれの要件を達成しなければなりません。

GLPはGood Laboratory Practiceの略で、厚生労働省の**省令**＊「医薬品の安全性に関する非臨床試験の実施基準」に該当します。医薬品の承認申請などのために行われる安全性に関する非臨床試験データを作成する際に、その信頼性を担保する目的で設定されている試験の実施基準です。非臨床試験は前臨床ともいわれ、ヒトを対象にした臨床試験の前に行われる試験です。ネズミやイヌ、ウサギなどを使った動物実験（in vivo）と、細胞培養などの試験管内の実験（in vitro）によって構成され、薬の効き目を調べる薬効薬理研究、動物の体内でどのように吸収・代謝・排泄されるかを調べる薬物動態研究、そして毒性試験が行われます。人間が服用する実験の前に、薬の安全性調査を正確に実施させることがGLPの主目的です。

GCPはGood Clinical Practiceの略です。GCPは厚生労働省令で定められた「医薬品の臨床試験の実施基準」です。人間を対象にした臨床試験が、被験者の人権と安全性の確保という倫理的な配慮のもとに、適正かつ科学的に実施されるように定められた基準といえます。臨床試験に関わる医療機関、実施主体であり、ときには依頼者でもある製薬メーカー、あるいは医薬品開発受託機関、それらの関係者が、この基準に違反した場合は法的に罰せられます。重要な点は、被験者の同意は「口頭」ではなく、「文書作成」を必須としていることです。すなわち、GCPには、インフォームド・コンセントの明示と記録が求められてい

用語解説

＊**省令**　各省大臣が法律の実施のために発令する行政上の命令。省令は法律として守らなくてはならない義務になるため、違反すれば罰せられる。

るのです。

●市販後も薬の監視は継続

医薬品は、市場に出回ることで、臨床試験中に特定できなかった効果や副作用が判明することもあります。こうした情報の収集と報告を義務化した制度が**市販後調査**です。その実施に際しては、製造販売後の再審査、再評価のための試験・調査は「医薬品の製造販売後の調査及び試験実施の基準に関する省令(Good Post-marketing Study Practice：GPSP)」で、製造販売後の安全管理に関する試験・調査は「医薬品、医薬部外品、化粧品及び医療機器の製造販売後安全管理の基準に関する省令(Good Vigilance Practice：GVP)」で、それぞれ規制されます。

一方、ジェネリック医薬品には品質再評価というハードルも設けられています。例えば、抜き打ちで行われる溶出試験では、水および酸性、中性、アルカリ性の4種類の液体を用いて、対象となる薬をそれぞれに溶かし、主成分が溶け終わる時間や溶ける割合が、先発品と同等であるかが評価されます。

市販直後調査のスケジュール

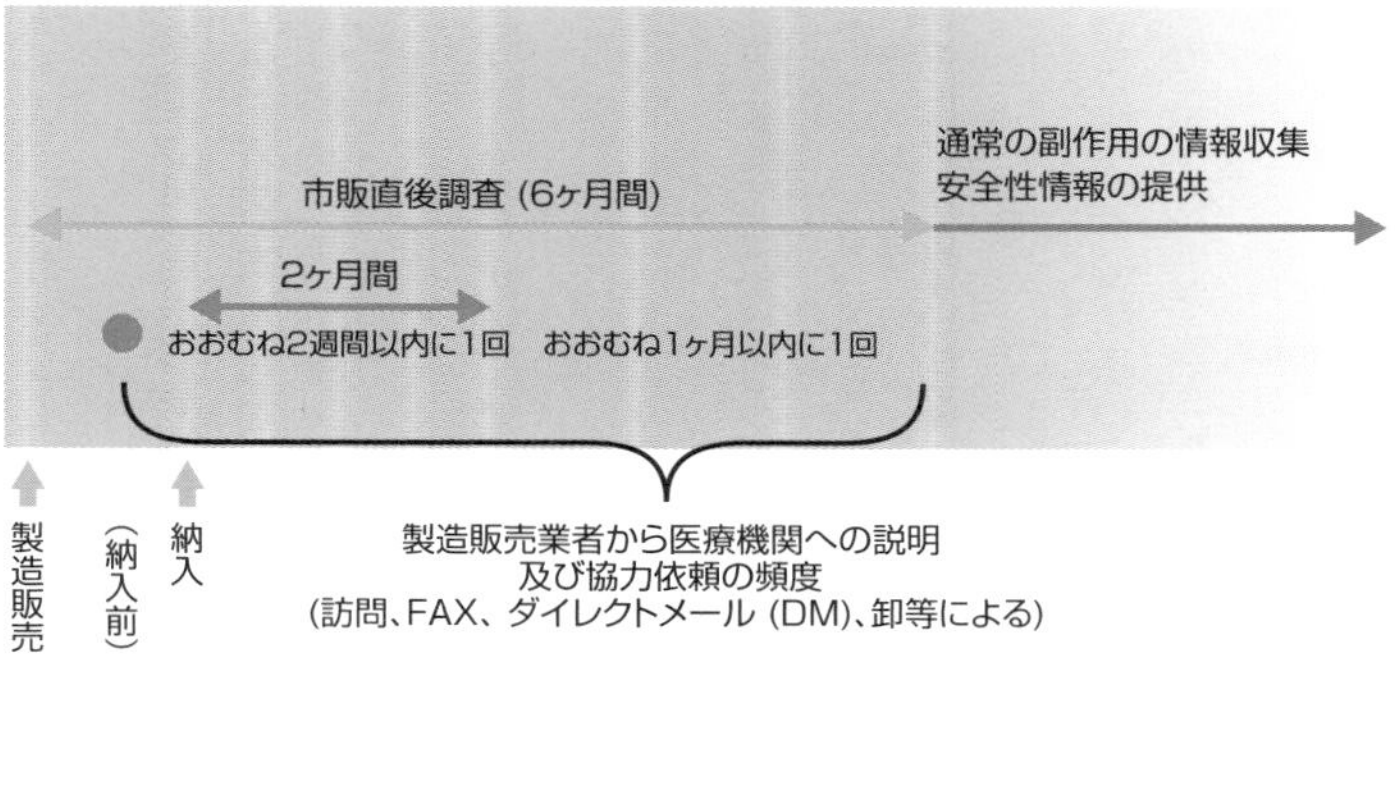

出典：独立行政法人　医薬品医療機器総合機構のHP「市販直後調査に関する情報」をもとに当社作成
https://www.pmda.go.jp/review-services/drug-reviews/review-information/p-drugs/0006.html
出典：厚生労働省「医薬品・医療用具等安全性情報　No.170の図」
https://www.pmda.go.jp/files/000143630.gif

ワンポイントコラム

【市販後調査】　臨床試験の被験者数は数百から千人程度が一般的で、データ数が十分ではないため、推定値の誤差は避けられません。そこで市販後調査が重要になります。

6 ICHレギュレーションは新薬申請の国際規格

医薬品業界はグローバル化の進展により、国内市場に多くの外資メーカーが参入し、日本のメーカーもまた、海外進出を加速させています。そうした国同士の相互受け入れを円滑に行うために、販売許可申請のグローバルスタンダード化が進んでいます。

医薬品の製造販売に関する許認可システムや規制は、国によって異なります。一つの新薬を海外で販売するためには、国ごとに承認申請手続きを行わねばならず、非常に手間のかかる手順を繰り返さなければなりません。そこで、医薬品申請の国際的な統一を目指して日米欧三極医薬品規制調和国際会議（ICH、International Conference on Harmonization）が1991年から開かれ、各国間の調整が開始されました。ここでまとめられた合意事項は、会議の名称の頭文字をとってICHレギュレーションと呼ばれます。

会議の開始当初は、医薬品規制の標準化と資源の効率的利用に重点が置かれ、それに並行して薬の有効性、安全性、保健衛生の向上についても議論されていました。しかし、1995年からは市販後調査に視点を移し、安全性と副作用症例のデータの定期的な報告実施を取り決めました。また、医学用語**MedDRA**＊の統一、情報伝達の電子化に関する基準なども討議されました。MedDRA趣旨は、各国の医学水準を同一レベルにすることでしたが、インフォームド・コンセント、GCP、QOL（クオリティー・オブ・ライフ）、EBMなどの用語がこのMedDRAに収載されて一度に日本に持ち込まれたため、その概念の理解に当時の日本医療界は戸惑ったといわれます。

MedDRAについては現在、MedDRA／Jという日本語版も作成されています。医学用語統一の機運は日本でも高まり、特に病名の統一は電子カルテや

用語解説

＊**MedDRA**　メデュラと発音する。日米欧間の医薬品情報のやりとりで用いられる医薬品用語を定めた初の国際統一用語集。医薬品規制に使用される副作用、効能、病態などの医学用語の標準化を目的として作成されたもの。

DRG／PPS*の普及を促進する画期的な改革と考えられています。

● ICHは巨大市場を生み出すか

ICHは、医薬品の有効性や安全性の確保には妥協しないことを合言葉にしています。同時に、医薬品の規制方法が世界で統一されることは、医薬品市場の統合にもつながると期待されています。国境を越え、世界中で10億ドル以上売れている医薬品はブロックバスターと呼ばれます。2020年、医療用医薬品の世界市場規模は1兆3054億ドルとなり、単品売上100億ドル以上のメガブロックバスターといわれる製品は、売上高198億ドルで世界第1位だったアッヴィの自己免疫疾患治療薬ヒュミラ、米メルクのがん免疫療法薬キイトルーダ（143億ドル、第2位）、ブリストルマイヤーズの抗造血器悪性腫瘍剤レブラミド（121億ドル、第3位）の3剤でした。このほかにも、免疫関連の薬剤の開発に世界の大手メーカーは積極的に取り組んでおり、それを後押しするのもICHなのかもしれません。

ICH（日米欧三極医薬品規制調和国際会議）

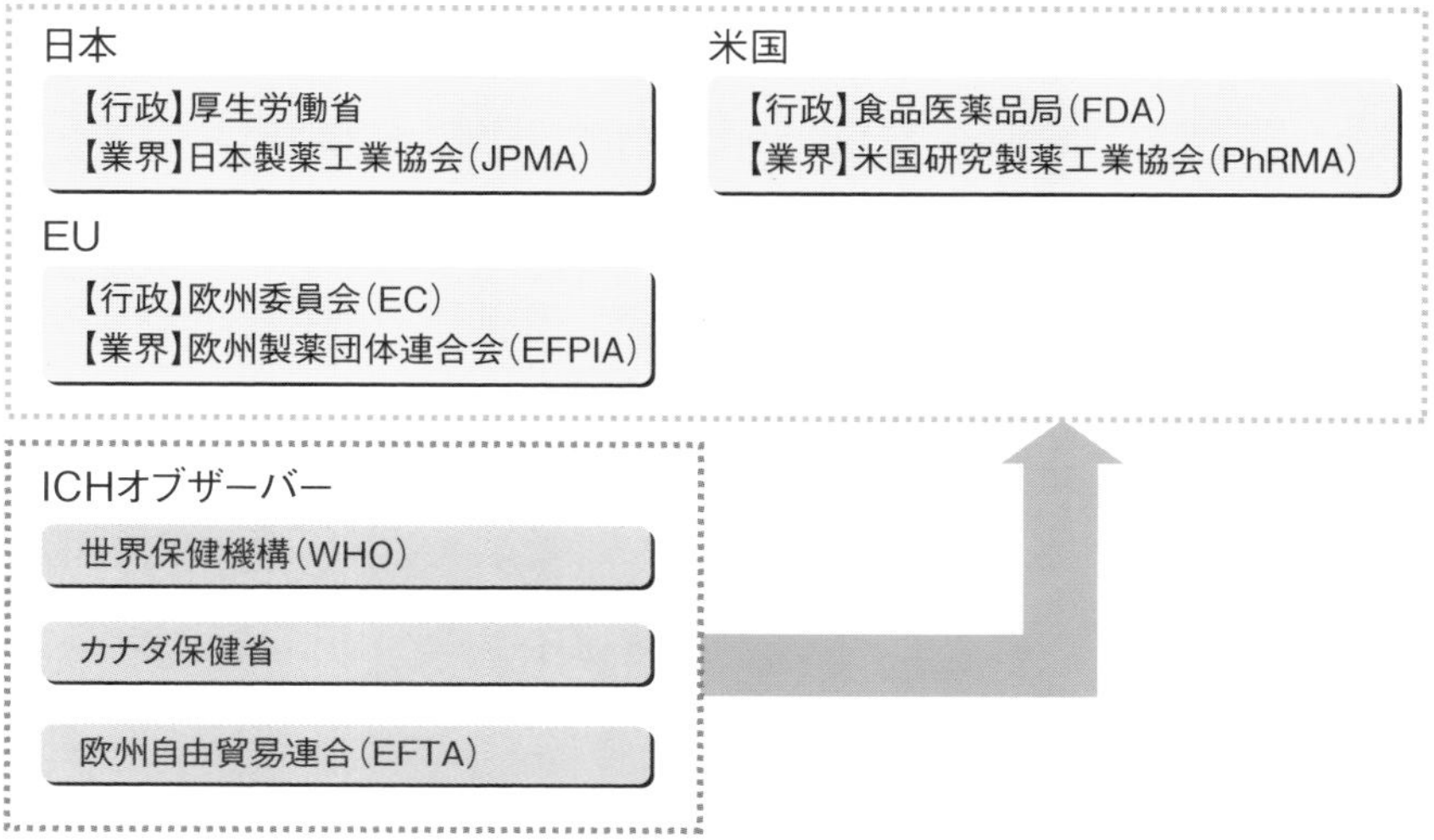

用語解説

＊**DRG/PPS**　DRG/PPSは、学術的に1万以上ある病名を500程度の病名グループに分け、実際にかかった費用に関係なく病名グループごとに定額を決め、診療費として保険から支払うシステム（診断群別包括支払い方式）をいう。

7

厳格な医薬品の広告規制

医薬品の誤った情報は、命にかかわる問題につながる可能性があります。そこで、製品の外装や添付書類、広告に至るまで、そこに掲載される内容は常に正しく、使用者に誤った認識を与えないようにしなければなりません。

医薬品の広告は、旧薬事法のころから、また「医薬品等適正広告基準」（1980年厚生省薬務局長通知）により、医薬品として許容できる範囲とそのあり方が規定されています。さらに、この二つの規制を基に、日本製薬団体連合会の「医療用医薬品専門誌（紙）広告作成要領」「医療用医薬品製品情報概要記載要領」、日本製薬工業協会の「医療用医薬品プロモーションコード」、**日本OTC医薬品協会**の「医薬品等広告適正基準」などの自主規制もあります。

広告規制の要旨は、虚偽あるいは誇大な表現による広告の禁止です。また、臨床試験で十分な有効性と安全性が確認された製剤でも、承認前に広告することは禁止されています。さらにプロモーション用の印刷物やスライド・ビデオ等の視聴覚資材にデータを引用する場合は、根拠となる論文等を明らかにし、原著の真意を正確に伝えなければならないとされています。加えて、広告の宣伝の方法として、いかにも医学雑誌の記事であるかのような表現も認められていません。規制に抵触する具体例は次のようなものです。

- 製造方法の優秀性等と誤解させる表現～「最高の原料を選りすぐって」「科学の粋を集め」「独自の製法で」など。
- 成分や本質について不正確、あるいは誤解を招く表現～「純正漢方薬」「副作用の心配なく」「天然材料だから無害」「優れた品質」など。

ワンポイントコラム

【日本OTC医薬品協会（2008年名称変更）】　2007年の「一般用医薬品等の広告自主申し合わせ」では、CGやアニメの普及に配慮し、薬によって病原菌が完全に消える、あるいは傷や症状が完全になくなるような表現（画像）は行わないことを宣言しています。

- 効果や安全性を保証する表現～「安定した効き目」「○○なら安心」など。
- 効能について最大級のような表現～「最高峰」「画期的な」「マスコミの注目を浴び」「もっとも信頼できる」など。
- 即効性や持続性について医学上認められた範囲を超える表現～「ずっと持続する」「スピード治療」「その場でわかる効き目」「一夜のうちに」など。
- 本来の効能効果と認められない表現～「学習力向上」「若さを保つ」「内部からいきいきと」など。
- 過量消費や乱用を促す表現～「家族そろって」「スポーツのあとに」「お茶代わりに」「お中元に」「どなたでも気軽に」など。

このほか、他社の製品を誹謗するような表現、「FDAが認めた」というように特殊な団体等が推薦しているような表現も認められません。

医薬品の広告は、事実に基づく誇張のない表現が求められ、違反者は懲役や罰金等の**罰則**を受けることもあります。

アロマ効果の広告に見る薬機法の違反例

広告例	解説
本品はご家庭でも使用頂ける、アロマセラピー用化粧品です。本品に配合されている○○オイルは、肌の血行を促進しダメージを回復する働きがあります。さわやかな香りをお楽しみ下さい。	芳香のあるエッセンスやオイルを化粧品中に配合することは可能ですが、化粧品の効能効果としては認められないアロマの効果をうたう表現は違反です。 ・アロマセラピー（セラピーとは「治療」を意味するため化粧品では使用不可） ・アロマで肌の疲れを回復 ・エッセンシャルオイルが肌の血行を促進

※下線部が薬機法上の違反字句

出典：東京都公式情報サイト「東京薬事インデックス」より作成

ワンポイントコラム

【罰則】 薬機法の「誇大広告」「承認前医薬品の広告の禁止」に違反すると、２年以下の懲役または１００万円以下の罰金に処せられます。

薬害を根絶するための安全対策

たび重なる薬害事件を経て、国による医薬品の監視体制強化が何度も図られてきました。今日もなお、薬害が一掃されたとはいいがたい状況ではありますが、改善に向けた取り組みが多角的に進められています。

薬の適正使用を徹底するための厚生労働省の重要施策の一つが「医薬品等安全性関連情報」の配信です。医薬品の安全性を確保するためには、その承認過程における臨床試験を厳格に行うことが必要です。過去の薬害事件を教訓に、市販後の追跡調査の重要性が再認識され、開発された薬の使用状況を日常レベルで告知するシステムが確立されています。

国は1997年、すべての医療機関と薬局に対し、医薬品の副作用などの情報を厚生労働省（当時は厚生省）に直接報告することを義務付ける「医薬品等安全性情報報告制度」を策定しました。ここで収集された情報は、すべて「医薬品・医療用具等安全性情報」として毎月末、厚生労働省のホームページに掲載されます。

報告があった症例は三つのカテゴリに分けられます。まず、副作用の疑いが指摘されていても、そうした症例の報告が実臨床の現場から寄せられていない薬については、「未知症例」というカテゴリに掲載し、引き続き医師や薬剤師に注意を呼びかけます。次に、副作用の疑いが報告され、使用上注意すべき内容が変わった薬については、「既知症例」というカテゴリに掲載し、その症例の経過など、詳細な情報を告知します。さらに、未知症例と既知症例すべてを一覧にして、医薬品ごとの副作用名と年度ごとの発症数を告知する「報告副作用一覧」も提示されています。報告された副作用の症例については、その**転帰***も略号で表示されます。

用語解説

*** 転帰**　病気の経過やその結果のこと。略号は「回：回復または軽快」、「後：回復するも後遺症あり」、「未：報告時、未回復」、「死：死亡」、「(死)：副作用ではない死亡」、「胎死：胎児死亡」、「胎影：胎児への影響あり」、「?：不明」となっている。

●安全性に関する情報は日々配信されている

製薬メーカーも、取り扱っている医薬品に関する情報を日々収集し、厚生労働省に逐次報告しています。また、製薬メーカーは、厚生労働省の指示により、自社に関する情報を文書にして配布します。さらに、医薬品医療機器総合機構は、それらの情報を緊急安全性情報（**イエローレター***）と安全性速報（**ブルーレター***）という2つのカテゴリに分け、ホームページに掲載するとともに、PMDAメディナビと呼ばれる電子メール情報として、情報提供の希望者に迅速に配信しています。

このほか、容器や剤形で投薬方法を誤りやすい薬剤や、名称が酷似している薬剤など、医療事故を引き起こしかねないと思われる薬については「医薬品に関連する医療事故防止対策」というページにその情報を掲載し、注意を促しています。承認された新しい医薬品についても、その審査報告書などが「新薬の承認に関する情報」としてまとめられ、告知されています。

医薬品等安全性関連情報の提供システム

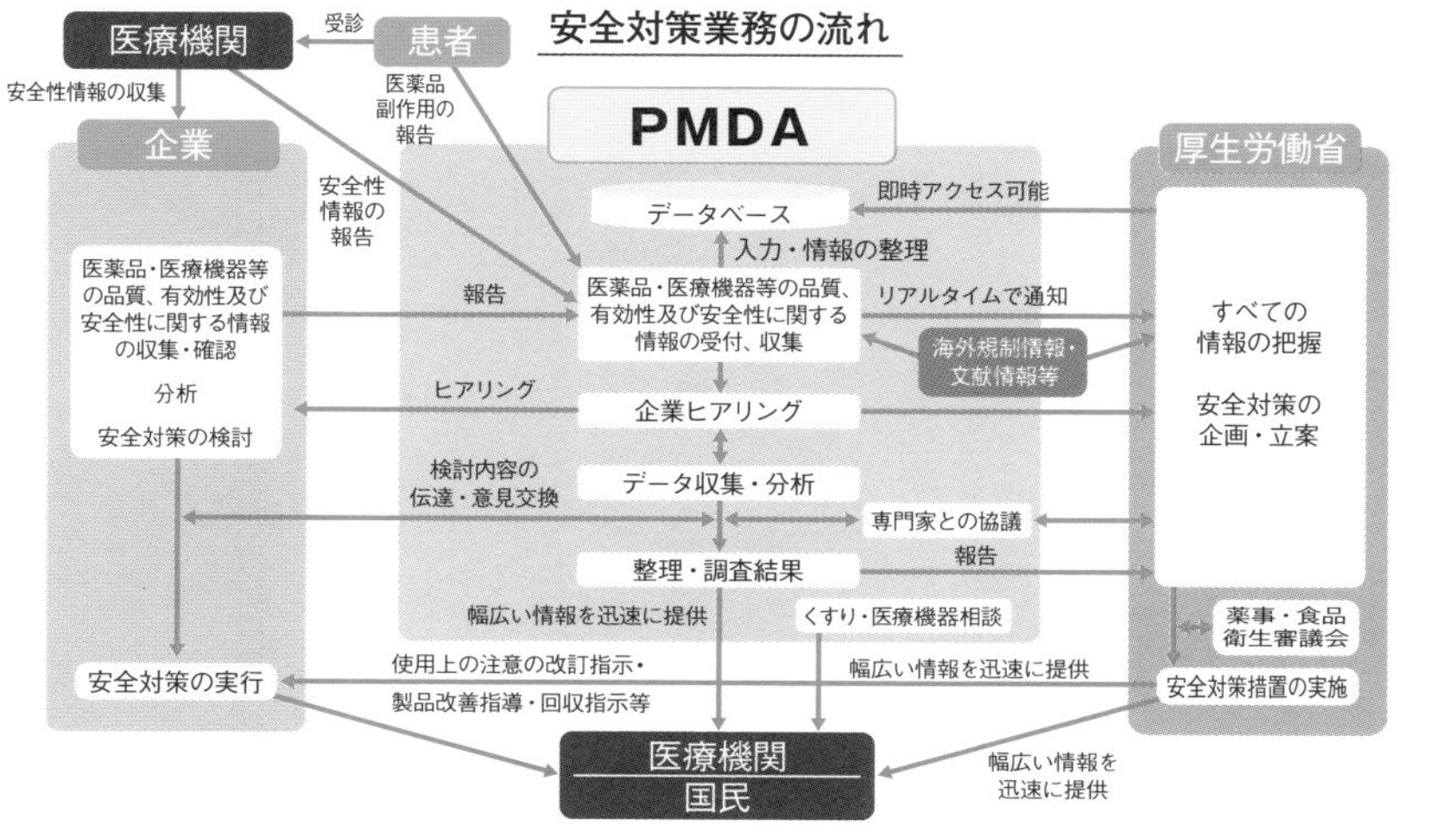

出典：独立行政法人医薬品医療機器総合機構のHP「安全対策業務の流れ」をもとに当社作成
https://www.pmda.go.jp/safety/outline/0001.html

用語解説

***イエローレターとブルーレター**　イエローレターは、緊急に安全対策上の措置が必要と判断された医薬品情報。ブルーレターは、イエローレターに準じて迅速な安全対策措置が必要と判断された医薬品情報。いずれも、厚生労働省の指示で製造販売業者が作成する。

9 薬価制度の抜本改革

医療制度改革の主要な課題となっている薬価基準制度の見直しには、患者保護と医薬品産業育成の両方が担保される必要があります。しかし、国民健康保険の財源のひっ迫が危惧される現在、患者もメーカーも痛みを伴わない改革は避けられない状況となっています。

2018年、厚生労働省は「薬価制度の抜本改革」を打ち出しました。そのきっかけは、がんの画期的な新薬、ニボルマブ（商品名：オプジーボ）の上市です。ニボルマブは、京都大学の本庶佑先生が中心となって開発した免疫チェックポイント阻害薬と呼ばれる抗がん剤で、本庶先生はその研究開発により同じ年にノーベル医学生理学賞を受賞されています。問題はこの薬剤の価格です。ニボルマブが上市された2014年時点では、1回の点滴治療に用いる100mg1瓶が約73万円と法外な金額でした。ただ、その適応（保険で使用認められている対象疾患）が「**悪性黒色腫**＊」に限定され、年間の推定患者数も450～500人だったので、それほど問題視されませんでした。

ところがその翌年、適応に「非小細胞肺がん」が追加され、国内の推定患者数は一気に約1万5000人に膨れ上がりました。その後も「腎細胞がん」と「ホジキンリンパ腫」、「頭頸部がん」と「胃がん」が加えられ、その他のがん種にも適応が検討されています。

日本の保険制度では、高額療養制度という仕組みがあり、所得に応じて毎月の負担額に上限が定められており、例えば、70歳以上で所得370万であれば、毎月の負担額は5万7600円、年間で約70万円です。一方、対象となるがん種によって多少違いはありますが、ニボルマブは、一年で約3千800万円かかります。**高額療養制度**＊が用いられると、保険組合と国がそのほとんどを補填することになり、今後も適応

用語解説

＊**悪性黒色腫**　皮膚がんの一種で、メラノーマとも呼ばれる。皮膚の色のもととなるメラニン色素を産生するメラノサイトの細胞ががん化したもの。粘膜や眼にできることもある。

拡大が続き、患者さんが増えれば、国の財源は大きな負担を強いられます。

●創薬への意欲を低下させない薬価制度改革を模索

以上のような現状を踏まえ、国は2016年に緊急的にニボルマブの薬価を半額に切り下げ、さらに薬価制度そのものの改革に着手しました。なぜなら、今後も画期的新薬が開発されると、同じ状況のくり返しが十分に予想されるからです。そこで、厚生労働省はまず、薬価の改訂をこれまでの2年に1回ではなく、毎年行うこととしました。また財源を少しでも増やすために、長期収載品と呼ばれる臨床現場で長く汎用されている薬剤の薬価を切り下げることにしました。ただ、やみくもに薬価を引き下げると製薬メーカーの創薬に対するモチベーションが低下するので、画期的な新薬の創出に対するインセンティブも設けました。薬価制度改革では、国の医療費負担を軽減することが基本的になるため、今後もいろいろな施策が打ち出されることは必然といえます。

医療費上限額の算定法（69歳以下の方）

毎月の上限額は、加入者が70歳以上かどうかや、加入者の所得水準によって分けられます。

適用区分		ひと月の上限額（世帯ごと）
ア	年収約1,160万円～ 健保：標報83万円以上 国保：旧ただし書き所得901万円超	252,600円+(医療費－842,000)×1%
イ	年収約770～約1,160万円 健保：標報53万～79万円 国保：旧ただし書き所得600万～901万円	167,400円+(医療費－558,000)×1%
ウ	年収約370～約770万円 健保：標報28万～50万円 国保：旧ただし書き所得210万～600万円	80,100円+(医療費－267,000)×1%
エ	～年収約370万円 健保：標報26万円以下 国保：旧ただし書き所得210万円以下	57,600円
オ	住民税非課税者	35,400円

注 1つの医療機関等での自己負担(院外処方代を含みます。)では上限額を超えないときでも、同じ月の別の医療機関等での自己負担(69歳以下の場合は2万1千円以上であることが必要です。)を合算することができます。この合算額が上限額を超えれば、高額療養費の支給対象となります。

出典：厚生労働省「高額療養費制度を利用される皆さまへ」（平成30年8月診療分から）をもとに当社作成
https://www.mhlw.go.jp/stf/seisakunitsuite/bunya/kenkou_iryou/iryouhoken/juuyou/kougakuiryou/index.html

用語解説

＊**高額療養費制度**　同一月に高額な医療費が必要となった際に、決められた限度額を超えた分について払い戻しを受けられる制度。限度額は年齢や所得によって異なり、70歳で年収約370～770万円の方が医療費自己負担額30万円の場合は、限度額は約9万円で約21万円が払い戻される。

10 薬価は薬の公定価格

医療用医薬品の価格は国が管理しています。規制緩和と情報公開が進む時代の流れに逆行するような制度ですが、医療費を抑制しながら医薬品産業を支援するという、相反する課題をバランスよく解決するためには、国がハンドルを握る必要があるのかもしれません。

薬価とは、医療用医薬品の公定価格です。日本では、医療保険による治療で使用できる医薬品の範囲とその価格を厚生労働省が定めます。これを薬価基準制度と呼びます。薬価基準は医療用医薬品のリストであり、価格表でもあります。新薬は、薬価基準に収載（薬価収載）されて初めて実質的に市販されます。また薬価は現在、2年に1回改定されていますが、毎年実施することも検討されています。改定にあたっては、事前に医療機関の仕入値が調査され、その市場実勢価格を参考に決められます。

病院や薬局では、薬価を基準に薬代を計算し、その一部を外来窓口で患者さんに請求し、残りを保険から徴収します。1錠10円の薬であれば、1回1錠、1日3回、7日分で処方すると合計210円になります。しかし、それに調剤基本料、調剤料、**薬学管理料**＊などのいろいろな技術料が加算されるため、病院から薬をもらう場合と、処方せんで薬局からもらう場合とでは会計が一致しません。

医療機関は薬を薬価より安い値段で仕入れ、薬価で販売します。この儲けの部分を薬価差益といいます。仕入値は、多く買えば安くなるなど、通常の商取引と変わりません。しかし、近年は医療費抑制策により、かつて30～40％といわれた薬価差益率が10％程度に抑えられています。

用語解説

＊**薬学管理料**　薬剤師の対人業務（患者や医療関係者とのやり取り）などを評価する報酬。薬剤服用歴管理指導料、かかりつけ薬剤師指導料、服薬情報等提供料などで構成される。

●革新的医薬品の高額な薬価をいかに抑えるか

そうした中、革新的な医薬品の薬価がきわめて高く設定されることが大きな問題となっています。すなわち、新規のバイオ医薬品はもちろん、生きた細胞や組織を加工し作成した**再生医療等製品***も、開発にこれまで以上に費用がかかるため、より高額の薬価が設定されるからです。そうなると、使用できる患者が限られるだけでなく、常に問題とされる国の医療費の増大をますます促すと考えられます。そこで、国はそうした製品の薬価について、原価計算方式という新たな算定法を導入しました。それによって革新性や有用性が適正に評価される一方で、医療の現場では妥当な薬価で利用が可能になるとされています。しかし、製品総原価（原材料費、労務費、製造経費、一般管理販売費）、営業利益、流通経費、及び消費税額を積み上げて算定するこの原価計算方式で、本当に薬価が妥当な額になるのかはもうしばらく検証が必要です。

原価計算方式による薬価算定

【例】
①　原材料費
②　労務費
③　製造経費
小計　④　製品製造原価
⑤　販売費・一般管理費
⑥　営業利益
⑦　流通経費
⑧　消費税
合計　算定薬価

既存治療と比較して革新性が低いと判断された場合は、営業利益の係数が最大で半分になる

販管費、営業利益、流通経費は業界の平均的な係数を掛けて算出
（いずれも直近３年間の平均値を用いる）

・販管費率、営業利益率
「産業別財務データハンドブック」（日本政策投資銀行）
・流通経費
「医薬品産業実態調査報告書」（厚生労働省）

出典：AnswersNews「新薬の薬価はどう決まる？」（原価計算方式による薬価算定）をもとに当社作成
https://answers.ten-navi.com/newsplus/14330/

用語解説

＊**再生医療等製品**　身体の構造・機能の再建・修復・形成を目的とする再生医療製品、疾病の治療・予防を目的に使用する細胞治療製品、ヒトや動物の細胞に導入され、体内で発現する遺伝子を含有させている遺伝子治療製品、の３つに大別される。

column

ビタミンの話②
尽きることのないビタミンCの魅力

船で海を渡って遠い国に行っていた時代には、長い航海の中でビタミンC不足により壊血病と呼ばれる病気にかかることがよくありました。ビタミンCは、体の組織をつなぐコラーゲンや象牙質を維持するための必須栄養素です。そのため、長い航海で新鮮な野菜や果物を摂取できずにビタミンC不足になると、血管などが損傷され、体のさまざまな部分で出血をきたし、時には死に至るのが壊血病でした。そこで、予防対策として濃縮オレンジジュースが開発され、ドイツ料理のザワークラフトも活用されたとのことです。やがて、飛行機の登場や食物の保存技術の進歩により、長旅によるビタミンC不足は解消され、一旦はその必要性への認識もやや薄れかけましたが、1970年に米国の科学者、ライナス・ポーリングが「ビタミンCと感冒」という本を上梓すると、再びビタミンCへの関心が高まります。ポーリングは、ビタミンCの大量摂取が風邪の予防や治療に高い効果を発揮することを明らかにしたのです。それまでビタミンCは、1回10mg程度が服用量とされていましたが、彼はその100倍以上に当たる1000〜2000mgを一度に飲めと言ったのです。風邪薬は今もなお、解熱鎮痛剤や咳止めなど症状を抑えるものだけで、根本的な予防薬や治療薬はありません。この本は全米でベストセラーになり、当時ドラッグストアの商品棚からビタミンCの瓶がなくなったといわれています。

このエピソードには、さらに興味深い話が隠されています。ポーリングがビタミンCに着目したきっかけは、実は日本の科学者の1つの論文にあったのです。それはわが国のビタミンC研究の第一人者といわれる佐賀大学名誉教授・村田晃氏の論文でした。村田氏は、ビタミンCがウイルスの活動を抑えることをすでに発見していました。さらにウイルスだけでなく、さまざまな細菌を弱体化あるいは死滅させる作用、体の寒冷抵抗力を増強する作用、アレルギーを抑える抗ヒスタミン作用もあることを報告していました。ポーリングはここに目を付けたわけですね。

その後の研究で、ビタミンCの美肌効果、貧血や便秘の改善効果、がん予防効果なども次々に証明され、最近では未だに解決されていない東日本大震災による原発事故による放射能の影響も、ビタミンCが緩和することが報告されています。

第9章

医薬品業界のトレンドとトピックス

化合物である薬と人間の生体とは、本来異質なものととらえられていました。それは静と動、あるいは命あるものとないものとの違いというような、凡人の世界では明らかに肌合いの異なるものと感じられていたはずです。

しかし、新世紀を迎えた今、生命は物質であり、薬は細胞からもつくられるようになりました。分子の世界では、ヒトもクスリも粒子の集合体であることに変わりはないのです。

1 世界の3大疾患における日本の貢献① 新興・再興感染症

世界保健機関（WHO）は、2019年に「世界の健康への十大危機」を発表し、その解決に向け、世界のすべての健康関連機関が努力すべきことを提言しました。その解決に、日本の研究者や企業の貢献が期待されています。

〈2019年の世界の健康への十大危機〉

1 大気汚染と気象異常
2 不摂生や大気汚染で生じやすくなる糖尿病・癌・心疾患などの非感染症
3 世界規模のインフルエンザ大流行
4 水不足／戦争地域などでの困窮
5 抗菌剤耐性
6 エボラやその他の極悪感染症
7 一次診療の不足
8 ワクチンを避ける傾向
9 デング熱
10 HIV

これを見てわかることは、十大危機のうちの6つが感染症関連です。6－6節でも述べたように、医学の歴史はまさに感染症との戦いでした。しかも、WHOの発表があったその年の年末に、新型コロナウイルス感染症のパンデミックが始まったことは皮肉です。これまでも、アフリカでの致死的なエボラ出血熱やラッサ熱の蔓延、アジアやアフリカの途上国を中心に、アメリカや太平洋地域でも発生したジカ熱、マレーシアで確認されたニパウイルス感染症、アフリカから米国本土、ヨーロッパ、中東・中央アジア、オセアニアと感染が拡大しているウエストナイル熱、中国で始めて報告され、日本でも感染者が出ているSFTS（重症熱性血小板減少症候群）なども大きな問題となりまし

用語解説
＊**新興感染症**　かつては知られておらず、過去20年間に新しく認識された感染症で、局地的あるいは国際的に公衆衛生上の問題となる感染症。

た。さらに、鳥インフルエンザや豚コレラの流行は毎年食糧問題を引き起こしています。これらは**新興感染症**＊と呼ばれ、現在30種類以上存在するといわれ、国境を超えて脅威となっています。

●流行を繰り返す感染症も多い

一方、一度制圧されたにもかかわらず、何らかの原因で再度流行している感染症を再興感染症と呼びます。それには結核、マラリア、デング熱、狂犬病などがあります。中でも結核やマラリアでは、治療薬や消毒薬に耐性を示す種が次々に出現し、中でも結核は毎年１千万人以上が感染し、約１６０万人が死亡していると推定されています。新興・再興感染症を含め、エイズ、ウイルス性肝炎、麻疹、風疹、**インフルエンザ脳炎・脳症**＊など、長く制圧に至っていない感染症も多く、これらへの対策が世界的な課題となっています。そうした中、それらの対策において多くの日本の医薬品・衛生メーカーが画期的な診断キットや治療薬を世界に先駆けて開発し、貢献していることを付記しておきたいと思います。

医薬品・衛生メーカーの対策

多剤耐性結核菌	迅速診断キット	栄研化学、ニプロ
	治療薬デラマニド	大塚製薬
エボラ出血熱	迅速診断キット	長崎大学とキャノンメディカル
	治療薬ファビピラビル	富士フィルムと富山化学が共同開発
マラリア（多剤耐性含む）	迅速診断キット	栄研化学、シスメックス
	SE36タンパクを用いた予防ワクチン	ノーベルファーマと大阪大学（共同開発中）
	アミノレブリン酸を用いた治療薬	ネオファーマジャパン（開発中）
デング熱	ワクチン	武田薬品
コレラ	ワクチン	アステラス
多剤耐性グラム陰性菌	新規シデロフォアセファロスポリン注射剤	塩野義製薬（開発中）
新興・再興感染症全般	核酸技術による新規ワクチン開発	第一三共（開発中）
	殺菌・消毒等、衛生環境の整備	サラヤ

用語解説

＊**インフルエンザ脳炎・脳症**　一般的に知られるインフルエンザ・ウイルス感染症ではなく、インフルエンザ菌b型と呼ばれる細菌による小児を中心とする感染症。髄膜炎などを起こし、約５％が死亡、約25％が後遺症を残すといわれる。

2 がん
世界の3大疾患における日本の貢献②

がんは日本人の死因の第1位であり、ほぼ2人に1人が一生のうちにがんを発症すると考えられています。したがって、その予防と治療は今や国を挙げて取り組むべき課題になっています。

2019~2021年の国立がんセンターの推算では、日本人が生涯にがんになる確率は男性65・5%、女性51・2%、死亡確率はそれぞれ26・2%と17・7%とされています。まさに夫婦のどちらかが、あるいは複数の家族が発症してもおかしくない状況のため、わが国では**がん対策基本法**が2006年に議員立法で成立し、その後何度か改訂を重ねながらがん医療の環境整備が進められています。

がん治療では、がんの部分を切除する外科手術が中心になってきましたが、現在は抗がん剤治療（化学療法）や**放射線治療**＊がめざましく進歩し、その内容も多様で、治療法の選択肢は大きく広がっています。それに合わせて治療成績も着実に向上し、早期に発見されれば治療によって本来の寿命をまっとうできる患者さんも着実に増えています。

●世界初の画期的がん治療薬は日本発

がん治療の進歩で特筆すべきは新規の薬物療法が日本で開発されたことです。それは免疫チェックポイント阻害剤（ICI）と呼ばれる薬剤です。生体が持つ免疫は細菌やウイルスだけでなく、体内に発生したがん細胞も攻撃・排除します。ただ免疫が過剰に働くと正常な細胞も傷つける可能性があるため、生体には免疫にブレーキをかける仕組みも備わっています。ところが最近の研究で、がん細胞にはこの生体のブレーキ機能をオンにして、免疫の攻撃を避けていることがわかりました。ICIはがん細胞が悪用しているブレーキ機能をオフにして、免疫が再び正常に働くよ

ワンポイントコラム

【がん対策基本法】　旧民主党の故・山本孝史議員が2005年の参議院本会議で自らががんであることを公表し、早期のがん対策の必要性を訴え、それに呼応して2006年に全会一致で成立しました。

うにする薬剤です。

これまでのがんの薬物療法では、がん細胞の増殖を抑えるチロシンキナーゼ阻害薬（TKI）は正常な細胞の増殖も抑えますし、ホルモン療法はホルモン分泌のバランスを崩しますので、副作用も多いという問題がありました。一方、ICIは自分の免疫を活性化させる薬剤のため、がんの種類を問わず効果が期待できます。このICIを世界で初めて開発した京都大学の本庶佑先生は、この功績により2018年にノーベル生理学・医学賞を受賞されています。ただICIでも、問題がないわけではなく、患者さんの免疫状態には個人差があるため、奏効率は20～30%といわれています。それでも、効く人は驚くような効果を得られるため、遺伝子検査で効く人を選別することや、他剤との併用で奏効率を上げることが現在検討されています。ICIについてはその後、オプジーボに続いて、キイトルーダ、テセントリク、バベンチオ、イミフィンジ、ヤーボイなどが開発されており、今後どのように活用されていくのかが注目されます。

2021年男女部位別死亡率（対人口10万人の死亡率）

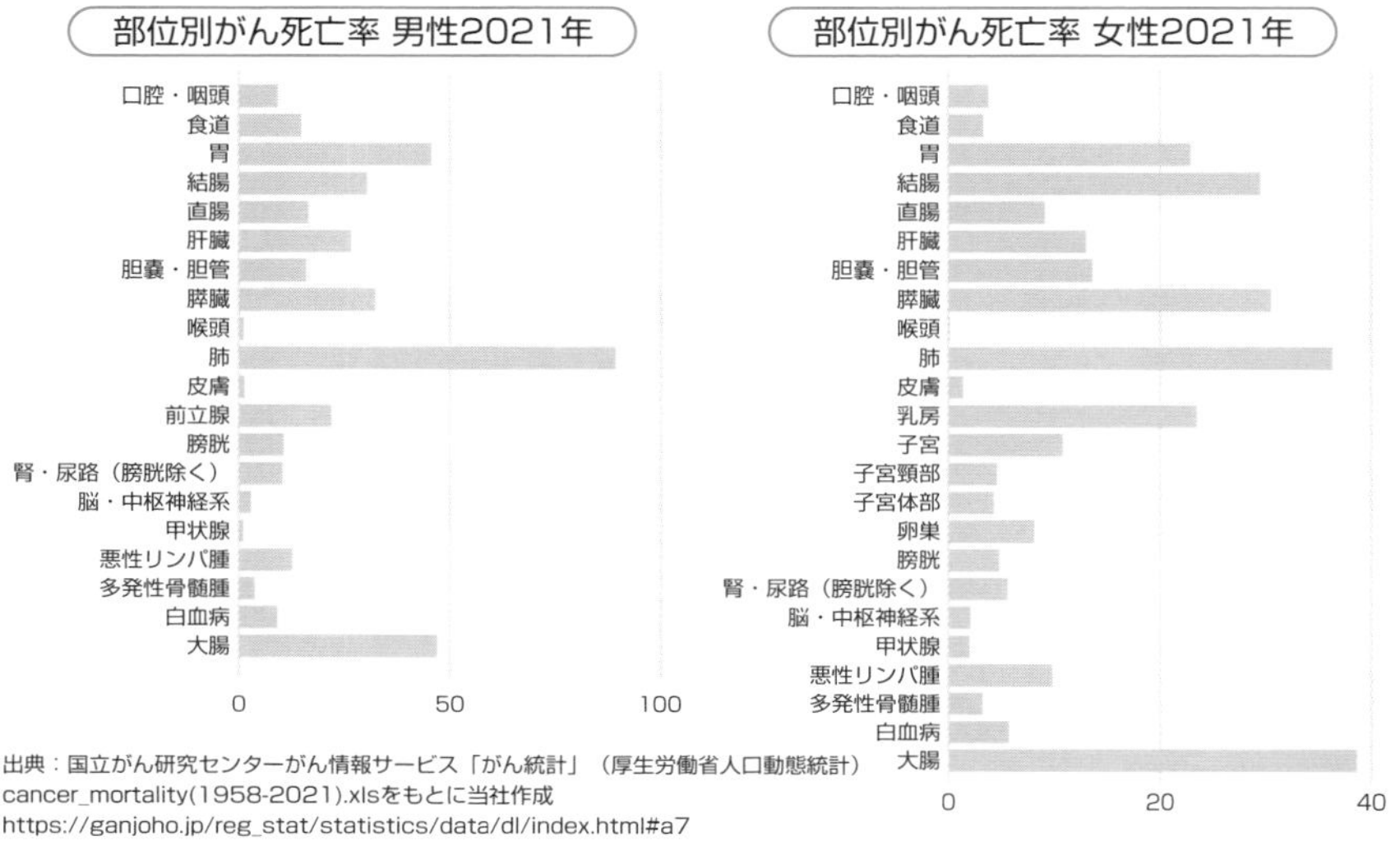

出典：国立がん研究センターがん情報サービス「がん統計」（厚生労働省人口動態統計）
cancer_mortality(1958-2021).xlsをもとに当社作成
https://ganjoho.jp/reg_stat/statistics/data/dl/index.html#a7

用語解説

＊**放射線療法**　放射線を当ててがん細胞のDNAに損傷を与え、死滅させる治療法。使用する放射線には、X線、ガンマ線、陽子線、重粒子線などがあり、放射線を放出するヨウ素125を密封した金属針を局所に挿入する方法もある。

3 世界の3大疾患における日本の貢献③ 認知症

高齢先進国である日本では、認知症の人がすでに500万人を超え、2050年には900万人以上になると予想されています。医療の進歩によってヒトの寿命は延びていますが、それによって認知症が増えていることは神の意地悪のようです。

感染症やがんと並び、認知症も世界レベルで問題視されている疾患です。20世紀初頭は先進国であっても平均寿命は40~45歳でした。しかし生命科学の進歩により21世紀には80歳前後と約2倍に延伸しています。それに伴い、世界的に認知症の人が増えており、世界中で3秒に1人が発症し、年間で新規患者が1000万人増えるといわれています。さらにそのための医療費は、今世紀半ばに米国だけで1兆ドルを超えると推算されています。こうした現状から、世界保健機関（WHO）も認知症を9-1節で挙げた「世界の健康への十大危機」の次に来る懸念事項に位置づけています。それを受けて、2013年のG8サミットでは、当時の英首相であったデービッド・キャメロン氏の呼びかけで認知症サミットが開催され、翌14年には世界認知症審議会（World Dementia Council：WDC）が発足しました。

認知症には、**アルツハイマー型***、レビー小体型、脳血管性、前頭側頭型、アルコール性、正常圧水頭症などがありますが、そのうちの約7割をアルツハイマー型が占めています。

●期待される認知症プラットフォーム

アルツハイマー型認知症では、記憶に関わる神経伝達物質アセチルコリンの脳内の減少が報告されていました。日本のエーザイはそれに着目し、脳内のアセチルコリン濃度を高める薬剤、アリセプトを開発しま

用語解説

＊**アルツハイマー型認知症**　脳の神経細胞が減って脳が委縮し、認知機能が障害される疾患。加齢による物忘れと異なり、体験全体を忘れ、新しい出来事も記憶できなくなる。周辺症状（付帯する症状）として暴言・暴力、徘徊、昼夜逆転なども見られる。

した。アリセプトは１９９７年に米国で上市され、その後１００カ国以上で使われてきました。しかし、アリセプトは症状を和らげるのが限界で、病気の進行抑制効果は示されませんでした。その後、エーザイは『エーザイ認知症プラットフォーム』と呼ばれるシステムを立ち上げ、自社を含め、医療者、患者、家族などの様々な経験や臨床データを蓄積し、それを世界中の研究者と共有し、新薬の開発に生かす取り組みを開始しました。その成果として２０２３年１月、エーザイは米バイオジェン社との共同研究で、早期のアルツハイマー病患者の脳に蓄積される**アミロイドβ**を除去し、進行を遅らせる新薬、レカネマブ（商品名：レケンビ）を開発しました。この薬剤は米ＦＤＡ（食品医薬品局）に迅速承認され、欧州各国や日本でも申請中です。レカネマブの米国における当初の価格は年間２万６５００ドルに設定されました。投与されると予想される患者数は２０３０年当たりまでに２５０万人と推定されています。今回のエーザイとバイオジェンの研究成果は、治療だけでなく、アルツハイマー病の予防の糸口にもなると期待されています。

65歳以上の認知症患者の推定者と推定有病率

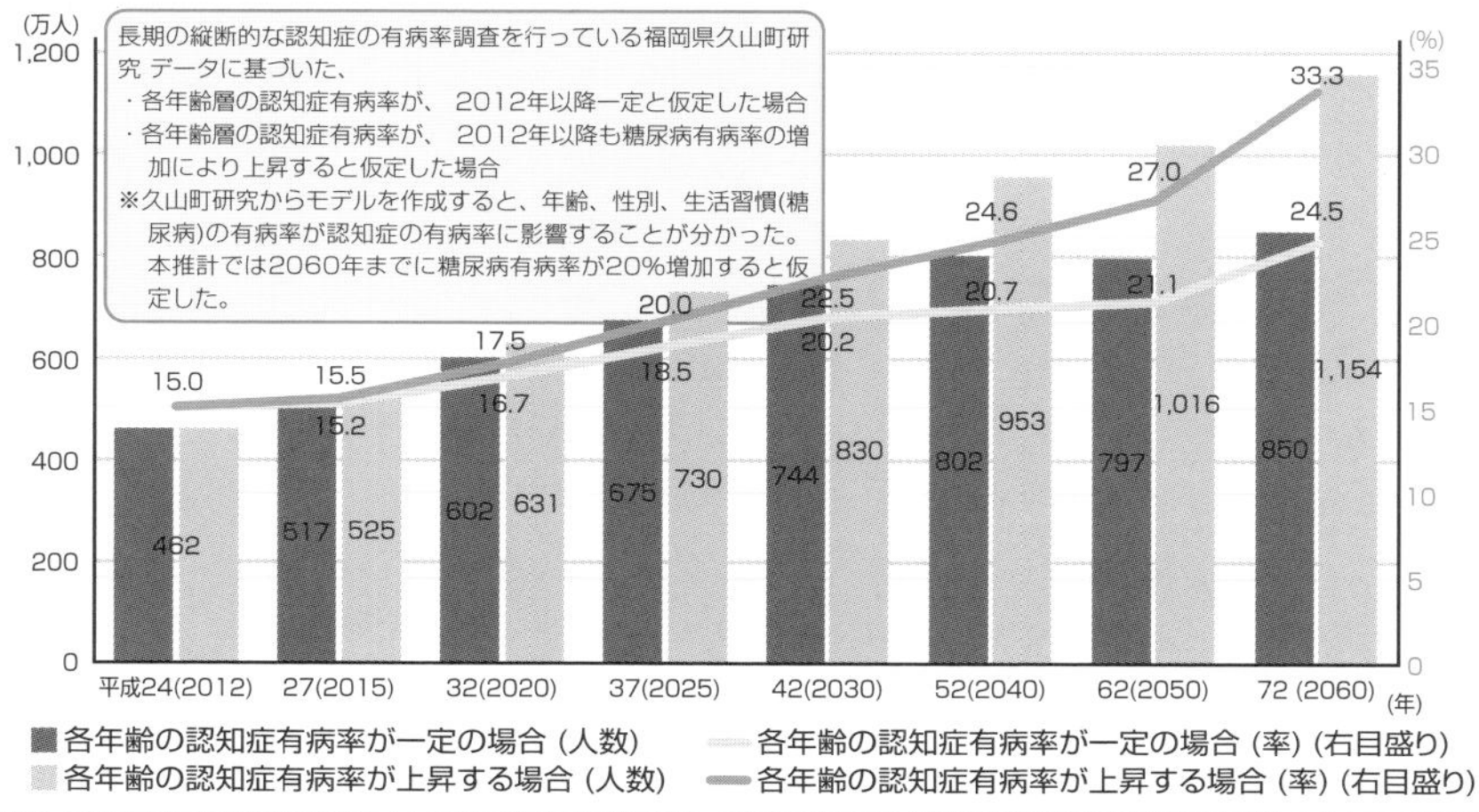

資料：「日本における認知症の高齢者人口の将来推計に関する研究」（平成26年度厚生労働科学研究費補助金特別研究事業 九州大学二宮教授）より内閣作成

出典：内閣府「平成29年版高齢社会白書（全体版）（PDF版）」「3　高齢者の健康・福祉」「図1−2−3−2　65歳以上の認知症患者の推定者と推定有病率」をもとに当社作成

https://www8.cao.go.jp/kourei/whitepaper/w-2017/zenbun/29pdf_index.html

用語解説

＊**アミロイドβ**　脳内で作られるたんぱく質の一種。健康な人の脳にも存在し、通常は脳内のゴミとして短期間で分解、排出される。加齢などによって蓄積する（老人斑）と神経細胞が死滅し、脳が委縮し、アルツハイマー型認知症が進行すると考えられている。

4 サイトカインという生体反応の鍵

近年の薬物治療は、人間の体の様々な働きをコントロールする、細胞内の物質を標的にしています。それらの物質の存在が明らかにされるたびに、新たな医薬品が生まれています。

生体の機能は、様々な細胞同士の情報伝達で成り立っており、情報は細胞が分泌する生理活性物質によって伝達されます。例えば、病気にかかると皮膚が腫れたり、熱が出たり、痛みを生じたり、あるいは血圧や血糖値が上昇したりします。これらは皆、免疫や炎症に関与する**サイトカイン***と呼ばれるタンパク質による反応です。サイトカインには、細胞の増殖・分化に関与するもの、炎症を起こさせるもの、あるいは進入した病原菌を増殖させないように、細胞保護に働くものなど、いろいろあります。例えば、病原菌をはじめとする何らかの異種の外的刺激があるとサイトカインが活性化され、そのサイトカインが細胞間で情報伝達を行うことで発熱や痛みなどの反応が起きるわけです。

このサイトカインが生体反応を起こさせるメカニズムは、鍵と鍵穴のイメージです。サイトカインは反応を起こすスイッチをオンにする鍵です。一方、細胞には**受容体（レセプター）***と呼ばれる形の異なる鍵穴が多数存在します。例えば炎症を誘導するサイトカインが、炎症反応の信号を伝える受容体に結合すると、炎症反応がオンになり、その細胞に炎症が起こります。この場合、サイトカインの鍵と受容体の鍵穴の凸と凹がぴったり合うことが必要であり、少しでも形が違えば結合せず、反応は起きません。

そこで、あるサイトカインとまったく同じ形をした薬剤を投与できれば、サイトカインの代わりに受容体の鍵穴に結合し、サイトカインが結合できないようすることができます。そうすると、スイッチがオンにな

用語解説

***サイトカイン**　サイトは細胞、カインは作動因子を意味する。炎症、増血、細胞増殖、抗腫瘍作用などに関与する、いろいろなサイトカインが見つかっている。

らないので炎症や痛みが起きないというわけです。例えば、新型コロナウイルスの表面にはスパイク蛋白と呼ばれるトゲトゲの部分があり、それが生体の細胞の受容体に結合することで感染が成立するとされています。細胞の受容体にトゲトゲの部分が結合できないように、人工の疑似スパイクを先に受容体に結合させるのがワクチンです。

対象疾患の選択が今後の課題

サイトカインの本来の役割は、生体の保護です。したがって、無闇に反応を抑えると、かえって健康を損なう可能性もあります。その一方で、近年大きな問題となっているスギ花粉症などは、細胞が花粉を病原菌と勘違いして、鼻水や涙を出させるサイトカインを分泌してしまう結果と考えられています。したがって、花粉症では炎症のスイッチとなる鍵穴を薬でふさいだほうがよいのですが、感冒は別の方法を考えたほうがよさそうなのです。サイトカインの操作は、創薬の有用な技術ですが、対象疾患の選択が今後の課題とされています。

サイトカインと標的とする創薬

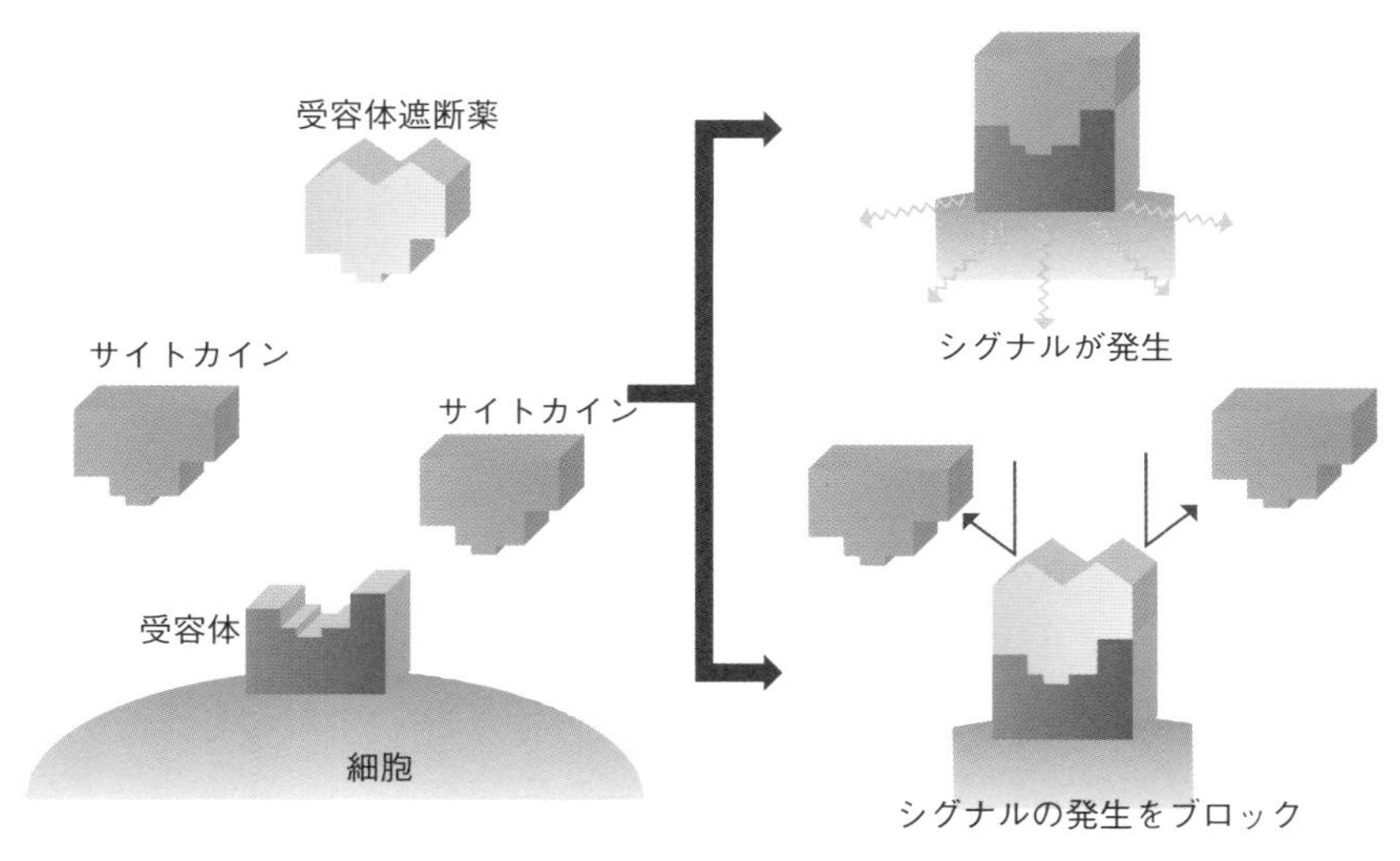

用語解説

＊**受容体**　細胞膜表面等に存在し、化学伝達物質やホルモンの作用により活性化され、生体内で起こる化学反応の引き金となるタンパク分子。ある化合物は選択的にある受容体に結合し、何らかの反応を引き起こすことがあるので、その結合がもたらす有効性、毒性、安全性の検証が創薬のきっかけになる。

5 酸化ストレスとアディポサイトカイン

生活習慣病は、動脈硬化性疾患と肥満症に代表されます。それらの治療に飛躍的な進歩をもたらすターゲットとして、酸化ストレスと脂肪細胞が注目されています。

人間は、日常的に摂取する炭水化物やタンパク質を酸素によって燃焼させ、活動エネルギーに変えています。ところが、この酸素の一部が、エネルギーを産生する過程で、活性酸素と呼ばれる分子に変わることがあります。**活性酸素**は細胞内の情報伝達を行ったり、強力な酸化作用で生体に進入した異物や細菌を死滅させたりする作用もありますが、われわれの体の細胞を傷つける可能性もあります。

活性酸素は、激しい運動や過労などのストレス、紫外線や大気汚染などの影響でも発生します。通常は、体の抗酸化作用で除去されますが、栄養不足や過労によって体内の活性酸素が蓄積すると、病気や老化の原因となる酸化ストレスになります。

例えば、高血圧や動脈硬化にも、酸化ストレスが関与していることがわかっています。血圧は、アンジオテンシンⅡ（AⅡ）と呼ばれる生体内物質で調節されていますが、喫煙や肥満はAⅡを増加させ、血管を収縮・緊張させます。するとそのストレスにより血管組織に活性酸素が産生され、血管が障害されて動脈硬化が進行します。そこで最近の降圧薬は、このAⅡの産生を抑制し、酸化ストレスの発生を阻止する作用を持つものが主流となりつつあります。代表的な薬剤は、AⅡの産生を抑制するアンジオテンシン変換酵素（ACE）阻害薬と、AⅡが受容体に結合することを阻止するアンジオテンシンⅡ受容体拮抗薬（ARB）があります。さらに現在は、生体内の酸化ストレスの抑制が、より多くの疾患の治療ターゲットにもなると考えられています。例えば、新型コロナウイルスが生

ワンポイントコラム

【活性酸素】 不完全なかたちで存在する原子や分子はフリーラジカルと呼ばれ、他の原子や分子に大きな影響を与えます。活性酸素は酸素のフリーラジカルで、動脈硬化、肺炎、てんかん、白血病など、様々な病気の原因になると考えられています。

体内の細胞のACEに結合することがわかってきたため、ACE阻害薬が新型コロナウイルスの治療薬になる可能性が報告されています。

●動脈硬化を予防するサイトカイン

最近、脂肪細胞の役割も注目されています。脂肪細胞はこれまで、ヒトのエネルギー源である脂肪を蓄える、役割を果たし、それが肥満の原因にもなると考えられてきました。ところが、生体機能を調節する種々の生理活性物質を分泌することが確認されています。これらの物質は、脂肪（アディポ）に由来するという意味で、**アディポサイトカイン***と呼ばれます。アディポサイトカインの多くは悪玉の物質とされますが、その中で、血管の柔軟性を保ち、動脈硬化を予防する数少ない善玉物質としてアディポネクチンがあります。しかしアディポネクチンは、肥満して脂肪細胞の中に脂肪が過剰に蓄積されると、激減していくことも明らかになっています。そこで、生活習慣病の予防薬として、アディポネクチンを増やす薬剤の開発も検討されています。

抗酸化物質とは

抗酸化物質（こうさんかぶっしつ）

活性酸素の発生やその働きを抑制したり、活性酸素そのものを取り除く物質のこと。

ポリフェノール、カロテノイドなどの種類がある。

活性酸素を取り除き、酸化の働きを抑える物質のことです。活性酸素は微量であれば人体に有用な働きをしますが、大量に生成されると過酸化脂質を作り出し、動脈硬化・がん・老化・免疫機能の低下などを引き起こします。

抗酸化物質には、体内で合成される体内合成抗酸化物質のほかに、ポリフェノールとカロテノイドがあります。

近年注目されているポリフェノールには、ブルーベリーなどに含まれるアントシアニン、大豆に含まれるイソフラボンやサポニン、ゴマの成分が変化してできるセサミノール、そばに含まれるルチン、緑茶のカテキンと発酵茶（紅茶・ウーロン茶など）のテアフラビンの総称であるタンニンなどがあります。カロテノイドは、緑黄色野菜や果物など多くの食品に含まれるβ-カロテンやリコピン、えびやかになど甲殻類や、さけ・ますなど魚類がもつアスタキサンチンなどが知られています。

出典：厚生労働省「厚生労働省e-ヘルスネット」の解説より
https://www.e-healthnet.mhlw.go.jp/information/dictionary/food/ye-009.html

用語解説

*アディポサイトカイン　大阪大学が発見した脂肪細胞中の生理活性物質。動脈硬化を防ぐ善玉（アディポネクチン）と、糖尿病などの生活習慣病を進展させる悪玉（PAI-1、TNF-α）がある。

6 腸内細菌叢へのアプローチ

腸は「第二の脳」とも呼ばれ、食物の消化や栄養吸収だけでなく、神経や免疫の調整など、人間が生きていくための重要な役割を果たしていることがわかってきています。また、腸のそうした機能に、腸の中に生息する腸内細菌やその集団が様々な影響を与え、時には人間の生命活動を支えていることも明らかになってきました。

腸内細菌といえば乳酸菌やビフィズス菌がよく知られており、乳酸菌飲料のヤクルト1000などは一大ブームとなり、売り切れ続出となりました。しかし、乳酸菌やビフィズス菌は腸内細菌のほんの一部で、実際には1000種類以上、100兆個以上の腸内細菌が腸内に生息しているといわれています。そして、様々な種類の腸内細菌が集まって生きている状態を腸内細菌叢と呼びます。この腸内細菌叢を、ヒトの健康維持や病気の予防・治療に生かそうという研究が世界中で進められています。きっかけは2006年に、世界で最も権威のある科学雑誌であるNatureに掲載された報告でした。それは、肥満したマウスの腸内細菌叢を肥満していない無菌状態のマウスに移植したところ、非肥満マウスも肥満したという報告です。その後、腸炎を起こしている患者に健康な人の糞便を移植すると、腸炎が改善されることも確認されました。さらに、ビフィズス菌が小児のアレルギー症状を減少させることや、乳酸菌が**カンジダ***などの真菌感染症の予防・抑制に働くこと、ある種の腸内細菌が免疫機能を活性化させ、炎症も改善し、大腸がんの発症を抑制することも報告されています。さらに腸の神経を介して脳に働き、不安やストレスを軽減するなど、ヒトの役に立つ菌が実に多く存在することも確認されています。

用語解説

***カンジダ**　口腔、消化管、膣に常に生息している。通常は人体に害を及ぼさないが、特定の条件下で増殖し、発疹、腫れ、痛み、かゆみなどを生じさせる。カンジダによる爪囲炎は治療が難しいといわれている。

●暴飲暴食は有益菌を減らす

腸内細菌はあまりに種類が多いため、1つひとつの特性はまだ解明されていませんが、かなりの数の有益な菌が特定されており、それらの菌が腸内細菌叢にバランスよく含まれていると健康維持や疾患予防につながることがわかってきています。逆に、不規則な生活習慣や暴飲暴食は腸内細菌叢のバランスを崩し、有益菌を減らすともいわれています。

最近、テレビや雑誌などで、プロバイオティクスやプレバイオティクスというサプリメントが紹介されています。プロバイオティクスとは有益菌そのものです。一方、プレバイオティクスは食物繊維やオリゴ糖類などの有益菌の餌になるものです。ただ、腸に生息する腸内細菌が100兆個以上もあるとすれば、ヨーグルトやサプリメントに含まれる有益菌の数は微々たるものです。そのため、経口摂取しても胃で分解されてしまうとの指摘もあるため、有益菌を増やす薬剤を開発したほうが効果があるとの意見もあります。

年齢とともに変化する腸内細菌の種類と数

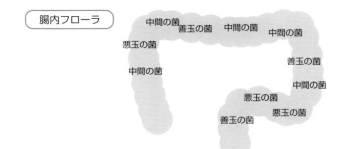

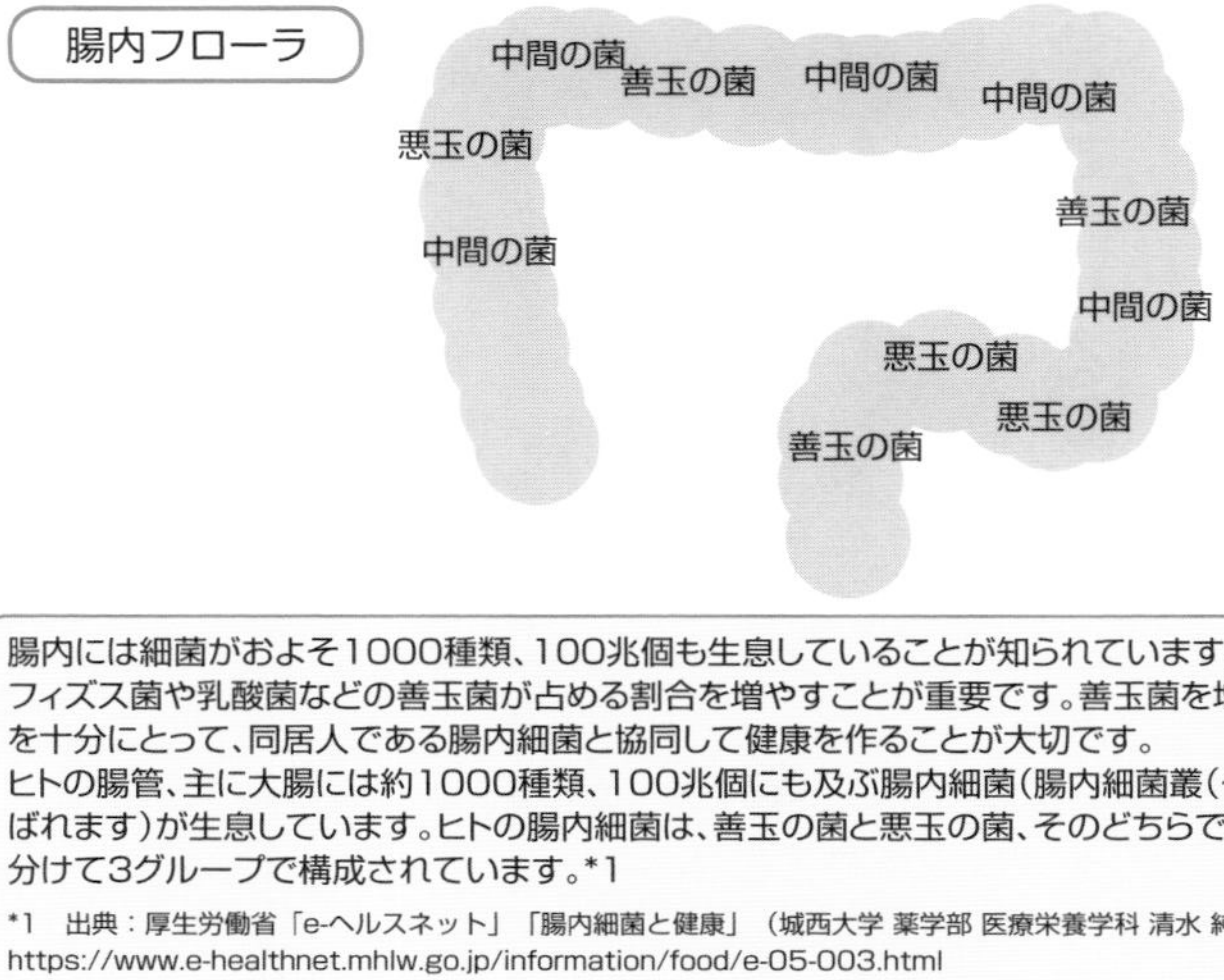

腸内には細菌がおよそ1000種類、100兆個も生息していることが知られています。体の健康には、腸内にビフィズス菌や乳酸菌などの善玉菌が占める割合を増やすことが重要です。善玉菌を増やすオリゴ糖や食物繊維を十分にとって、同居人である腸内細菌と協同して健康を作ることが大切です。
ヒトの腸管、主に大腸には約1000種類、100兆個にも及ぶ腸内細菌（腸内細菌叢（そう）や腸内フローラとよばれます）が生息しています。ヒトの腸内細菌は、善玉の菌と悪玉の菌、そのどちらでもない中間の菌と、大きく分けて3グループで構成されています。*1

*1　出典：厚生労働省「e-ヘルスネット」「腸内細菌と健康」（城西大学 薬学部 医療栄養学科 清水 純教授）
https://www.e-healthnet.mhlw.go.jp/information/food/e-05-003.html

ワンポイントコラム

【腸内細菌】　腸内細菌は食物繊維の分解酵素を豊富に持っていますが、腸管には食物を分解する酵素はあまり備わっていません。そのため、腸内細菌はヒトに備わっていない機能を発揮して、われわれの健康維持に貢献しているといえます。

7 低開発費で医薬品の価値を高めるDDS

膨大なコストがかかるゲノム創薬が模索される中、費用対効果に優れた製剤技術が、製薬メーカーの売上に貢献しています。医薬品開発の視点を変えることで、新たなビジネスチャンスが生まれるのです。

人間の胃の中は酸性で、腸内はアルカリ性です。食べ物の栄養はもちろんですが、医薬品の成分も腸で吸収されます。そこで、酸には溶けずアルカリ性の環境では溶ける物質で薬をコーティングすれば、飲んだ薬を分解させずに腸に到達させ、効率よく吸収させることができるはずです。このように、薬の主成分を変えることなく、剤形や添加物の改良で薬が溶け出すタイミングをずらしたり、溶ける場所を選択できるようにしたりする薬剤設計をDDS (Drug Delivery System) といいます。日本語では「薬物伝送システム」とも呼ばれ、そうした技術は、薬効を長時間持続させるためや、一定の時間が経過したあとに効き目が現れるようにするためなどに活用されます。

DDSは、薬そのものではなく、主に剤形の改良ですから、医薬品開発のように多額の費用を必要としません。その一方で、工夫次第では本来の薬の効果を増強させたり長持ちさせたりできるので、とても有用性の高い研究です。開発費の規模で外国に劣る日本のメーカーにとっては、まさにアイディアだけで勝負ができる分野です。

●水なしで飲める薬

現在、最も普及しつつある剤形の一つに、口腔内崩壊錠があります。これは、口に入れるとラムネ菓子のようにさっと溶ける薬で、水なしで服用できるところが大きな利点です。水と一緒に薬を飲むことが難しい高齢者や子供には最適ですし、外出先や乗り物の中でも便利です。アステラス製薬のガスター（H2ブロッ

用語解説

＊**消化性潰瘍**　胃液の消化作用による胃や十二指腸の粘膜組織の病変。一般には胃潰瘍や十二指腸潰瘍と呼ばれている。

カー）、武田薬品のタケプロン（**消化性潰瘍**＊用剤）、エーザイのアリセプト（アルツハイマー治療薬）などの剤形には口腔内崩壊錠も加えられています。

　徐放剤と呼ばれる剤形も様々な薬に用いられています。徐放剤は、投与すると一度に溶け出さずに、徐々に成分が放出されるので、薬の血中濃度が少しずつ上昇していく製剤や、一定の濃度が長く維持される製剤にすることができます。精神病の薬や鎮痛剤など、ゆっくり長時間効いてほしい治療薬は、徐放剤に製剤化されて提供されることも少なくありません。さらに、日常生活の大きな負担になる糖尿病患者のインスリン注射にも徐放剤型が開発され、注射回数の軽減が図られています。

　このほか、胸に貼って吸収させる気管支拡張剤、スプレー式の**抗インフルエンザ薬**なども、呑み込みや吸引が難しい障害者や小児、あるいは高齢者に便利な剤形です。さらに、特定の部位にピンポイントで薬を運ぶことができれば、他の臓器への影響を軽減できるので、副作用が多いがんの治療薬にも、ＤＤＳ技術を使った製剤の開発が進められています。

薬物送達システム（DDS）

薬物送達システム（DDS）はクスリを患部だけに、必要な量を必要な時間だけ供給する方法。通常、薬は血管内に入ると正常組織にも入り込み、副作用の原因となる。また、不安定な薬はすぐに分解され、患部に届かないので、薬を担体材料に封入し、薬を患部に有効な量を長時間安定して届けることが重要。

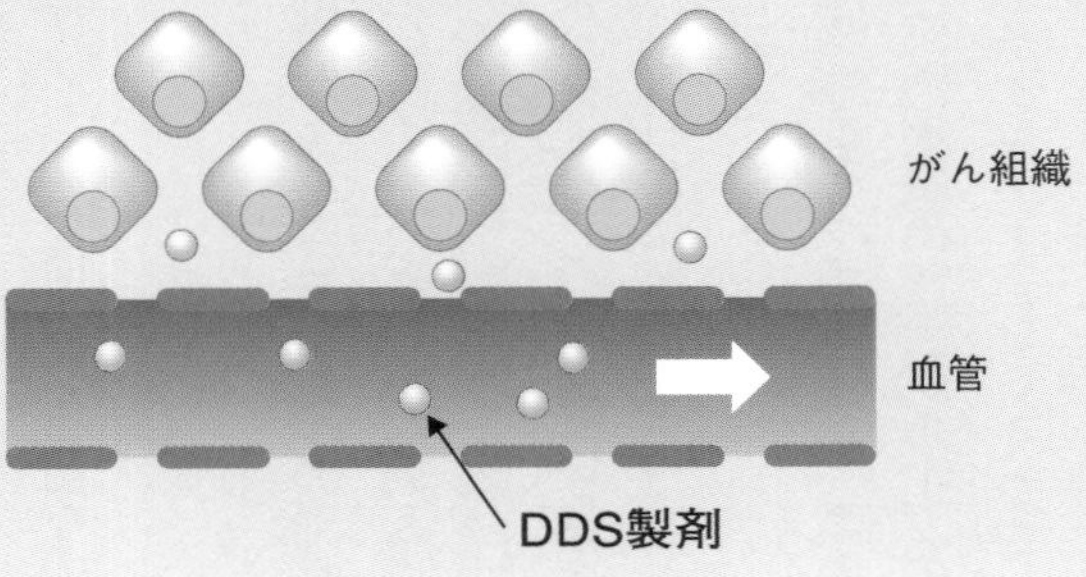

出典：文部科学省「ナノテクノロジー分野の平成16年度概算要求」より

ワンポイントコラム

【抗インフルエンザ薬】　インフルエンザの治療はかつて、解熱剤や鎮痛剤による対症療法しかありませんでしたが、近年はインフルエンザ・ウイルスを直接退治する抗インフルエンザ薬が登場しています。経口剤とスプレー剤があります。

8 ゲノム解析からゲノム創薬へ

2003年に人間の遺伝子の設計図といわれるヒトゲノムの解読完了が宣言されました。これを受けて、遺伝子の研究はその応用研究へとシフトしています。世界の医薬品産業は、ゲノムから得られる数々の知見を基にした新薬の開発を未曽有のビジネスチャンスととらえています。

　ゲノム（Genome）とは、遺伝子（Gene）と染色体（Chromosome）の合成語です。染色体は細胞核の中に存在し、遺伝子が集合したものです。遺伝子の本体はDNA（デオキシリボ核酸）と呼ばれる化学物質で、二重らせん構造の鎖状に集合して染色体を形成しています。DNAは、細胞が分裂して増殖する際、もとの細胞をコピーして新しい細胞を作ります。DNAはデオキシリボースという糖とリン酸が長くつながった鎖で、鎖の間には一定の法則で4種の塩基（アデニン、チミン、グアニン、シトシン）が並んで結合しています。この法則性をもって並ぶ一連の配列が遺伝情報で、様々なタンパク質を生成させる指示（命令）が刻み込まれています。

　人間は、約60兆の細胞で構成され、個々の細胞の中の遺伝子は、そこでどのようなタンパク質を作るのか、どのような役割の細胞にするのかを命令します。さらに、人間がどのように成長し、衰えていくのかも、すべてゲノムに刻み込まれた**遺伝情報**でコントロールされていると考えられています。

　2016年、科学雑誌Nature誌には、「人類の年齢の限界は115歳」という米国の研究グループの論文が発表されました。その一方で、2019年には、Scientific Reportsという科学雑誌に、人間は自然のままの状態であれば寿命は約38年で、それが医学や生活様式の進歩によって長生きになったと報告されました。

ワンポイントコラム

【遺伝情報】　DNAの鎖の中で、タンパク質の生成に関わる情報を含んでいるのは全体の10%弱といわれています。情報が含まれている部分をエキソン、含まれていない部分をイントロンと呼びます。

●ゲノム解読は次のステップへ移行

人間の遺伝子に刻み込まれた情報を、世界の科学者が協力して解読する「国際ヒトゲノム計画」では、人間の細胞核内にある染色体には約30億対の塩基配列が存在することがわかり、その過程で病気に関連する遺伝子が新たに約１０００種発見されました。また、人間のＤＮＡは９９・９％まで同一ですが、残り０・１％が一人ひとりで異なることがわかりました。この部分に人間の多様性や病気に関する個人差の秘密があると考えられています。

ヒトゲノム計画の終了に続き、その個人差の指標となるハプロタイプマップ（HapMap）の第1相データが05年に発表されました。そして08年、より詳細な疾病関連遺伝子のマップを作成する国際共同研究「１０００ゲノムプロジェクト」がスタートし、世界１１１施設、１００人以上の研究者が１０９２人のゲノム解読を終え、２０１２年11月に結果を発表しています。病気や病態にピンポイントで効果を示す医薬品の開発が期待されます。

ゲノムの構造

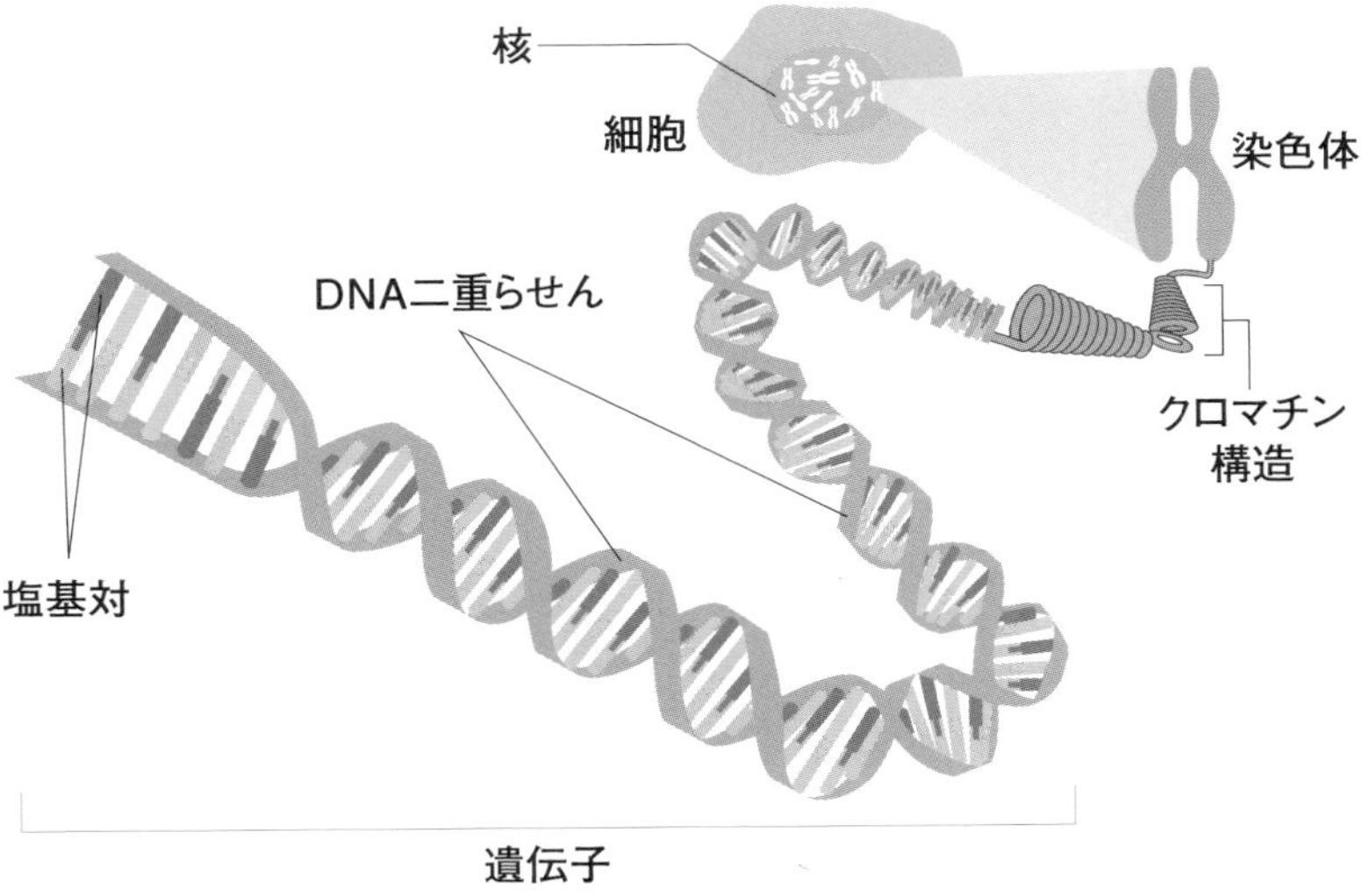

ワンポイントコラム

【HapMap】　一卵性双生児を除いて、まったく同じDNAを持った人間は一人もいないとされています。DNAの違いは、遺伝番号のバリエーションと呼ばれます。ハプロタイプとは、この遺伝番号のバリエーションの組み合わせのことです。

ゲノムが導く新しい医薬品の世界

国際ヒトゲノム計画で解析された遺伝子情報をもとに、画期的な医薬品を作り出す研究が行われています。これがゲノム創薬です。未知の部分が多い病気のメカニズムを分子レベルで解き明かし、論理的に病気を治療できる薬を開発しようとしています。

ヒトゲノム計画の成果を活用する研究は、ポストゲノムと呼ばれ、その中心がゲノム創薬です。現在、ポストゲノムには三つの方向性が示されています。

一つはcDNA解析という分野です。細胞が分裂する際、遺伝子は自分のコピーを作りますが、そのコピーをcDNAまたは相補型DNAと呼びます。cDNA解析は、このDNAのコピーを用いて、DNAそのものの遺伝子機能を解析しようとする研究です。

次に、バイオインフォマティクスと呼ばれる分野があります。これは生命情報科学と訳されます。遺伝子における生命関連の情報は、DNA配列、アミノ酸配列、タンパク質立体構造などに組み込まれていると考えられています。バイオインフォマティクスは、それらの情報をデジタルデータ化して、様々な組み合わせを試み、医薬品開発につなげようという研究です。

三つ目は**プロテオーム解析**＊です。プロテオームとは細胞の中のタンパク質の総称です。ある人が病気のときと正常なときの細胞のプロテオームの違いを解析比較します。

●ゲノム創薬と深く関わるSNP

前述した三つの研究成果の応用分野がさらに二つあります。

まず、親から子へと遺伝的に継承されるSNP（スニップ）と呼ばれる要素の研究があります。DNAの鎖が4つの塩基でつながれており、この塩基配列の一

用語解説

＊**プロテオーム解析**　細胞内に発現する全タンパク質を、その電気的性質の違いと大きさの違いから分類し、個々のタンパク質の働きを調べる技術。分類には2次元電気泳動という手法が多用されている。

部が人によって異なることは前述しました。この変異部分をSNPといいます。SNPは、個人の特性や体質の違いを決定し、個人や民族特有の病気にも関連すると考えられています。そのため、SNPの解析はゲノム創薬の基盤を支える重要な研究と考えられています。

もう一つはDNAチップです。ジーンチップあるいはDNAマイクロアレイとも呼ばれます。シリコンチップとは、塩基配列がわかっている**一本鎖DNA**＊をガラス板上に整列させ、固定したものです。これは、研究しやすいように処理したDNA標本といったもので、SNP解析に伴う遺伝子の鑑定や病気に関連する遺伝子の研究などに使用されます。

以上のように、ゲノム創薬の周辺研究には、様々な先端技術と最新の知見が溢れています。ゲノム創薬は、今後も広範な研究分野を新たに創出しながら、進展していく領域といえるのかもしれません。

DNAの大きさ

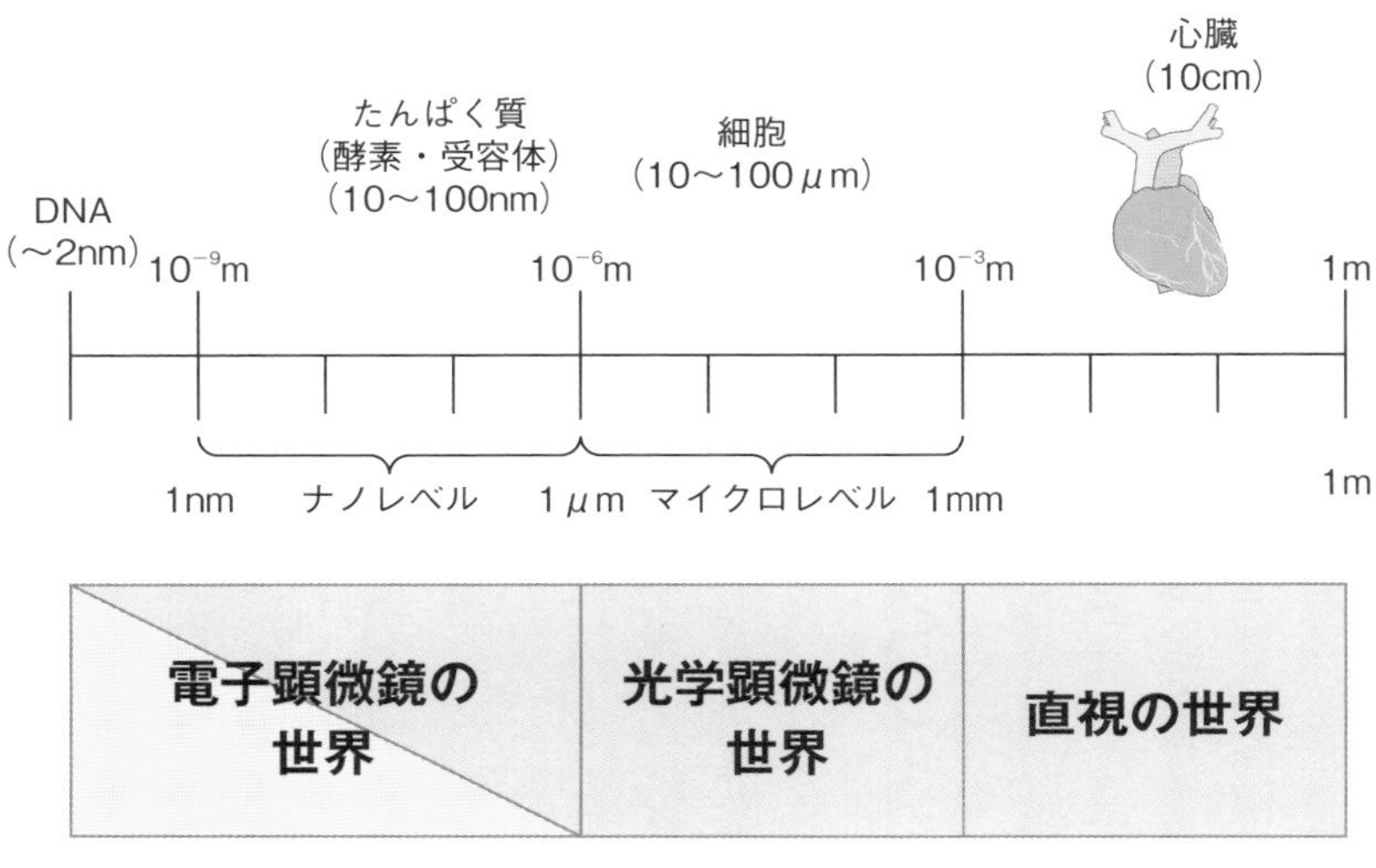

用語解説

＊**1本鎖DNA**　DNAはらせん状になった2本の鎖。そのうちの1本を基板上に置いたもの。

バイオテクノロジーと遺伝子治療　10

メンデルの遺伝の法則は1865年に示され、その3～4年後には生物における遺伝情報の作成・保存・伝達を担うリボ核酸（RNA）やデオキシリボ核酸（DNA）が発見されています。そして今では、細胞核からそれらを取り出し、別の細胞核に移植して、生物のコピーや改良種を作り出す遺伝子組み換えも可能になりました。遺伝子の研究は、すでに創薬の主役になりつつあります。

遺伝子を操作する技術はバイオテクノロジー（遺伝子工学）と呼ばれています。この技術は、DNAの特定の配列を切ったりつないだり入れ替えたりすることで、生物の性質や成長をコントロールできるため、当初は発酵醸造産業や植物の生産性向上に利用されました。そうした研究の過程では、有効な遺伝子を大腸菌などの増殖力の旺盛な細胞に組み入れると、その遺伝子のコピーを短時間に大量生産できることもわかりました。この発見から、化学合成ではつくれなかった医薬品を微生物に作らせるという技術が生まれました。バイオ医薬品は、人間のインスリン遺伝子から作った糖尿病治療薬のヒトインスリン製剤、B型・C型肝炎などの治療に使われる**インターフェロン**＊、小人症治療薬の**ヒト成長ホルモン**＊などで始まり、今やバイオテクノロジーは、特殊な疾病の治療薬開発に積極的に活用されるようになっています。

●遺伝子治療はバイオテクノロジー

バイオテクノロジーの応用研究の過程で、人間の病気の多くが遺伝子レベルの異常により引き起こされることも突き止められ、その知見を利用した遺伝子治療が生まれました。遺伝子治療は、まず病気の原因となる異常な遺伝子を見つけることから始まります。そして、人工的に作り出した正常な遺伝子を**ベクター**と

用語解説

＊**インターフェロン／ヒト成長ホルモン**　インターフェロンは体の中で分泌される物質で、ウイルスを抑制する作用がある。ヒト成長ホルモンは脳内で作られ、骨格や血管などの細胞と新陳代謝をコントロールする。

呼ばれる乗り物に乗せて異常な部位に届け、細胞の機能を回復させます。すなわち、遺伝子治療は正常な遺伝子を薬として使うわけです。すなわち、患者の遺伝子に欠損や障害があり、それが病因と認められる場合に活用できる治療法といえます。

世界初の遺伝子治療は、1990年に米国で行われました。患者は、ADA欠損症と診断された4歳の少女でした。ADA欠損症は、体に必要な酵素を作る遺伝子が生まれながらに異常なため、重症の免疫不全を起こす病気です。この少女は、正常な遺伝子の補充により酵素が増え、健康な生活が送れるようになりました。

遺伝子治療のターゲットは現在、がんの治療に向けられています。すでに、がん細胞に正常な遺伝子を投与すると、がんの増殖が抑制されることが確認されています。日本の遺伝子治療は、安全性への配慮から治療対象が限定されていますが、肺や食道のがんをはじめ、脳腫瘍や血管再生などでもよい結果が得られています。米国ではすでに、副作用が少ない治療法として広く認知され、関節リウマチやコレステロール血症などの慢性疾患にも応用されています。

一般的医薬品とバイオ医薬品の比較

○バイオ医薬品とは、遺伝子組換え技術や細胞培養技術等を応用して、微生物や細胞が持つタンパク質（ホルモン、酵素、抗体等）等を作る力を利用して製造される医薬品。
（例:インスリン（糖尿病治療薬）、インターフェロン（C型肝炎治療薬）、リツキシマブ（抗がん剤等））

○バイオ医薬品は、微生物や培養細胞を用いて生産されるタンパク質等を構成成分とするものであるが、タンパク質のアミノ酸配列が同じであっても、生体内での活性が異なる場合があり、そのため医薬品としての有効性･安全性が同一とは限らない。

	一般的な医薬品	バイオ医薬品	
大きさ（分子量）	100～	約1万～（ホルモン等）	約10万～（抗体）
大きさ･複雑さ（イメージ）	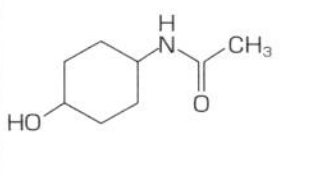	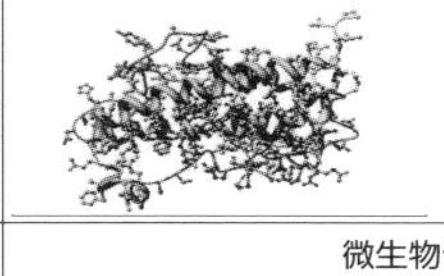	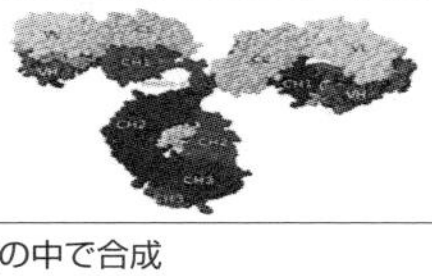
製造法（イメージ）	化学合成 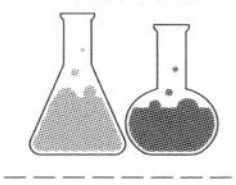	微生物や細胞の中で合成 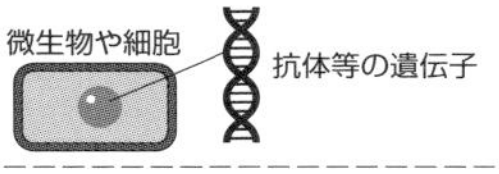	
生産	安定	不安定（微生物や細胞の状態で生産物が変わり得る。）	

出典：中医協「バイオ医薬品について」をもとに当社作成
https://www.mhlw.go.jp/file/05-Shingikai-12404000-Hokenkyoku-Iryouka/0000207737.pdf

ワンポイントコラム

【ベクター】　無毒化したアデノウイルスやレトロウイルス、リポゾームなどが用いられます。アデノウイルスは一般的な風邪の原因菌、レトロウイルスは白血病やエイズに関連することで知られています。リポゾームは細胞内に存在して、遺伝子のタンパクをコピーして合成します。

11 病気の原因と治療法のヒントになるSNP

病気の原因を遺伝子に求める研究が盛んに行われています。中でも、遺伝子配列の解析は、病因の特定を可能にすると期待されています。膨大な遺伝子の中に隠された病気のシグナルが、ようやくわれわれに届いてきました。

個々の病気の原因を探る手立てとして、SNPが注目されています。SNPはSingle Nucleotide Polymorphismの略で、一塩基多型、あるいは遺伝子多型とも呼ばれます。DNAの中の塩基配列で1ヵ所だけ変異している部分がSNPで、ヒトゲノムにはこのSNPが300万～1000万ヵ所存在すると推定されています。この変異は個人の体格や容姿、体質など、一人ひとりの特徴を作り出していると考えられています。**人種的特性**や家族が共通して持っている特徴なども、このSNPに含まれ、親から子、子から孫へと代々引き継がれていくとされます。

SNPは、副作用やアレルギー反応、あるいは風邪を引きやすい体質、薬に対する反応性や病気に対する抵抗性にもかかわっていると考えられています。ある個人の遺伝子が、特定の食習慣や**生活環境の変化**に影響を受けやすく、病気や障害を発現させる可能性が高い場合、その遺伝子の特性を危険因子（リスク因子）と呼びます。ある原因に敏感に反応するため、危険因子は感受性遺伝子とも呼ばれます。例えば、高血圧や糖尿病などの生活習慣病は、そうした危険因子が複数重なる多因子性疾患とされています。体が硬い体質の人が味の濃い食べ物を好み、興奮症であれば、仕事のストレスをきっかけに高血圧になりやすいことは、容易に想像できるのではないでしょうか。

この危険因子を、遺伝子レベルで抑制しようという試みも始まっています。遺伝子はタンパク質の設計図

ワンポイントコラム

【人種的特性】 お酒に弱い原因遺伝子は、酵素欠損型ALDH2と呼ばれ、日本人などアジア系黄色人種に多く見られる遺伝子です。純粋な白人や黒人は持っていないといわれています。

であり、保存されている遺伝情報をもとに役割の異なるタンパク質を合成します。その過程で、ＳＮＰという塩基配列の変異が出現するわけです。それがいつ、どこで、どのようなタンパク質の生成に影響を与えるのかを突き止め、その生成を抑制できれば危険因子に対抗することができるはずです。

●先天的な遺伝子異常の解析にもＳＮＰを活用

遺伝子変異に起因する疾患では、遺伝子の先天的な変異や、必要な遺伝子の機能が何かの影響で障害されていることも想定されます。そうなると、必要なタンパク質が生成されなかったり、不足したりして、ある病気の発症の確率が高まると考えられます。この疾患発症の原因となる遺伝子変異を病気の決定因子と呼び、現在はそれを修正する技術の開発も進められています。世界の人種のＳＮＰ解析が終わり、罹りやすい病気、薬への反応性、副作用の確率などを予測できる遺伝子データがそろえば、病気のリスク診断や効率的な薬の選択なども可能になると考えられています。

SNP（スニップ）研究

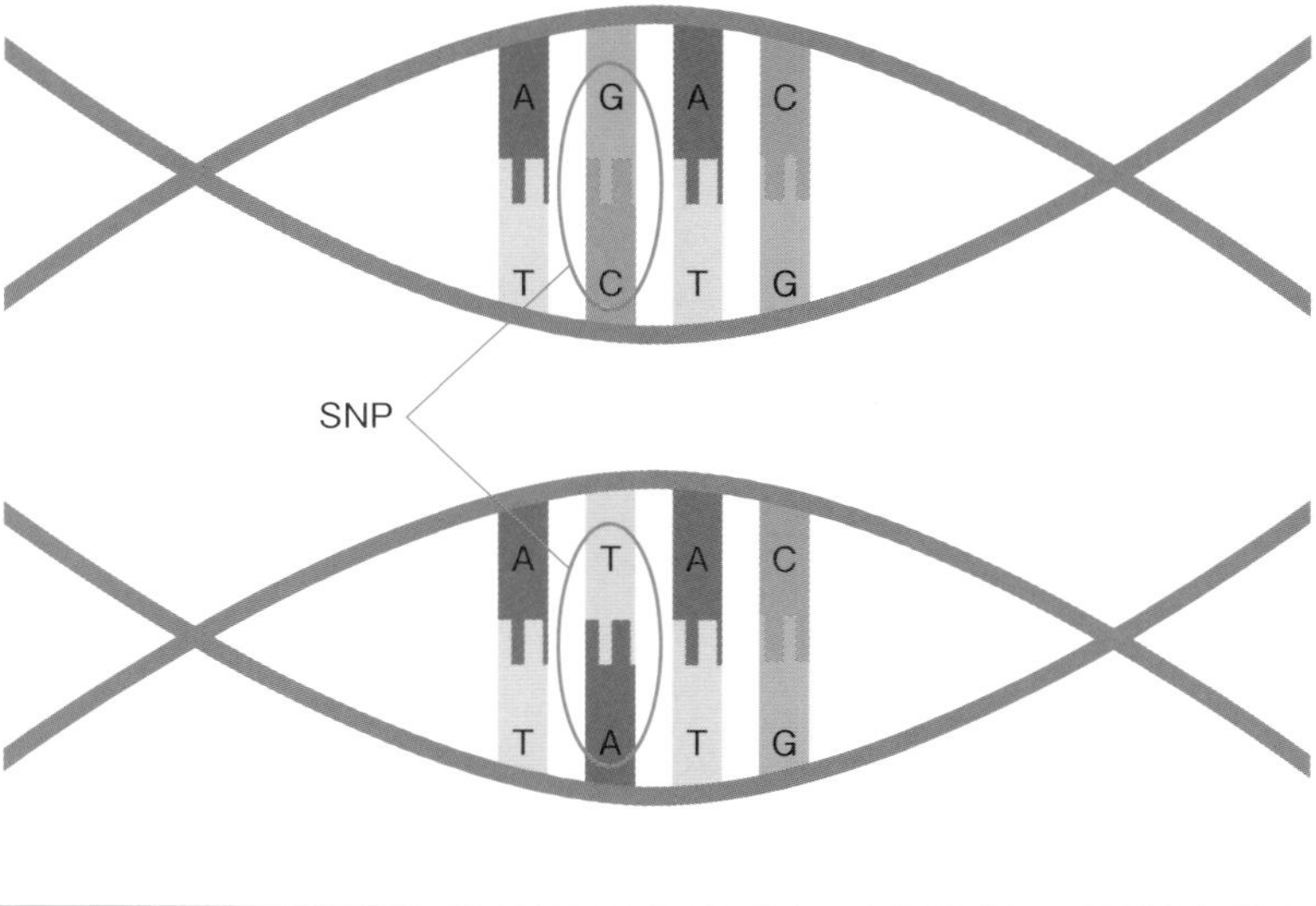

ワンポイントコラム

【生活環境の変化】　環境に潜む遺伝子かく乱物質として、ダイオキシンが注目されています。がんの原因や生殖機能にも影響を与えるといわれ、少子化の一因とする意見もあります。

12

遺伝子治療が抱える問題

遺伝子の扉は開けたものの、それを活用した遺伝子治療の進展は、理論上の革新性とは裏腹に、想像以上に時間がかかりそうです。

先天性の疾患、言い換えれば遺伝的要因による疾患が数多くあることは知られています。そうした疾患では、卵子か精子、あるいは受精卵の**生殖細胞**＊の遺伝子に何らかの修正を加えれば、疾患を避けられると考えられます。子供が健康で生まれることはもちろんよいことですが、そのとき修正された遺伝子が、その子供の子供、そして孫へと、代々受け継がれていくことになります。血統的に存在した遺伝子の欠陥が、修正されると考えればよいのかもしれませんが、そうやって人それぞれの性質を都合よく作り変えてしまってもよいものかという意見もあります。また、その修正のために何代か後になって、突然、想定外の障害が発生する可能性も否定できません。おそらく、同じような方法で、頭のよい子供や体格のよい子供をつくることも、当然可能でしょう。しかし、その子供の承諾なしに、親が勝手に決めてよいものかという指摘もあるわけです。

遺伝子治療をめぐる議論は、今後も続くことは間違いありません。

●遺伝子治療から再生医療へ

そうした中、現在多くの研究者は、遺伝子に深く関わる生殖細胞ではなく、身体組織の体細胞の再生医療に研究対象をシフトしています。例えば、血管再生などはかなり進展しています。糖尿病で壊死した手足の血管や、心筋梗塞で血流が止まってしまった血管の新生や再生は、すでに臨床応用されつつあります。さらに、12年にノーベル医学賞を受賞した山中伸弥教授

ワンポイントコラム

【先天性の疾患】 生まれつきの身体機能や形態の異常による疾患です。心房中隔欠損症、口唇裂、水頭症、ゴリー眼異常など、数多くあります。

が発見したｉＰＳ細胞（人工多能性幹細胞）は、障害された臓器に代わる新しい臓器の生成も可能にし、すでに２０１５年２月に、日本の理化学研究所のグループがｉＰＳ細胞からつくった網膜細胞の移植に成功しており、実験レベルでは肝臓や心臓の細胞の作成にも成功しています。さらに白血病や火傷の治療への応用も視野に入りつつあります。

現在、山中教授が理事長を務める京都大学ｉＰＳ細胞研究財団ではｉＰＳ細胞ストックプロジェクトを立ち上げ、一般のボランティアから提供を受けた細胞で樹立したｉＰＳ細胞を備蓄しています。この備蓄したｉＰＳ細胞を治療に用いること（他家移植）で、患者さん自身の細胞からｉＰＳ細胞を樹立してから使用する（自家移植）のに比べ、移植までの期間を大幅に短縮できるとのことです。ｉＰＳ細胞による治療が、着実に私たちの身近なものになりつつあり、少なくとも難治性疾患、遺伝性疾患、希少疾患の治療がまず大きく進展することに期待したいと思います。

再生医療でのiPS細胞応用のイメージ

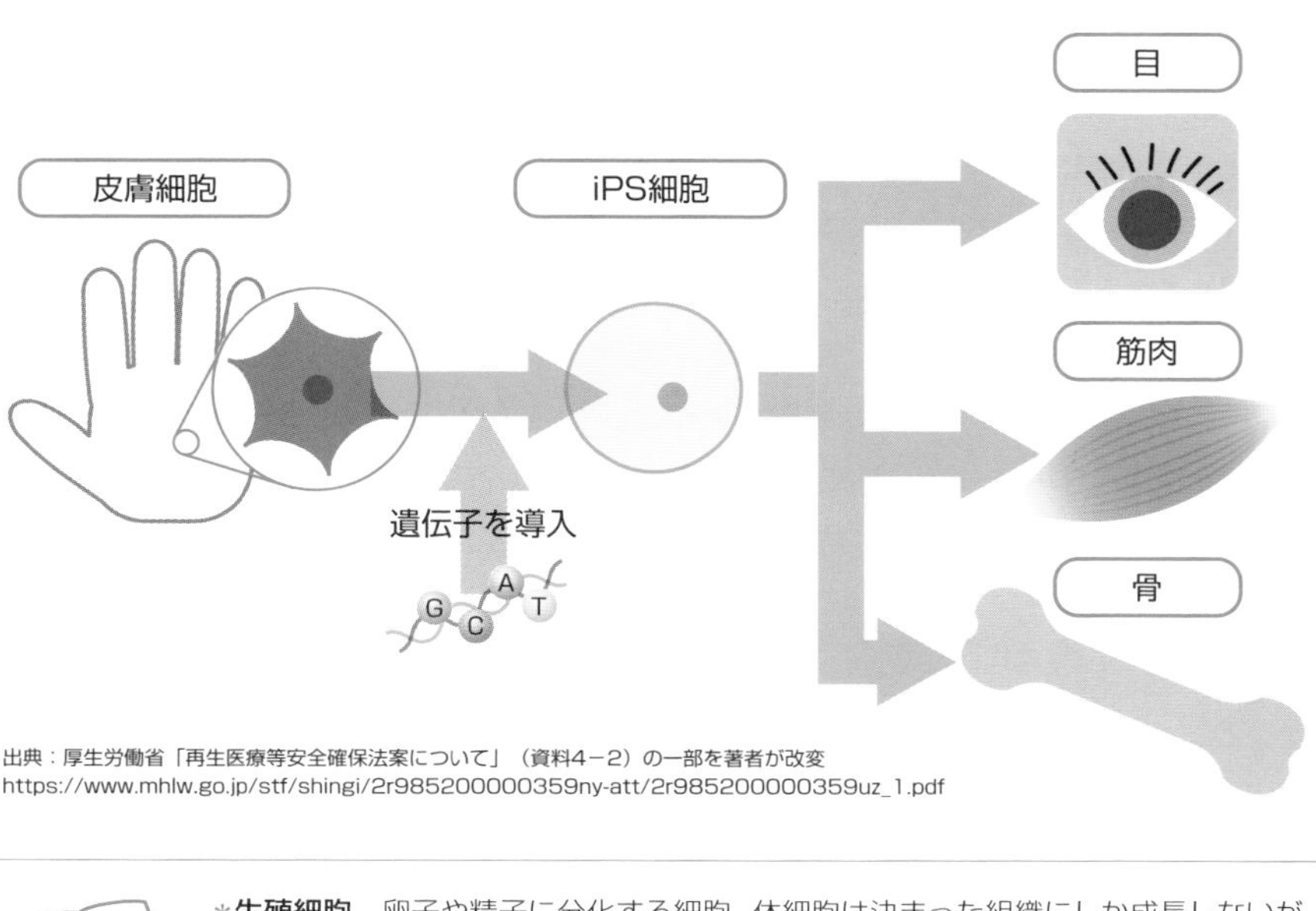

出典：厚生労働省「再生医療等安全確保法案について」（資料4－2）の一部を著者が改変
https://www.mhlw.go.jp/stf/shingi/2r985200000359ny-att/2r985200000359uz_1.pdf

用語解説

＊**生殖細胞**　卵子や精子に分化する細胞。体細胞は決まった組織にしか成長しないが、生殖細胞はあらゆる組織になる可能性があり、全能性といわれる。

column

覚えておきたい最新の医学・薬学・医療関連用語②

プロテオミクス、トランスクリプトミクス、メタボロミクス

プロテオミクスは、人間の細胞や組織が作り出すタンパク質の集合体（プロテオーム）の全体像を解明する研究分野。トランスクリプトミクスは、ｃＤＮＡ合成の過程で鋳型の役目をするｍＲＮＡ（トランスクリプトム）の研究、メタボロミクスは細胞や組織内の代謝物（メタボロム）の研究。どれも遺伝子機能と密接に関連している。

ケモインフォマティクス

ケモは化学を意味する。医薬品のスクリーニングには物理や量子化学に基づいた情報処理のできるソフトが必要。ケモインフォマティクスは、化合物やタンパク質の形状と性質をすべてデジタルデータ化し、選別や作用のシミュレーションをコンピュータ上で可能にする技術とその研究。ゲノム創薬の過程で、バイオインフォマティクスと密接に関連する。

コンビナトリアルケミストリー（Combinatorial Chemistry）

数十万の化合物を同時に合成・評価し、その中から目的の機能、活性などを有する化合物を探し出す手法。そこで、抽出された化合物群は化合物ライブラリと呼ばれ、これを活用することで創薬が効率化される。

ハイスループットスクリーニング

生物学及び化学の分野に関連する科学実験の方法で、主に創薬で活用される。ロボット工学、データ処理及び制御ソフトウェア、液体ハンドリングデバイス、そして敏感な検出器を用い、遺伝学的、化学的、薬理学的な何百万もの試験を迅速に実施することで、短時間に活性化合物、抗体、遺伝子を同定することができる。

第10章

医薬品業界の未来像

　内需型の産業として発展を続けてきた日本の医薬品業界は、次代の成長を確実にするためにも、海外進出の促進が新たな課題となっています。しかし、合併や吸収による欧米製薬企業の大型化が世界的な流れとなった現在、国内メーカーが国際競争に参入するためには、創薬技術と資本力の格段の増強が求められます。熱や痛みの改善を目的に始まった創薬が、分子レベルの内宇宙の制覇を目指すことになった今日、医薬品産業は、国が有する科学の総合力が問われる時代を迎えています。

1 世界の大手メーカーは難治・希少疾患にシフトか

新薬候補物質の減少、研究開発費の増大、後発医薬品の台頭など、世界の医薬品メーカーのビジネスを取り巻く環境は厳しさを増しています。しかし、未解決の疾患の治療薬開発に取り組むなどして、大手メーカーはさらなる成長を目指しています。

医薬品の中には、1剤で10億ドル以上の売上げをもたらすものもあり、それらは**ブロックバスター**と呼ばれます。世界のトップクラスの製薬メーカーは、このブロックバスターを開発することで、多大な利益を挙げてきました。しかし近年は、そうした製剤のほとんどが特許切れを迎え、後発医薬品が発売されることで売上げが頭打ちになりました。そこで、次の創薬のターゲットとなってきたのがアンメットメディカルニーズと呼ばれる領域の医薬品です。

アンメットメディカルニーズ領域とは、がん、中枢神経疾患（脳や精神）、免疫疾患などの治療が難しい疾患群、あるいは患者数が少なく病因が十分に解明されていない希少疾患群のことです。これらの疾患では、患者の遺伝子や生活環境、生活スタイルの違いを考慮した治療も求められます。また、細胞レベル、遺伝子レベルの治療を考えることになるため、バイオテクノロジーを駆使したバイオ医薬品の開発が中心になる可能性もあります。バイオ医薬品は、単価が非常に高くなることもあって、患者さんや製薬メーカーは、国や各種財団から助成を受けられるという利点はあります。世界のバイオ医薬品の市場規模は2021年に約44兆2330億円に達し、2022〜2030年の間は年平均11・7％で成長し、約97兆4480億円にまで拡大するとの予想もあります。

ワンポイントコラム

【ブロックバスター】 元は証券用語で、製作費や宣伝費を大量に投入して大ヒットを生み出すことを意味する。一発で街の一区画（ブロック）を破壊するほど強力な爆弾の呼称が語源。

●今後の成長はバイオに左右される

2021年の医薬品の世界売上ランキングでは、バイオ医薬品のヒュミラが第1位で、同薬は2016年から連続トップの座を維持しました。このヒュミラを含め、21年のランキングでは、世界売上トップ20のうちバイオ医薬品が半数以上（12剤）を占めました。ちなみに、ファイザー（米）はバイオ医薬品で30年以上、**バイオシミラー**と呼ばれる後発品でも10年以上の実績があるため、この分野での優位性は今後も続くと推察されます。このほか、メルク、サノフィ、ジョンソン＆ジョンソンなどもバイオ医薬品に強みを持っています。

一方、ロシュ（スイス）の主力製品の抗がん剤「アバスチン」「リツキサン」「ハーセプチン」の3剤もバイオ医薬品で、長年にわたり品目別の世界売上高上位に入っていました。しかし、いずれもバイオシミラーが普及し、2021年度は大きく売上を落とし、前年の1位から2位に後退しました。いずれにしても各メーカーの今後の成長は、バイオ関連の医薬品開発に左右されることは間違いなさそうです。

世界売上ランキング 25 位に入ったバイオ医薬品（2021 年）

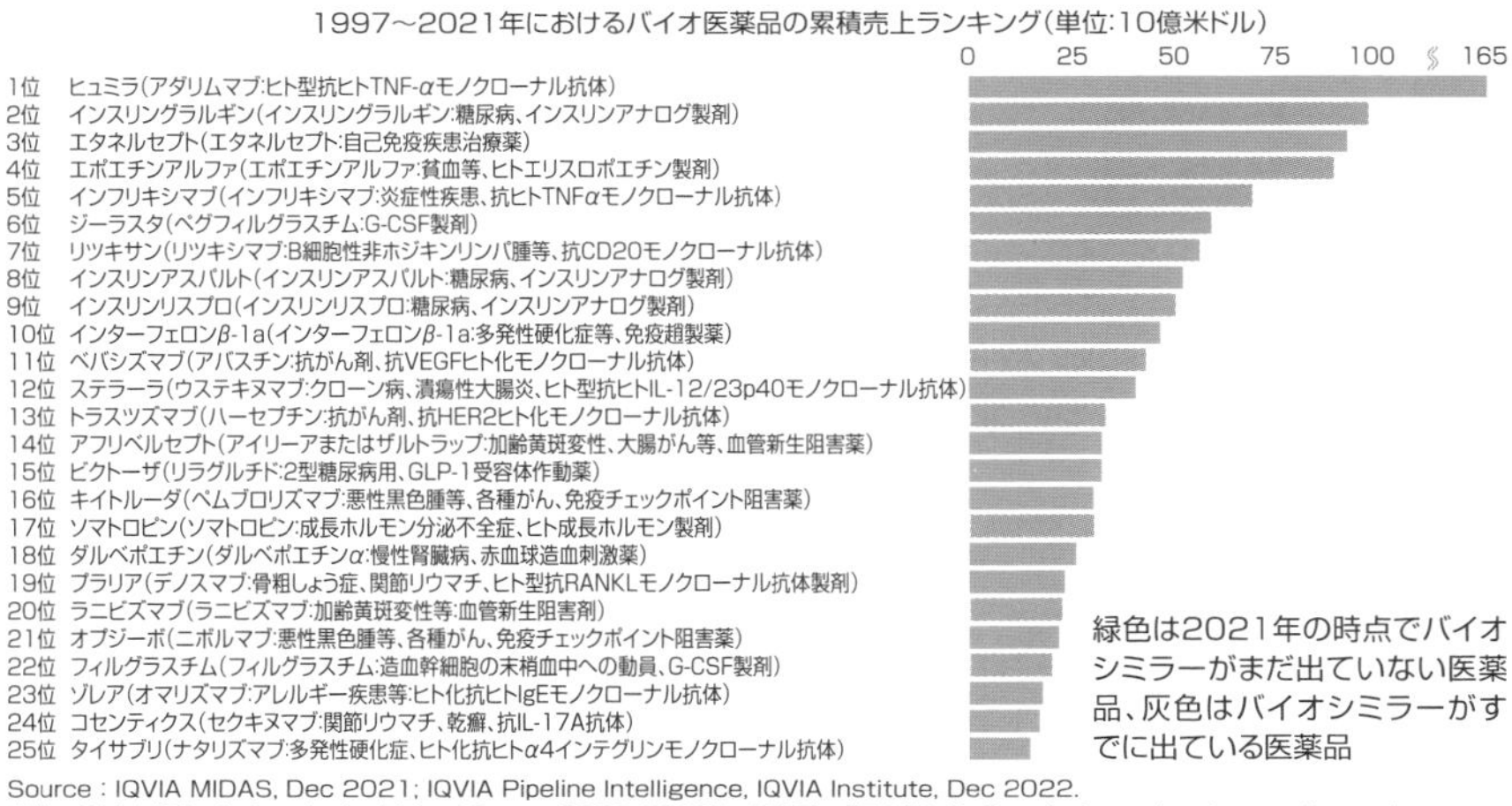

Source : IQVIA MIDAS, Dec 2021; IQVIA Pipeline Intelligence, IQVIA Institute, Dec 2022.
出典：IQVIA「Biosimilars in the United States 2023-2027」（P10）「Exhibit 6: Cumulative molecule spending and approved, launched and pipeline biosimilar products for the molecule」をもとに当社作成
https://www.iqvia.com/-/media/iqvia/pdfs/institute-reports/biosimilars-in-the-united-states-2023-2027/iqvia-institute-biosimilars-in-the-united-states-2023-usl-orb3393.pdf

ワンポイントコラム

【バイオシミラー】　世界初のバイオシミラーは2005年に欧州で上市されました。ジェネリックは先発品と「同じ有効成分」が「同じ用量」含まれていますが、バイオシミラーは「ほぼ同じ有効成分」が「同じ用量」含まれているとされ、バイオ医薬品のジェネリックとはいえません。

2 日本の医薬品産業は再び成長できるのか

厚生労働省は2015年に策定した「医薬品産業強化総合戦略」の内容を2017年に改訂し、日本の医薬品産業のさらなる国際競争力強化に向け、緊急的・集中実施的な取り組みを開始しています。なぜなら、現在の世界の医薬品市場で成長を欠いているのは日本だけだからです。

厚生労働省（厚労省）は、医薬品業界の新たな成長を見据え「医薬品産業ビジョン2021」を策定しました。その骨子は、「医療と経済の発展を両立させ、安全安心な暮らしを実現する医薬品産業政策」を実現することです。この新たな施策には3つの柱があります。1つは、アカデミアやベンチャーのシーズの積極的な導入による、アンメット・メディカル・ニーズを充足するための革新的創薬の推進。2つ目は、医療における必要性が急激に増している後発医薬品（バイオシミラーも含む）の品質確保と安定供給の徹底。3つ目は、必要な時に必要な医薬品にアクセスできる環境を整備し、安定供給と健全な市場形成を実現するための医薬品流通システムの再構築です。

以上の基本方針に加え、日本の医薬品産業を強化するためには、医療・医学における日本の持つ優位性を生かすことも重要です。その優位性の1つに国民皆保険制度があります。同制度は日本が世界に誇る医療システムであり、そこには保険の使用者の膨大なデータがあります。国はこのシステムを活用して患者の疾患データをすべて登録する仕組みの構築を目指しています。さらにその利活用をより円滑にするために、マイナンバーカードとの紐付けも推進しています。それについては、解決しなければならない課題がいくつもありますが、診療で得られたリアルワールドのデータを収集・解析できるシステムが構築されれば、それを利活用することで臨床試験も簡略化され、

用語解説

＊**イベルメクチン**　ストレプトマイセス・アベルミティリスと呼ばれる放線菌が産生する物質をもとにつくられた医薬品。静岡県伊東市内のゴルフ場近くで採取した土壌から大村智先生が発見した。アフリカやラテンアメリカの２億人以上の人を、失明リスクがあるオンコセルカ症と呼ばれる感染症から救った。

より迅速な創薬が可能になると考えられます。

●基礎研究の基盤を継承してほしい

ライフサイエンス関連の研究でノーベル賞の受賞者を毎年輩出していることも日本の強みです。抗体の遺伝的特性を発見した利根川進先生（ノーベル生理学・医学賞1987年受賞）、iPS細胞の作成に成功した山中伸弥先生（同2012年受賞）、アフリカや南米で何億という人たちを失明や皮膚の異常病変から救った**イベルメクチン***を開発した大村智先生（同2015年受賞）、細胞の自食作用（**オートファジー**）を解明した大隅良典先生（同2016年受賞）、免疫機構の特徴の解明とその応用を実現した本庶佑先生（同2018年受賞）などの功績を振り返れば、ライフサイエンス分野の基礎研究の充実した基盤が日本では伝統的に受け継がれてきたことがわかります。彼らの確立した理論・技術を次代の若い研究者が継承し、発展させていければ、日本の医薬品産業の成長は約束されるはずです。

日本人のノーベル生理学・医学賞の受賞者

受賞年	受賞者
1987年	利根川進 愛知県名古屋市生まれ 京都大学理学部化学科卒 京都大学名誉博士、理化学研究所脳科学総合研究センターセンター長など V(D)J遺伝子再構成による抗体生成の遺伝的原理の解明
2012年	山中伸弥 大阪府枚岡市生まれ 神戸大学医学部卒 京都大学iPS細胞研究所所長、広島大学特別栄養教授など 成熟細胞の初期化により多様性を持つiPS細胞を作製
2015年	大村智 山梨県北巨摩郡神山村生まれ 山梨大学学芸学部自然科学科卒 北里大学特別栄養教授　東京理科大学特別栄誉博士など 抗寄生虫薬イベルメクチン等の開発により、年間3億人以上を失明や皮膚病から救った。
2016年	大隅良典 福岡県福岡市生まれ 東京大学基礎科学科卒 東京工業大学特任教授・栄誉教授　東京大学特別栄誉教授　京都大学名誉博士 細胞自体が持つ細胞内の異常の排除や恒常性維持の機能であるオートファジー（自食）機構を解明。
2018年	本庶佑 京都府京都市生まれ 京都大学医学部卒 京都大学名誉教授　お茶の水女子大学学長特別招聘教授など 自己免疫によってがん細胞の増殖を抑えるがん免疫療法を確立し、その治療薬である免疫チェックポイント阻害薬を開発。

ワンポイントコラム

【オートファジー】　ギリシャ語でautoは「自己」、phagy（phage等）は「食べる」の意。日本語は、自食作用や自己貪食。細胞が新陳代謝のために、自らの一部を分解する作用のこと。

開発途上国への市場拡大は可能か　3

販路を広げられる可能性がある未開拓市場は、地球上にまだ数多く存在します。IT技術の進歩は、これまでアクセスが難しかった地域での活動も容易にさせています。しかし、開発途上国においては、医薬品は援助物資となることも多いため、医薬品ビジネスを成り立たせるためには工夫も必要です。

医薬品の開発は、社会貢献という使命を担っているとはいいながら、その恩恵は常に先進諸国の国民に偏っていたように思われます。結局のところ、より高度な医療とそれに伴う医薬品の開発は、それ相応の対価が支払える先進国でなければ進められないという現実があったからです。

そうした中、近年は新たなビジネスチャンスを求めて多くの企業が開発途上国に進出し、拠点づくりを進め始めています。その一方で、先進国の市場に導入される医薬品は万人向けではなく、個々の特性に応じて選択されるものへと移行しつつあります。その結果、大量販売用の医薬品は、開発途上国における販売開始当初の主力製品になっています。すでに研究開発費もほぼ回収した医薬品やその後発品であれば、安価で販売しても十分利益を得られるというわけです。

そうした中、2001年に世界貿易機構が妥結したドーハ特別宣言で、低開発国で医薬品を製造する場合、その特許料を支払わなくてもよいことになりました。この協定は、2016年まで延長され、その後は新型コロナウイルスワクチンの途上国への供給をめぐり、新たな議論が続けられています。医薬品メーカーにとっては、知的財産のインセンティブが阻害されることになりますが、開発途上国および地域の民衆の命を守るためには、円滑に新薬を導入できるシステムの構築が必要であることは間違いありません。

ワンポイントコラム

【病原菌の耐性化】　開発途上国では、抗生物質が高価なため、薬が効き始めた時点で使用をやめ、次の病気に備えて取っておこうとする傾向にあるといわれます。弱りながらも体内に残って生き続けた病原菌が、結果として抗生物質に対して耐性を持ってしまうのです。

感染症の再出現もビジネスチャンス

先進国と開発途上国の間で人的交流が盛んになったことから、特定の地域に限定されていた感染症が拡散することもあります。例えば、先進国ではほぼ制圧されたと考えられていた結核が、**病原菌の耐性化**も手伝って再び急速に増えつつあります。これまで、結核に関する医薬品の市場規模は1億5000万ドル以下とされてきましたが、2016年の時点では新規罹患者が年間に約1040万人増え、世界の市場規模は4億ドル以上に拡大しています。医薬品業界にとっては思いがけないビジネスチャンスが巡ってきたことになります。さらに、**新種の感染症**として、新型インフルエンザも新たな脅威となり、2013年にはここ数年間注視されてきた鳥インフルエンザのヒトへの感染が中国で拡大し、我が国ではダニが媒介するSFTS（重症熱性血小板減少症候群）が発生しています。そして現在は、新型コロナウイルス感染症です。高齢層における致死率も高く、公衆衛生を専門とする世界中の研究者の最重要課題となっています。

最近の世界の感染症動向

HIV/エイズ	これまで推定4000万人感染、約300万人死亡。感染者の75%がアフリカ居住。
結核	毎年約800万人が感染、約200万人が死亡。2000〜2020年に10億人が感染し2億人が発症、3500万人が死亡するとWHOは予想。
マラリア	3〜5億人が毎年感染、100万人以上が死亡。多くは5歳以下の子供。
腸チフス	毎年約1600万人が感染、約60万人が死亡。
アフリカ眠り病	ツェツェバエによる感染。毎年30万〜50万人が感染。致死率高い。
リーシュマニア症	スナバエが感染源。毎年150万〜200万人発症。南西ヨーロッパで流行。
シャーガス病	吸血サシガメが感染源。毎年1600万〜1800万人感染。アフリカ。
髄膜炎	アフリカ諸国で2006年1月から10週間で5719例発症、580例死亡。
SFTS感染症	中国で最初に発見されたマダニが媒介するウイルス感染で、2009年から7つの省で200人以上が発症している。2012年からわが国でも西日本を中心に感染が発生、2013年4月20日までに8例が報告された。
ヒト感染鳥インフルエンザ	東南アジアを中心に2006年3月までに確定感染者186例、そのうち105例で死亡が報告された。一旦は鎮静したかに見えたが、2013年に中国で再び感染が拡大。2013年4月18日の時点で感染87例、死亡17例が報告された。
新型コロナウイルス	感染者の集団（クラスター）は、2019年12月31日にWHO中国事務所に初めて報告があった。その後、ウイルスは世界に拡散し、変異を繰り返しながら、感染拡大と縮小を繰り返している。2023年1月15現在、のべの感染者数は666,565,625人、死者数は6,721,800人。

ワンポイントコラム

【新種の感染症】　SARS、西ナイルウイルス、クロイツフェルト・ヤコブ病、ヒト型狂牛病、新型コロナウイルスなど、過去30年で未知の伝染病が約30種出現しています。

4 ゲノム創薬の戦場は拡大するか

2003年、人間の遺伝子情報の完全解読が宣言されました。その後、解読されたゲノム情報を基に、様々なかたちで生体の分子構造や機能の解析が進められています。特に生命現象をシステム的に解析する研究は、人間の病気のメカニズムとその治療法の手がかりにもなると期待されています。

これまでの創薬は、数万といわれる化合物を一つひとつ調査することを基本にしていたため、医薬品発見の決め手は研究者の経験や勘、あるいは偶然性に頼る部分もありました。ところが、遺伝子情報から薬をつくるゲノム創薬*は、コンピュータにインプットされた情報をある方式でデザインされたソフトで検証するだけなので、そうした機材がそろった施設さえあれば、経験ある研究者でなくとも創薬は可能と考えられています。また、従来の**創薬のターゲット**は、人間の生理機能の調節に関連する細胞の受容体や酵素などにとどまるため、400種類程度でした。しかし、ゲノム創薬では遺伝子の産物である**タンパク質***やDNAそのものも対象になるため、標的は3000以上に拡大されると考えられています。すなわち、創薬のターゲットを見い出すチャンスが大幅に増えると考えられているのです。またゲノム創薬においては、経験以上に解析力が問われることになるため、ベンチャー企業の参入も加速されると予想されています。

●ゲノム創薬競争の先には大量倒産も

ゲノム解読を契機に、一斉にスタートしたといえるゲノム創薬には、早い者勝ちという投機的な要素も含まれています。そして、検証すべきターゲットはすでに目の前にあるわけですから、開発力と生産性の優劣がこれまで以上に勝負の決め手になると思われます。2022年度世界売上トップ10 のうち、上位7社の

【創薬のターゲット】 創薬失敗の一因は、動物実験だよりのターゲット選定や対象となる患者の不十分な層別化にあるとされています。そこで、現在は、ヒトのデータのAIによる解析が新たなアプローチとして試みられています。

研究開発費は1兆円を超えています（$1＝¥135換算）。特に研究開発費第1位のロシュは2兆円以上、第2位のメルクもほぼ1・8兆円以上です。それに比べ、日本メーカーで研究開発費が国内第1位の武田薬品は約6800億円、それに続くアステラスや大塚も約2980億円前後ですから、大きく水をあけられています。さらに欧米では、遺伝子解析を業務としていたベンチャー企業が続々とゲノム創薬企業に転身し、規模を拡大しています。日本のメーカーも異業種同士の提携や商社の資本参加などで競争力の増強を図っていますが、世界のトップレベルにはなかなか届かないのが現状です。

ただし、これまでの創薬とは異なるビジネスゲームとなったゲノム創薬は、膨大な投資が必ず報われる保証があるわけではありません。また、従来の医薬品より治療効果がはるかに高い遺伝子治療が確立されると、薬の使用量も販売量も減るとの指摘もあります。ゲノム創薬の戦いが一つの節目を迎えるときには、ベンチャー企業と製薬メーカーの大量倒産もありえるといわれています。

2023年版　製薬会社　世界研究開発費ランキング

集計対象 :2022 年 12 月期決算

■＝研究開発費　■＝売上高

1	ロシュ *	167.92 億ドル	14	ギリアド	49.77 億ドル
2	メルク	135.48 億ドル	15	アムジェン	44.34 億ドル
3	J&J(医薬)	116.22 億ドル	16	バイエル *	35.80 億ドル
4	ファイザー	114.28 億ドル	17	ノボ *	34.15 億ドル
5	ノバルティス	99.96 億ドル	18	モデルナ	32.95 億ドル
6	アストラゼネカ	97.62 億ドル	19	第一三共 *	26.94 億ドル
7	ブリストル	95.09 億ドル	20	バイオジェン	22.31 億ドル
8	イーライリリー	71.91 億ドル	21	アステラス製薬 *	22.09 億ドル
9	サノフィ *	70.68 億ドル	22	大塚 HD *	22.02 億ドル
10	GSK*	67.89 億ドル	23	ビオンテック *	16.20 億ドル
11	アッヴィ	65.10 億ドル	24	CSL	11.56 億ドル
12	BI*	53.20 億ドル	25	テバ	8.38 億ドル
13	武田薬品工業 *	50.66 億ドル	26	ヴィアトリス	6.62 億ドル

各社の業績発表をもとに集計。ジョンソン・エンド・ジョンソンとバイエルは医療用医薬品の研究開発費。一部日本企業は23年3月期、CSLは22年6月期。*は公表通貨から米ドル換算（レートは22年平均）

出典：AnswersNews「2023年版 製薬会社 世界研究開発費ランキング」をもとに当社作成
https://answers.ten-navi.com/pharmanews/25612/

用語解説

＊**タンパク質**　創薬とは、病気に関連する生体組織や病原体の細胞のタンパク質の形に、ぴったりはまるような化合物を作成すること。それが標的に結合し、タンパク質の働きを変えることで病気を治す。

5 動き始めた中国の医薬品産業

中国の医薬品市場規模は2015年に日本を抜き、世界第2位となりましたが、中国の製薬企業の大半は後発品メーカーです。しかしここにきて、自国での創薬を模索する動きが見られます。それが日本の製薬メーカーにとってビジネスチャンスとなるのか、あるいは新たな脅威となるのか、精査すべき時がきています。

2018年10月、中国の厚生労働省に当たる中華人民共和国国家衛生健康員会と医薬品や医療機器の研究開発機関、そして医薬品開発受託機関（CRO）の代表者が来日し、医学・医療分野における日中共同事業の開始に関する契約書を一般社団法人日本医療学会と締結しました。目的は、日本の優れた医学・医療の知見、医薬品、医療機器、介護製品等を中国市場に紹介し、市場への導入の円滑化を図ることです。

そもそも中国市場は閉鎖的で、日米欧の製薬企業が製品を導入することが非常に難しい状況が長年続いていました。1つには国が広いために、製品の承認審査を申請する窓口がわかりにくく、審査手順も明示されていないことが問題でした。また、製品の価格設定が不明瞭であり、しかも製品が購入者に届くまでにいくつもの仲卸を経るため、最終価格が世界の販売価格の何倍にもなっていることもありました。さらには、医薬品や医療機器の販売企業からのキックバックが医師の収入源になっていることや、病院ごとに取引業者が指定されており、非指定業者は取引ができないことなど、医薬品の円滑な流通を阻害する要因が数多くあったのです。

しかし、それでは有効性の高い医薬品をなかなか患者に提供できないため、中国の国務院および中国国家食品薬品監督管理総局（CFDA）は2015年に臨床試験の基準と承認審査の適正化・迅速化を図りました。

用語解説

＊**中国製新型コロナワクチン**　当初は、効果は50%程度とされていた。しかし、インドネシアの研究では感染者の96%が入院を回避と報告された。中国では50種類近いワクチンが臨床試験に入っており、3種類はWHO（世界保健機関）の緊急使用リストに載っている。

●医薬品開発も次のターゲット

日本との共同事業の日本側代表となった日本医療学会会長の高崎健氏によれば、中国は国策として、「新幹線方式」と呼ばれる戦略で製造業の強化を図っているとのことです。これは、先進諸国の優れた製品をまず輸入し、それをネジ1つにいたるまで正確に模倣し、少し改良を加えて中国製品として海外に売り出すという方法です。この戦略により、中国製のスマートフォンや白物家電はすでに世界市場におけるシェアを急速に拡大していますが、医薬品も次のターゲットのようです。共同事業の中国側関係者の1人は、「人種的背景が類似した日本人のデータは中国でも受け入れやすい」と述べています。日本で開発された医薬品も少し手を加えられて、やがて中国製として世界に出回ることになるのか気がかりです。**中国製の新型コロナワクチン***は、有効性に問題があることが指摘されましたが、科学技術のレベルは、宇宙開発などで実績を挙げているので、中国の医薬品開発も今後大きく飛躍する可能性は十分にあります。

原料～原薬の中国／インドへの依存度

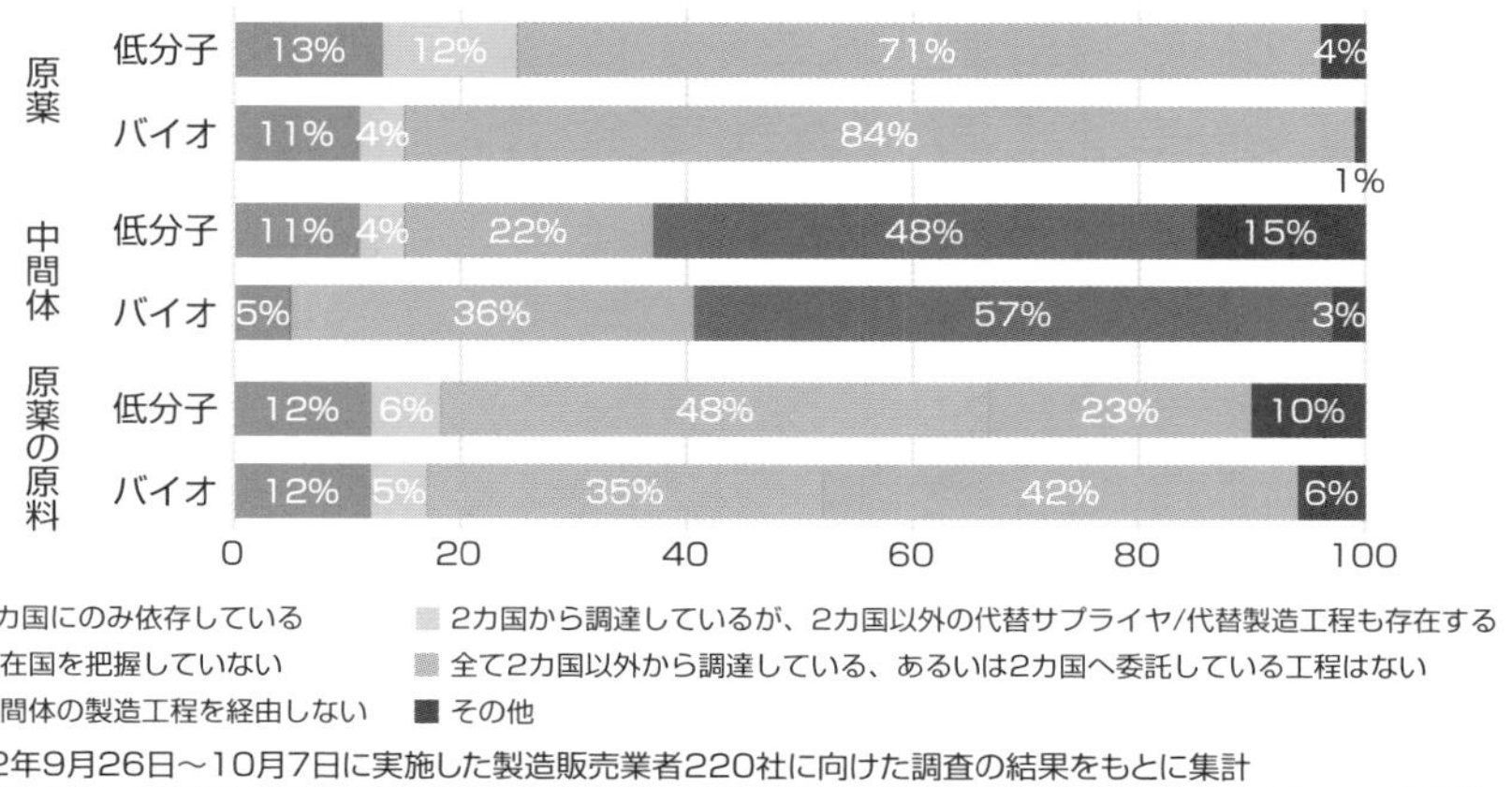

2022年9月26日～10月7日に実施した製造販売業者220社に向けた調査の結果をもとに集計
令和4年度厚生労働省医政局医薬産業振興･医療情報企画課委託事業「医薬品･医療機器のサプライチェーン実態把握のための調査事業」

出典：厚生労働省「第7回医療用医薬品の安定確保策に関する関係者会議」「原料～原薬の中国／インドへの依存度」をもとに当社作成
https://www.mhlw.go.jp/content/10807000/001074101.pdf

ワンポイントコラム

【CFDA】　CFDAは2017年に医薬品規制調和国際会議（ICH）の新規メンバーに承認され、中国とICH加盟各国との間で臨床試験データの相互使用が可能になりました。

6 これからの医薬品卸売業

医薬品メーカーと医療機関のパイプ役としての機能を果たす卸売業は、利ザヤが収入源となるため、医療サービスそのものが停滞しない限り安定成長が見込める業態といえます。しかし、今後は広域ネットワーク化することで医薬品の流通システムがより効率化される方向にあります。

●卸業は医薬品の流通のプロ

医薬品卸業者が扱う医薬品の種類は、医療用に限っても1万数千という膨大な数になります。しかも全国16万カ所以上の医療機関や薬局に医薬品を届けるだけでなく、副作用などの様々な医薬品情報を随時提供し、ユーザーの声を収集する役割も果たしています。また、卸業は災害や騒乱に備えて医薬品を備蓄し、非常時には緊急配送が可能な体制も整えています。

医薬品卸業者は長年にわたり、各メーカーの系列下でビジネスを展開していました。医薬品の価格もメーカーによって決められていたため、卸売業者はそれにしたがって販売活動を行わなければなりませんでした。しかし、1992年、製薬メーカーに対して医療機関との価格交渉を禁止する新仕切価制度が施行され、薬の販売価格の決定にメーカーが直接関われなくなり、卸売業者が価格決定のかじ取り役になりました。そのため、メーカーの圧力から逃れて広範な営業活動ができるようになった卸売業者の間では、メーカー離れが起きました。

卸業者が独立性を確保したことで、販売形態も変化し、卸業者がメーカー横断的に数多くの製品を扱うようになりました。さらに、卸売業者の間で差別化が図れなくなったため、激しい販売競争が繰り広げられるようになりました。ただし、医薬品は生命関連商品であるため、その安定供給が最優先されます。です

ワンポイントコラム

【大規模ドラッグストア・チェーン】 大規模な医薬品の販売チェーンは、流通センターや検収センターで医薬品の一括仕入れを行い、自社の物流システムでグループの店舗に配送します。そのため、卸売業の役割を兼務することになります。

から、一般の販売業と同じように利潤追求を前面に押し出して営業活動を行うことはできません。しかも、薬価の恒常的な引き下げにより、販売価格の抑制を強いられる環境に変わりはありませんでした。加えて、**大規模ドラッグストア・チェーン**の登場や流通のIT化の進展により、むしろ卸業不要論まで聞かれるようになりました。その結果、卸業者の提携・合併が加速されました。販売地域のシェアと売上規模の拡大で、メーカーからの仕入れ条件を有利にすることが、価格競争で勝ち残るための必須条件だからです。そして、競争に勝ち残った卸業者は、各メーカーの製品を幅広くそろえた**フルライン卸**に成長し、その売上高も製薬メーカーをしのぐ規模にまで増加しました。

　医薬品卸業は医療用医薬品だけでなく、一般用医薬品も含めた流通のプロとして、幅広く製薬業界を支える役割を担っています。かつて製薬メーカーの営業代理としての役割に甘んじていた医療品卸業は、厳しい生存競争を経て、今や業界の物流システムを掌握する専門性の高い産業に変わろうとしています。

日本医薬品卸売業連合会会員構成員・本社数推移

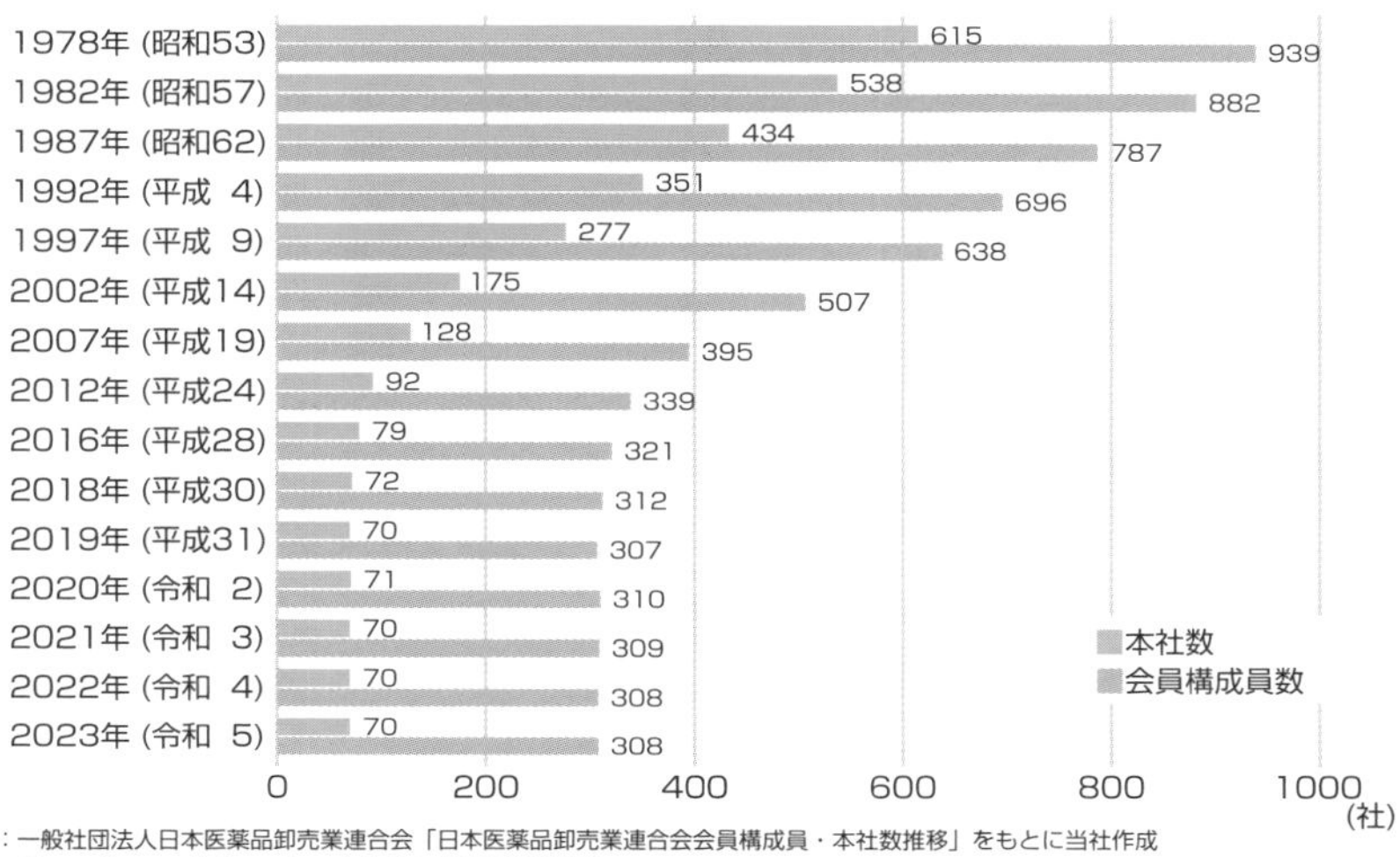

出典：一般社団法人日本医薬品卸売業連合会「日本医薬品卸売業連合会会員構成員・本社数推移」をもとに当社作成
https://www.jpwa.or.jp/jpwa/graph1-j.html?20230421

ワンポイントコラム

【フルライン卸】　現在は、各医薬品メーカーの製品をすべてそろえたフルライン卸は存在しません。しかし今後は、鎮痛薬1つにしても、複数のメーカーの製品を数多く取り揃えた業者が増えると考えられます。

7 セルフメディケーションで医療費抑制を

保険医療が定着している日本では、医療費の自己負担が少ないため、諸外国に比べて国民1人当たりの受診回数が多いといわれています。その結果、病院のロビーはいつも満員、受診は半日がかりが当たり前という状況です。病気に治療は必要ですが、病院の混雑を緩和することも大変重要です。

厚生労働省の発表では、**国民の医療費**＊の総額は2021年の時点ですでに44・2兆円となっており、2025年には69兆円に達すると試算されています。そうなると、1世帯あたり約70万円とされる現在の医療費が114万円に跳ね上がります。医療費増は保険給付額を増大させ、保険制度そのものの存続も危うくします。しかも、こうした問題は日本に限ったことではなく、先進諸国の多くでも取り沙汰されています。

そこで現在、WHO（世界保健機関）を中心にセルフメディケーションの必要性が説かれています。セルフメディケーションとは、個人個人が健康管理に関心を持ち、医療従事者の協力を得ながら健康の維持・増進、ならびに病気の予防・治療を日常レベルで実践することです。個人の健康管理が病気の減少につながれば、当然ながら医療費を削減することができます。

●薬剤師のアドバイスを大切に

セルフメディケーションの基本は、自分の体のコンディションを日常的にチェックすることです。定期的に健康診断を行い、その結果を参考にして生活習慣を見直します。近年は体重計や体温計だけでなく、体脂肪、血圧、尿糖値などの自己測定器も簡単に入手できるので、こうしたツールも活用します。

セルフメディケーションでは、初期の風邪、軽い頭痛、感染症の疑いのない下痢、胃もたれなどは、薬局の薬剤師に相談しながらOTC薬で対応します。その

用語解説

＊**国民医療費**　1年度内に医療機関等において、保険診療による傷病の治療に要した費用を推計したもの。医科や歯科での診療費、薬局調剤医療費、入院時食事・生活医療費、訪問看護医療費等が含まれる。

際、病気の症状、アレルギーや副作用の経験、併用している薬剤、妊娠の有無などを薬剤師に必ず伝えます。しかし、高熱や腹痛が何日も続く場合は、すぐに医療機関を受診すべきであることはいうまでもありません。

　OTC薬を使用する際の心得として、服用する時間や回数を厳守することが大切です。経口薬は必ず**水かぬるま湯で服用**し、薬の飲み合わせや同時に摂取してはいけない飲食物にも注意します。また、期限切れのチェック、殺虫剤などの毒物を医薬品と一緒に保管しないことなども重要です。

　現在、国民全体が消費する薬剤に占めるOTC薬の割合は一割程度です。適切なセルフメディケーションが定着すれば、OTC薬の消費量は増加し、国の医療費負担は減るはずです。薬剤師でなくても一定の薬を販売できる登録販売者制度（2009年施行）が開始されていますが、これもOTC薬の使用促進を図るための方策の一つといえるかもしれません。

一般的な健康診断の基準値

	検査項目	基準値		予想される病気など
尿検査	糖	(−)		糖尿病
	たんぱく	(−)		腎臓などの病気
	潜血	(−)		
	ウロビリノーゲン	(−)(+)		肝臓などの病気
血液一般検査	赤血球数	男427〜570万/μl	女376〜500万/μl	貧血、白血病などの血液の病気
	ヘマトクリット	男39.8〜51.8%	女33.4〜44.9%	
	ヘモグロビン	男14.0〜18.0g/dl	女12.0〜16.0g/dl	
	白血球数	男3900〜9800/μl	女3500〜9100/μl	
血液生化学検査	AST(GOT)	10〜40 IU/l		肝臓の病気
	ALT(GPT)	5〜45 IU/l		
	ZTT	2.0〜12.0 U		
	γ-GTP	男　〜75 IU/l	女　〜45 IU/l	
	尿酸	男2.6〜7.5mg/dl	女2.0〜5.7mg/dl	痛風
	総コレステロール	150〜220mg/ dl		動脈硬化など
	HDLコレステロール	男40〜80mg/ dl	女40〜85mg/ dl	
	中性脂肪	35〜149mg/ dl		肥満
	空腹時血糖	60〜109mg/ dl		糖尿病
	グリコヘモグロビンA1C	4.3〜5.8%		
	尿素窒素	8〜22mg/ dl		腎臓病

ワンポイントコラム

【薬は水かぬるま湯で服用】　牛乳は薬の吸収を妨げることがあります。濃いお茶は効果を低下させることがあります。コーヒーやグレープフルーツは作用を強めることがあります。アルコール類は作用を強め、副作用の心配があります。ジュース類の酸は制酸剤の作用に影響を与えます。

8 テーラーメイド医療を支える医薬品

ヒトゲノム解析が完了して、医療技術は大きな飛躍のときを迎えようとしています。個人個人の遺伝子情報が解読され、個々の体質や遺伝的特性がわかれば、医療の視点も大きく変わります。

あなたの体型に合わせた洋服を作るように、あなたの体質に合わせた薬を選択し、あなたに合った治療法を提供することを**テーラーメイド医療**といいます。

テーラーメイド医療では、疾病の診断だけでなく、患者の薬に対する反応性や有効性なども遺伝子レベルで詳しく調べます。そして、体質に合わせた薬の種類と量、投薬方法、治療方法などが細かく設定されます。効き方や副作用も事前に把握しておくので、投薬開始後に薬の種類を変更したり量を増減したりする必要もほとんどなくなり、経済的かつ効率的で、患者の負担が少ない医療が実現できます。

テーラーメイド医療を可能にするのは、ゲノム創薬です。従来の創薬は、多くの人に効く薬を目指して開発されてきました。大規模な臨床試験が行われ、効果があった人の割合で効果の有無が判断されました。つまり、万人に効く薬などはもともとないということを前提に、少しでも多くの患者に効けばよい、少数の効かない人は例外、多少の副作用も織り込み済み、と少数派を見て見ぬふりをするような考え方で薬が開発されてきたわけです。しかし、ゲノム創薬は一人ひとりに合った薬を調製するので、万人を治せる治療に限りなく近づけることになります。

また、テーラーメイド医療では、これまでの医薬品の提供システムも根本的に変わることでしょう。例えば、病気の検査・診断はDNAチップが用いられ、そこで決定された治療に必要な薬のオーダーもデジタル・ネットワークを介して、伝達されることになると思われます。そうなると、MRを介して医療情報が伝

ワンポイントコラム

【テーラーメイド医療】 テーラーメイド医療の実現については、小泉純一郎氏が首相の時代に発表した「バイオテクノロジー戦略大綱」において初めて盛り込まれ、それは2007年の厚生労働省「新医薬品産業ビジョン」に引き継がれています。

えられるシステムに代わり、IT化された**ユビキタス***のネットワークにより、多角的な情報を、多方面から、しかも必要とする時にいつでも、瞬時に得られるようになると考えられます。つまり、医薬品メーカーの人員構成においても、これまで以上に技術者と研究者の割合が増えると予想されます。

●SF物語と揶揄する声も

しかし、テーラーメイド医療に疑問や反対意見がないわけではありません。テーラーメイド医療をSF物語と揶揄する医療関係者も確かに存在します。しかし、すでにその初期的アプローチが始まっている米国では、遺伝子診断で乳がん発症のリスクを指摘された有名女優のアンジェリーナ・ジョリーが乳腺を切除し、それに追随する女性が増えているとの話もあります。がんの治療薬は急速に進歩しており、そこまでしなくてもとの意見は多く、その是非をめぐる議論は今後も続きそうです。一日も早く、遺伝子診断による疾患の予測だけでなく、問題の遺伝子を修正できる技術が確立されてほしいものです。

近未来の医療

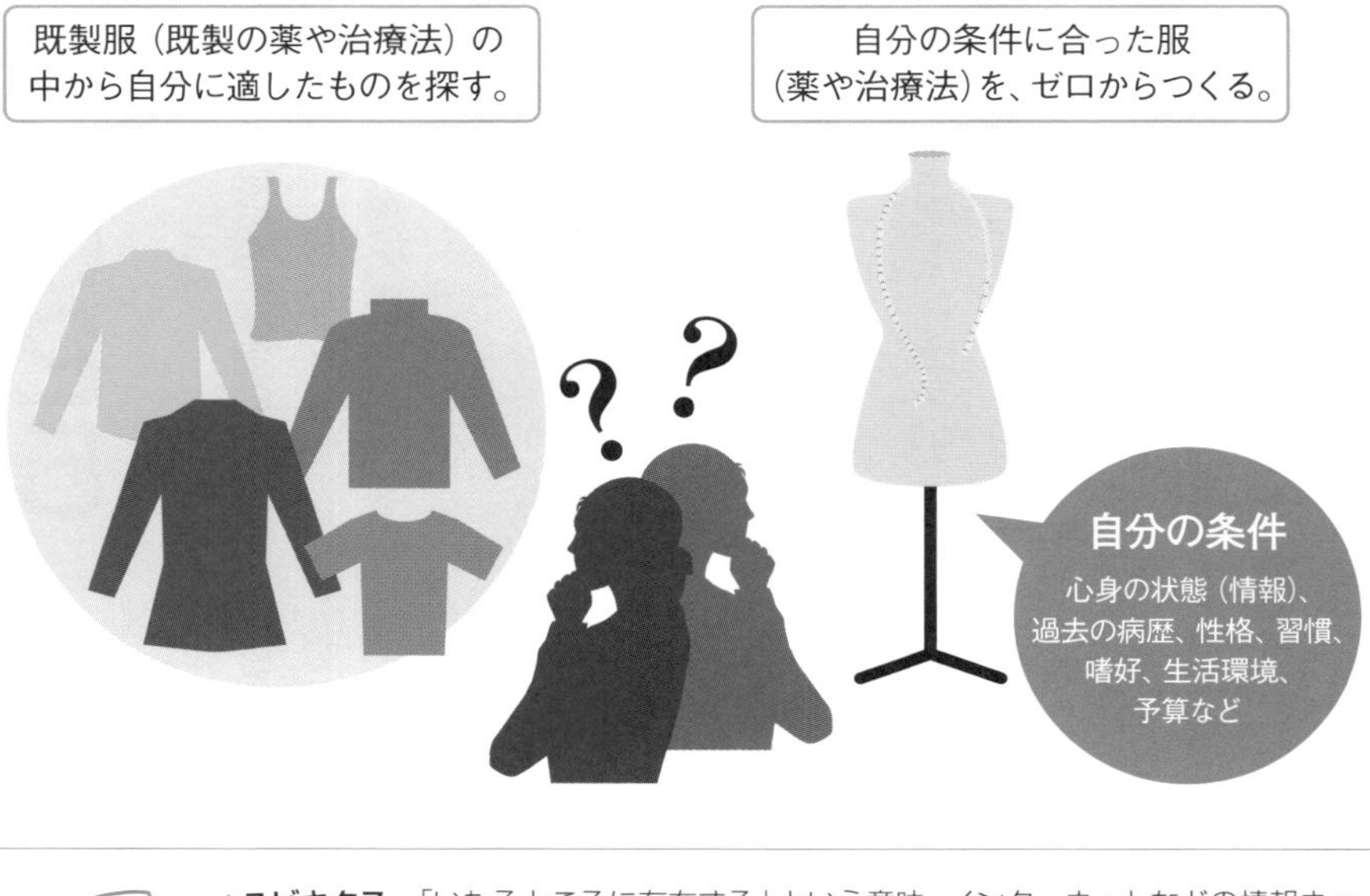
既製服（既製の薬や治療法）の中から自分に適したものを探す。
自分の条件に合った服（薬や治療法）を、ゼロからつくる。
自分の条件
心身の状態（情報）、過去の病歴、性格、習慣、嗜好、生活環境、予算など

用語解説

*ユビキタス　「いたるところに存在する」という意味。インターネットなどの情報ネットワークを利用して、いつでも、どこからでもアクセスできる環境を意味する。電子カルテや医薬品情報への自由なアクセスを実現するユビキタス医療という言葉もすでに生まれている。

9 製薬協　産業ビジョン2025

日本の製薬企業の団体である日本製薬工業協会（製薬協）は、今後の医薬品産業の継続的な発展を見据え、「製薬協　産業ビジョン2025～世界に届ける創薬イノベーション」を策定し、今後の展望を明示しました。そこにはグローバルビジネスだけでなく、国際貢献も見据えた未来像が描かれています。

製薬協のビジョンの柱は、①先進創薬で次世代医療を牽引する、②世界80億人に革新的な医薬品を届ける、③高付加価値産業として日本経済をリードする、④健康先進国の実現を支援する、⑤志高き信頼される産業となる、の5つです。

これからの医療では、すでに発症した疾患の診断や治療以上に、疾患発症前における診断、治療開始後の効果や安全性の予測、および予防と発症前後の積極的な先制医療がより重要になると考えられています。製薬協はその実現のために、「**医療ビッグデータ**＊」を創薬に有効活用するための協力を働きかける。同時に、世界から創薬資源や知恵を集め、産学官連携による創薬生産性向上や業界内連携・多業種連携による創薬技術・ノウハウの融合に積極的に取り組む。それらによって世界最高レベルの創薬力を獲得する」（中山譲治氏、2018～2020年製薬協会長）と提言しています。

●コロナ禍の経験の再検証が必要

経済状況、医療制度、社会文化などとともに、医薬品を取り巻く環境も国ごとに異なります。製薬協は、有効な治療薬を切望する世界中の患者からの期待に応えるため、日本で創出した革新的な医薬品を世界中の人々に届けることも目標の1つに掲げています。続く3番目は、日本経済への貢献です。資源が乏しい中、人口も減少する日本にとって、科学技術や知的財

用語解説

＊**医療ビッグデータ**　医療機関などから提供された患者の医療情報を匿名加工して蓄積したデータ。大学などの研究機関や企業が、治療効果や評価などに関する大規模な研究、創薬、新たな医療機器開発などに活用する。

産に立脚した国づくりはきわめて重要です。特に製薬産業には高付加価値産業の代表として、これまで以上に日本経済を牽引する役割が期待されています。そこで製薬協は、既存の医薬品と今後創出される革新的な医薬品の海外展開を加速し、そこで得られた収益を国内外での新たな投資に還元していくことも約束しています。そして4番目の健康先進国の実現については、**患者参加型医療**の推進、社会保障制度の持続、そして革新的な医薬品の創出により、国民が質の高い人生を送ることができる社会を目指すことをその骨子としています。

しかし、以上のような大きな施策を掲げながら、新型コロナウイルスへの対応では、日本の製薬企業はワクチンや治療薬の開発で諸外国に後れを取りました。その背景として、新薬承認システムの機能不全や緊急時の医薬品開発体制の不備、感染症に関する人材不足など、様々な問題点が指摘されました。コロナ禍の経験を再検証し、医療体制、創薬体制の見直しも含め、次のパンデミックに備えてほしいと思います。

製薬協 産業ビジョン 2025

- ビジョン1 先進創薬で次世代医療を牽引する
- ビジョン2 世界80億人に革新的な医薬品を届ける
- ビジョン3 高付加価値産業として日本経済をリードする
- ビジョン4 健康先進国の実現を支援する
- ビジョン5 志高き信頼される産業となる

出典：製薬協「薬協 産業ビジョン 2025」をもとに作成
https://www.jpma.or.jp/vision/industry_vision2025/

ワンポイントコラム

【患者参加型医療】 患者が自身の病気や治療に関して「すべて医者に任せる」のではなく、自ら情報収集するなどして主体的に医療に参加すること。病気や治療への意識・知識を高めることで、医療者とのコミュニケーションが円滑化され、治療成績も向上するといわれています。

10 医薬品産業は景気の動向に左右されない

政府は、2022年の骨太の方針の策定に合わせて閣議決定した「新しい資本主義のグランドデザイン及び実行計画〜人・技術・スタートアップへの投資の実現〜」の中で、「世界的に医薬品市場が成長を続ける中、我が国においても、創薬を成長産業とすべき」との方針が明記されました。

かねてより、医薬品業界は他産業に比べて安定した産業といわれてきましたが、コロナ禍では受診控え等を背景とする既存の医薬品の使用率減がありました。それでも、COVID-19のワクチンや治療薬などの導入増によって全体の医薬品売上高は減ることはなかったので、産業の安定性は実証されたのではないかと思います。すなわち、病気の治療や予防はわれわれが生きていく上で必要不可欠であるため、景気の動向にほとんど左右されることのない持続可能な産業であるということです。しかも、医薬品はその開発に膨大な年数や費用がかかるとはいえ、他の製造業に比べて開発や製造のための施設がそれほど大規模である必要はなく、一握りの化合物が莫大な利益を生む可能性を秘めたきわめて特異な業種です。すなわち、人の英知をもとにする研究開発型の産業であるため、国土や資源が豊富ではないわが国に非常に適した産業といえます。

●日本の医薬品市場規模は10兆円超

2026年に日本の医薬品市場規模はドイツに抜かれて4位に沈むとしても、その額は2015年以降10兆円超で推移しています（IQVIA「The Global Use of Medicines 2022 OUTLOOK TO 2026」)。百貨店業界はかつて10兆円市場といわれたようですが、今は約3割縮小しているとのことです。アパレル産業も20年ほど前の15兆円規模から今は10兆円を

ワンポイントコラム

【COVID-19】 coronavirus disease 2019の略語で、2019年に発生した新型コロナウイルス感染症という意味です。この原因ウイルスはSARS-CoV-2と呼ばれます。コロナウイルスは、ありふれた風邪の原因となる2種類と、動物から感染して重症肺炎を起こす2種類が知られていますが、SARS-CoV-2はそれらとは別の新たなコロナウイルスです。

切っている模様。コンビニ業界は2017年に10兆円市場となったようですが、かなり飽和状態です。

それでは、医薬品産業はどうなっていくのでしょう。国の医療費抑制策は今後も続くと予想され、それについてはマイナス要因です。一方、国の「骨太の方針2022」の医療関連の取り組みでは「医療情報基盤の整備」、すなわち**医療DX**＊の推進が盛り込まれており、これによって国民が有する様々な疾患の様相、治療経過、使用薬剤などがビッグデータとして解析できるようになると、そこから得られた情報が新たな治療法や治療薬につながる可能性が十分にあります。特に新規の医薬品はそれなりに高い価格が設定されますから、薬剤費の支出を押し上げます。また疾患発症のプロセスがわかれば予防医学も進展します。例えば、ある疾患の予防のための薬剤が開発されれば、それはかなり継続的に使用されるようになると考えられます。今後も様々な分野で生まれる新規技術を取り込み、新たなイノベーションを巻き起こし、さらなる成長を続けることが期待されます。

医療DXとは

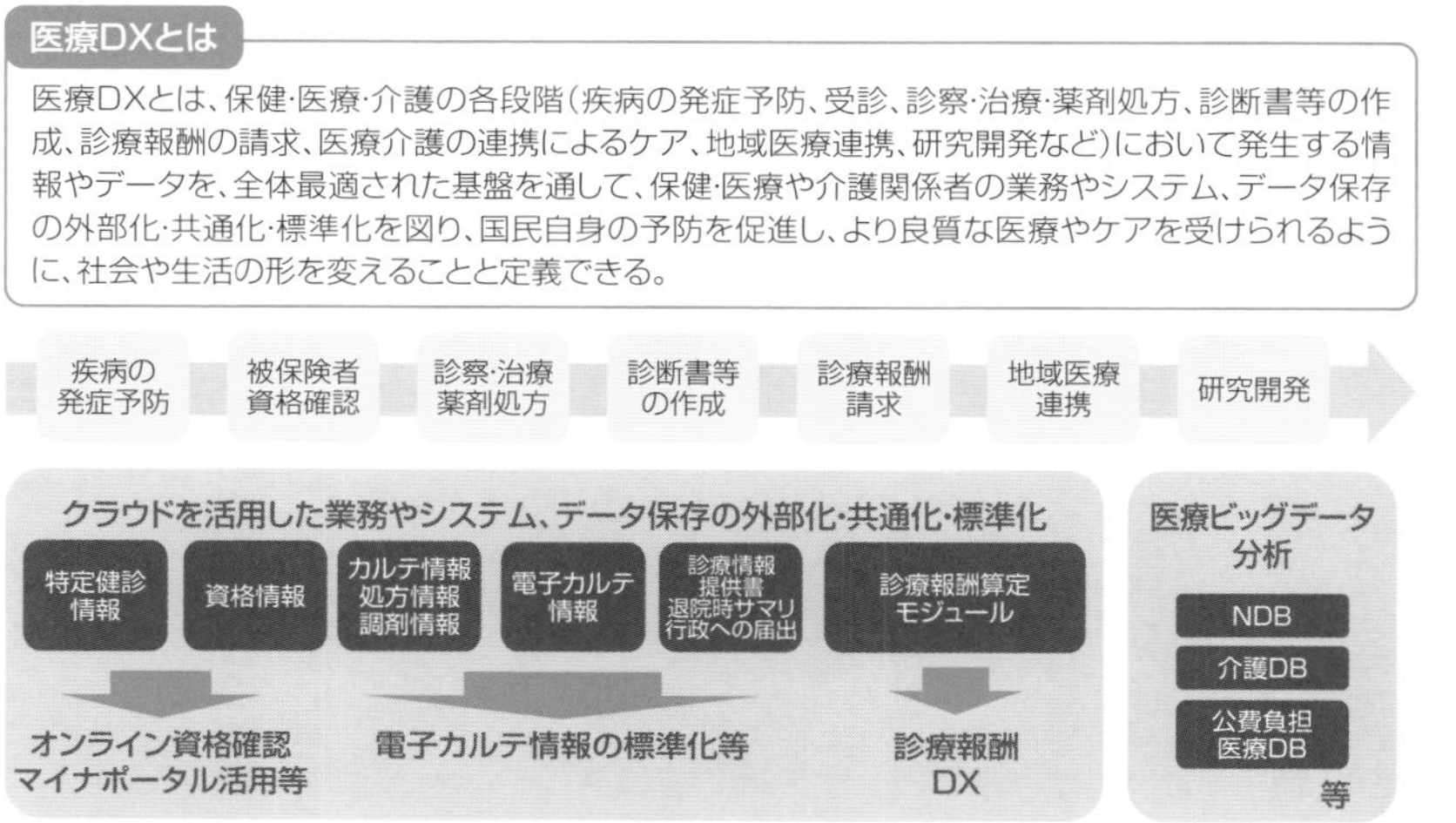

出典：厚生労働省「医療DXについて」をもとに当社作成
https://www.mhlw.go.jp/content/10808000/000992373.pdf

用語解説

＊**医療DX**　医療機関が直面している様々な課題や変化に対し、「データ」「デジタル技術」を活用し、患者や社会からのニーズを踏まえて診療／研究／医療機関運営を変革すること。プロセス／組織文化／風土の変革も含まれる。

11 期待される医薬品業界の発展

企業の合併や吸収が、果たして医薬品産業の発展につながるのかどうかは、今後の成り行きを注視しなければなりません。時代は、株主重視の収益性の高い企業経営を求めていますが、製薬メーカーにとっては新たな医薬品開発が最優先課題であり、その成果が成長を支えることは不変です。

今後の医薬品世界市場はどのように展開していくのでしょう。万人向けではなく、患者さん一人ひとりの特性に合わせた薬剤選択と治療計画を基盤とする、テーラーメイド医療についてはすでに述べました。一方、製薬メーカーは長年、ほぼ万人向けの薬の開発に取り組んできました。すなわち、大集団における**第一選択薬***として、医師が様々な診療ガイドラインに沿って投与できる医薬品です。そうした薬剤を開発するために、製薬メーカーは膨大な研究開発費を投入しています。しかし、大規模な臨床試験を行い、ある程度の人数に効果が認められる薬を探す作業は時間もかかり、上市するにあたっても戦術的なマーケティングや販売促進などに多大な労力や資金が必要とされます。その一方で、そうした医薬品を投与したとしても、患者の病気を100%治せるわけではなく、また患者全員に効果が示されるわけでもありませんでした。さらに、そうした事実があるにもかかわらず、世界的にも医療費抑制策が進み、販売規制がより厳しくなるなどして、投下した研究開発費の回収が以前にも増して難しくなっています。したがって、テーラーメイド医療という革新的な医療システムを論ずる以前に、すでに数多くの人に有効な医薬品の開発はかなり行き詰っていたのです。

そうした現状の中で、バイオ医薬品の売上は急拡大しています。先述したように、2021年度の品目別売上で世界のトップ20のうちバイオ医薬品は12を占

用語解説

***第一選択薬**　ファーストラインとも呼ばれ、有効性がある程度確実で副作用の少ない治療薬。第二選択薬はセカンドラインともいい、多少副作用はあるが、より効果が高いとされる。

めました。しかも、バイオ医薬品の後発品であるバイオシミラーも数多くのメーカーが手掛け始めています。そうしたトレンドを踏まえ、日本の医薬品メーカーも海外のバイオベンチャーの買収などで、バイオ医薬品あるいはバイオシミラーの開発・製造・販売を本格化させています。

●最も期待される再生医療研究

今後の創薬においては、2006年に京都大学の山中伸弥教授が論文発表したiPS細胞の応用が最も期待されます。同氏は2008年、京都大学にiPS細胞研究センターを設置し、2010年にそれをiPS細胞研究所（CiRA）として独立させました。さらに、2020年には同研究所のiPS細胞を備蓄する事業を同氏が理事長を務める京都大学iPS細胞研究財団（iPS財団）に移管し、iPS細胞の研究と同細胞の研究者や医療者へ円滑な提供を可能にする機能を拡充しました。iPS細胞の応用については、日本の製薬メーカーの集まりである日本製薬工業協会が2013年、「ヒトiPS細胞応用安全性評価コンソーシアム」を立ち上げ、製薬メーカーと研究機関、あるいはベンチャーとの共同研究を後押ししています。すでに、武田薬品、住友ファーマ、キリンホールディングスをはじめ、数多くの製薬メーカーがiPS細胞の応用に取り組んでおり、**パーキンソン病**＊や眼疾患、心疾患、腎疾患など、様々な領域の疾患で成果が示されつつあります。

また、iPS細胞は様々な臓器の細胞に分化する最初の細胞に当たりますが、慶應義塾大学の佐藤俊朗教授は2022年、すでに臓器を形成している生きた細胞の3次元複製ともいえるオルガノイドと呼ばれるものを作成・培養する技術を確立し、医療技術や創薬へのその応用も試み始められています。

医薬品産業の強化はわが国の成長戦略の中核に位置づけられ、iPS細胞に代表される再生医療研究には多額の予算も配分されています。再生医療の開発は、他産業の先端技術の活用範囲も広げ、経済全体の成長に大きく貢献するものと期待されています。

用語解説

＊**パーキンソン病**　ふるえ、動作緩慢、筋肉のこわばり、運動障害、転びやすいなどが特徴。50歳以上に多いため、高齢人口の増加により今後増える疾患を考えられている。根本治療はないが、脳内のドパミン減少が原因と考えられているため、ドパミン補充が治療の中心。

CiRAにおける研究

病気の仕組みを調べ新しい薬を開発する研究

患者さんから採取させていただいた細胞から作ったiPS細胞は、患部の細胞に分化させると、病気の症状を再現できる場合があります。CiRAでは、このような患者さん由来の細胞を使って病気のメカニズムを解明し、新しい薬を開発する研究に取り組んでいます。

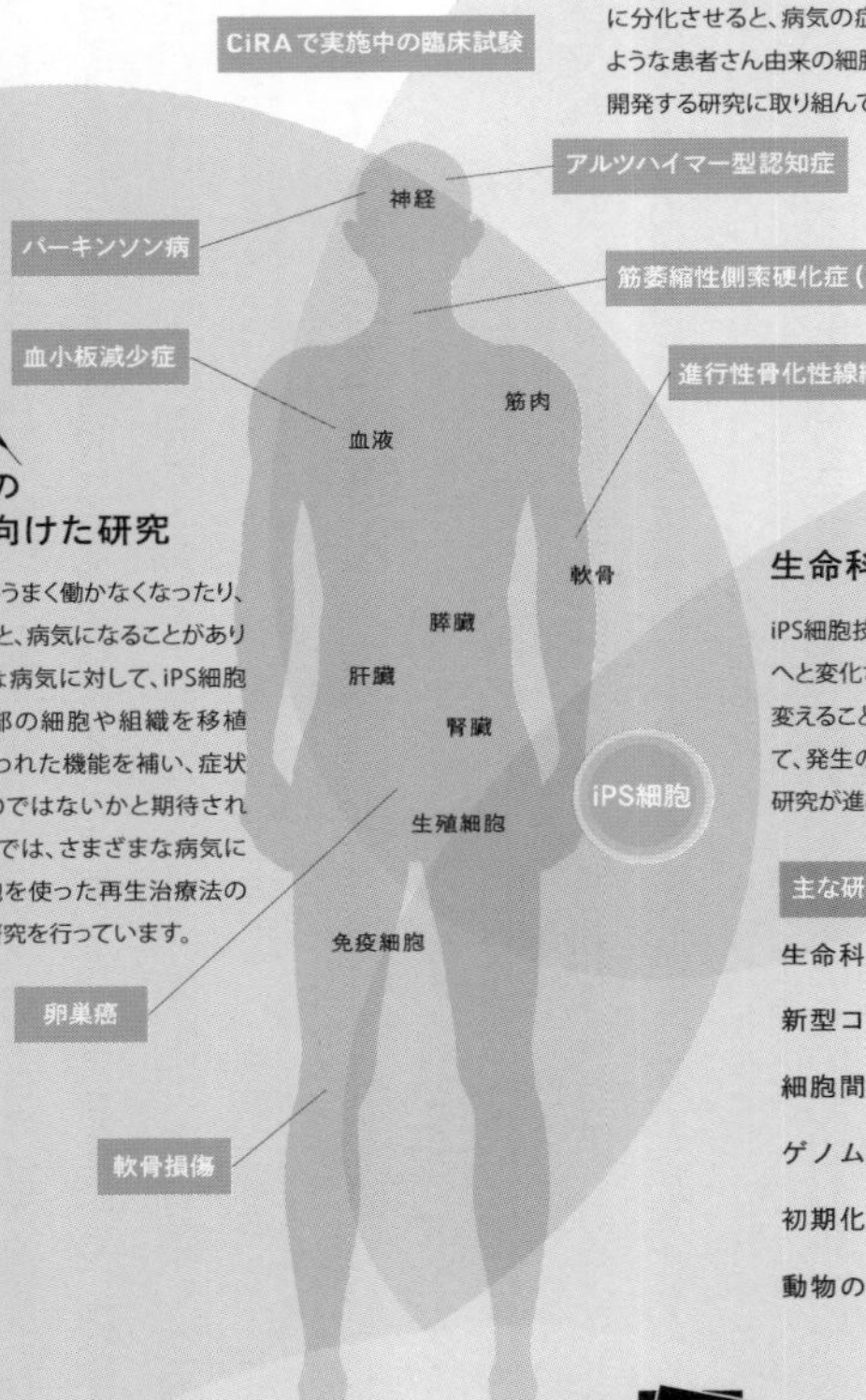

再生医療の実現化に向けた研究

からだの細胞がうまく働かなくなったり、失われたりすると、病気になることがあります。このような病気に対して、iPS細胞から作った患部の細胞や組織を移植することで、失われた機能を補い、症状を改善できるのではないかと期待されています。CiRAでは、さまざまな病気に関して、iPS細胞を使った再生治療法の開発にむけた研究を行っています。

生命科学の可能性を広げる研究

iPS細胞技術は、皮膚や血液の細胞を何にでもなれるiPS細胞へと変化させる、つまり、遺伝子を書き換えずに細胞の運命を変えることができる技術です。iPS細胞のこうした性質を利用して、発生の仕組みや細胞の運命を決定する仕組みについて、研究が進められています。

主な研究テーマ

- 生命科学とAIなどの新しいシステム
- 新型コロナウイルス
- 細胞間コミュニケーション
- ゲノム編集　遺伝子
- 初期化　幹細胞
- 動物のiPS細胞　など

iPS細胞にまつわる倫理の研究

最先端の研究をより適切に推進し、医療応用を実現するためには、倫理面にも目を向ける必要があります。CiRAでは、iPS細胞研究における倫理的、法的、社会的な課題を多角的に調査・検討する研究に取り組んでいます。

出典：京都大学 iPS 細胞研究所「CiRA における研究」より
https://www.cira.kyoto-u.ac.jp/j/research/research_overview.html

column

育薬こそ、未来への道しるべ

臨床試験で用いられる偽の薬のことを「プラセボ」といいますが、これは人を「なぐさめる」、「喜ばす」という意味のラテン語です。薬だと偽って、気休めに飲ませた水や砂糖が、思いがけない治療効果を現すことがあるので、医療の現場では2通りの目的で使用されます。1つは、不眠症の患者が睡眠薬を欲しがるようなときに、薬物依存を防止する目的でときどきプラセボを処方することがあるようです。信頼されている医師が「これは効くよ」といって処方すれば、本当に睡眠薬のような効果が現れるといわれます。

もう一つは臨床試験です。複数の患者に開発中の薬とプラセボをそれぞれ投与して、試験薬が本当に効くのかどうかをプラセボと比較するのです。最近は、すでに市販されている薬の再評価もこの方法で行われ、効果がないことが発見されたために、長年人々に親しまれてきた薬が販売中止になったこともありました。

薬は、人に使用されてはじめてその効果が証明されます。新薬が発売されても、安全性や有効性に確証を得られるまでには長い年月を要します。上市されたあとも時間をかけ、人々の間でその効果が確かめられなければ、一人前の薬にはならないということです。

人類が生み出した薬を人類の手で育てていくこと。これを「育薬」といいます。莫大な資金をかけて繰り広げられるゲノム創薬の戦いだけでなく、開発された新薬をより安全で有効な良薬へ育てていく「育薬」という領域にも、日本が果たせる役割はあると思われます。

おわりに

私は、医学関連の学会や新薬に関する情報、あるいは様々な医療機関の取り組みを紹介する取材記事の執筆に携わっております。その過程では、実地医家の先生方や医学・薬学の研究者の方々とともに、製薬会社の関係者の皆さまとお話しする機会が数多くあります。そこで感じることは、最適な治療を、最良の治療薬を世に提供しようと、皆さまが一般に考えられている以上に熱意をもって尽力されていることです。

たとえば、病院の医師は3分診療といわれ、患者さんとの面談に十分な時間をかけていないなどと批判をされることがよくありますが、そうした先生たちのほとんどが、お昼ご飯も食べずに朝から夕方まで診療されています。患者さんは病院の待合室で2時間以上待たされたとしても、先生たちはそれ以上に過酷な労働環境にあることをわれわれは忘れてはならないと思います。それは看護師さんも薬剤師さんもその他のメディカルスタッフの方たちも同じです。さらに製薬会社の皆さんは、そうした忙しい医療者の方たちに医薬品の情報を迅速に提供するために、朝はより早い時間から準備をし、夜はより遅くまでフォローアップに駆け回っていることを私は知っています。医療者も製薬会社も、1人でも多くの患者さんを救うために、骨身を惜しまずに日々努力されているのです。この本を手にされた方々が、そうした事実を理解され、日本の医療と製薬業界の力強いサポーターになっていただければと願っております。

最後に、2004年より版を重ね、今回新たな改訂版を発刊できることになったことを光栄に思うとともに、本稿の執筆の過程で常にお力添えいただいた株式会社秀和システムの編集部の皆さまに心より御礼申し上げます。

2023年6月吉日　荒川　博之

※2023年6月調べ

【主な医薬品業界関連団体一覧】

東京都家庭薬工業協同組合
〒104-0061　東京都中央区銀座8-18-16
銀座J8ビル3階
TEL:03-3543-1786
https://www.tokakyo.or.jp/

日本OTC医薬品協会
〒101-0032　東京都千代田区岩本町1-8-15
イトーピア岩本町一丁目ビル4階
TEL:03-5823-4971(代表)
https://www.jsmi.jp/

公益社団法人　日本医師会
〒113-8621　東京都文京区本駒込2-28-16
TEL:03-3946-2121(代表)
https://www.med.or.jp/

一般社団法人　日本医薬品卸売業連合会
〒103-0028　東京都中央区八重洲1-7-20
(八重洲口会館7F)
TEL:03-3275-1573(総務・薬制部)
https://www.jpwa.or.jp/

一般財団法人　日本医薬情報センター
〒150-0002　東京都渋谷区渋谷2-12-15
長井記念館4階、5階
TEL:03-5466-1811
https://www.japic.or.jp/

公益社団法人　日本看護協会
〒150-0001　東京都渋谷区神宮前5-8-2
TEL:03-5778-8831(代表)
https://www.nurse.or.jp/

一般社団法人　日本薬剤疫学会
〒113-0032　東京都文京区弥生2-4-16
学会センタービル5階
https://www.jspe.jp/

公益社団法人　日本薬剤師会
〒160-8389　東京都新宿区四谷3-3-1
四谷安田ビル　7F
TEL:03-3353-1170(代表)
https://www.nichiyaku.or.jp/

厚生労働省
〒100-8916　東京都千代田区霞が関1-2-2
TEL:03-5253-1111(代表)
https://www.mhlw.go.jp/

国立研究開発法人医薬基盤・健康・栄養研究所
医薬基盤研究所
〒567-0085　大阪府茨木市彩都あさぎ7-6-8
TEL:072-641-9811
国立健康・栄養研究所
〒566-0002　大阪府摂津市千里丘新町3－17
TEL:06-6384-1120
https://www.nibiohn.go.jp/

独立行政法人　医薬品医療機器総合機構
〒100-0013　東京都千代田区霞が関3-3-2
新霞が関ビル
TEL:03-3506-9506
https://www.pmda.go.jp/

一般財団法人　医薬品医療機器
レギュラトリーサイエンス財団
〒150-0002　東京都渋谷区渋谷2-12-15
日本薬学会長井記念館
TEL:03-3400-5634(代表)
http://www.pmrj.jp/

関西医薬品協会
〒541-0044　大阪市中央区伏見町2-4-6
大阪薬業クラブ3階
TEL:06-6231-9191
https://www.kpia.jp/

大阪家庭薬協会
〒541-0044　大阪市中央区伏見町2-4-6
大阪薬業クラブ4階
TEL:06-6231-7660
https://www.daikakyo.ne.jp/

国立医薬品食品衛生研究所
〒210-9501　神奈川県川崎市川崎区殿町3-25-26
TEL:044-270-6600(代表)
http://www.nihs.go.jp/index-j.html

国際製薬団体連合会
IFPMA(International Federation of Pharmaceutical Manufacturers & Associations)
Chemin des Mines 9
1202 Geneva, Switzerland
TEL:+41-22-338-3200
https://www.ifpma.org/

米国国立衛生研究所
NIH(National Institutes of Health)
9000 Rockville Pike
Bethesda, Maryland 20892
TEL:+1-301-496-4000
https://www.nih.gov/

米国食品医薬品局
FDA(U.S. Food and Drug Administration)
10903 New Hampshire Ave
Silver Spring, MD 20993-0002
TEL:1-888-INFO-FDA (1-888-463-6332)
https://www.fda.gov/

一般社団法人　日本ワクチン産業協会
〒101-0047　東京都千代田区内神田2-14-4
内神田ビルディング4階
TEL:03-6206-9660
http://www.wakutin.or.jp/

公益財団法人　麻薬・覚せい剤乱用防止センター
〒107-0052　東京都港区赤坂2-4-1
白亜ビル9階
TEL:03-5544-8436
https://www.dapc.or.jp/

世界保健機関
WHO(World Health Organization)
WHO Headquarters in Geneva
Avenue Appia 20
1211 Geneva, Switzerland
TEL:+41-22-7912111
https://www.who.int/en/

【主な医薬品関連企業一覧】

アストラゼネカ株式会社
〒530-0011
大阪市北区大深町3番1号
グランフロント大阪タワーB
TEL:06-4802-3600(代表)
https://www.astrazeneca.co.jp/

アッヴィ合同会社
〒108-0023　東京都港区芝浦3-1-21
msb Tamachi 田町ステーションタワーS
TEL:03-4577-1111(大代表)
https://www.abbvie.co.jp/

アムジェン株式会社
〒107-6239　東京都港区赤坂9−7−1　ミッドタウン・タワー
TEL:03-5293-9900
https://www.amgen.co.jp/

旭化成ファーマ株式会社
〒100-0006　東京都千代田区有楽町1-1-2
日比谷三井タワー
TEL:03-6699-3600(代表)
https://www.asahikasei-pharma.co.jp/

あすか製薬株式会社
〒108-8532　東京都港区芝浦2-5-1
TEL:03-5484-8361(代表)
https://www.aska-pharma.co.jp/

アステラス製薬株式会社
〒103-8411　東京都中央区日本橋本町2-5-1
TEL:03-3244-3000
https://www.astellas.com/jp/

京都薬品工業株式会社
〒604-8444　京都府京都市中京区西ノ京月輪町38
TEL:075-802-3371
http://www.kyoto-pharm.co.jp/

杏林製薬株式会社
〒101-8311　東京都千代田区神田駿河台4-6 御茶ノ水ソラシティ(受付16階)
TEL:03-3525-4700(代表)
https://www.kyorin-pharm.co.jp/

協和キリン株式会社
〒100-0004　東京都千代田区大手町1-9-2 大手町フィナンシャルシティ　グランキューブ
TEL:03-5205-7200
https://www.kyowakirin.co.jp/

グラクソ・スミスクライン株式会社
〒107-0052　東京都港区赤坂1-8-1 赤坂インターシティAIR(会社受付16階)
https://jp.gsk.com/

クラシエ製薬株式会社
〒108-8080　東京都港区海岸3-20-20 ヨコソーレインボータワー6F
TEL:03-5446-3300
http://www.kracie.co.jp/

KMバイオロジクス株式会社
〒860-8568　熊本県熊本市北区大窪1-6-1
TEL:096-344-1211
https://www.kmbiologics.com/

興和株式会社
〒460-8625　愛知県名古屋市中区錦3-6-29
TEL:052-963-3033
https://www.kowa.co.jp/

サノフィ株式会社
〒163-1488　東京都新宿区西新宿3-20-2 東京オペラシティタワー
TEL:03-6301-3000
https://www.sanofi.co.jp/

参天製薬株式会社
〒530-8552　大阪市北区大深町4-20 グランフロント大阪　タワーA
TEL:06-7664-8621
https://www.santen.co.jp/

あゆみ製薬株式会社
〒104-0061　東京都中央区銀座4-12-15 歌舞伎座タワー19階
TEL:03-6264-3540
https://www.ayumi-pharma.com/

アルフレッサ　ファーマ株式会社
〒540-8575　大阪市中央区石町2-2-9
TEL:06-6941-0300(代表)
https://www.alfresa-pharma.co.jp/

EAファーマ株式会社
〒104-0042　東京都中央区入船2-1-1
http://www.eapharma.co.jp/

ヴィアトリス製薬株式会社
〒105-0001　東京都港区虎ノ門5-11-2(オランダヒルズ森タワー)
TEL:03-5656-0400(代表)
https://www.viatris.com/ja-jp/lm/japan

エーザイ株式会社
〒112-8088　東京都文京区小石川4-6-10
TEL:03-3817-3700(大代表)
https://www.eisai.co.jp/

MSD株式会社
〒102-8667　東京都千代田区九段北1-13-12 北の丸スクエア
TEL:03-6272-1000(本社)
https://www.msd.co.jp/

大塚製薬株式会社
〒101-8535　東京都千代田区神田司町2-9
TEL:03-6717-1400
https://www.otsuka.co.jp/

小野薬品工業株式会社
〒541-8564　大阪市中央区久太郎町1-8-2
TEL:06-6263-5670
https://www.ono.co.jp/

科研製薬株式会社
〒113-8650　東京都文京区本駒込2-28-8
TEL:03-5977-5001(総務部)
https://www.kaken.co.jp/

キッセイ薬品工業株式会社
〒399-8710　長野県松本市芳野19-48
TEL:0263-25-9081
https://www.kissei.co.jp/

大鵬薬品工業株式会社
〒101-8444
東京都千代田区神田錦町1-27
TEL:03-3294-4527
https://www.taiho.co.jp/

武田薬品工業株式会社
〒103-8668
東京都中央区日本橋本町2-1-1
TEL:03-3278-2111(代表)
https://www.takeda.com/jp/

田辺三菱製薬株式会社
〒541-8505　大阪市中央区道修町3-2-10
TEL:06-6205-5085
https://www.mt-pharma.co.jp/

中外製薬株式会社
〒103-8324　東京都中央区日本橋室町2-1-1
日本橋三井タワー(受付15F)
TEL:03-3281-6611(代表)
https://www.chugai-pharm.co.jp/

株式会社ツムラ
〒107-8521　東京都港区赤坂2-17-11
TEL:03-6361-7200
https://www.tsumura.co.jp/

帝國製薬株式会社
〒769-2695　香川県東かがわ市三本松567
TEL:0879-25-2221
https://www.teikoku.co.jp/

帝人ファーマ株式会社
〒100-8585　東京都千代田区霞が関3-2-1
霞が関コモンゲート西館
https://www.teijin-pharma.co.jp/

テルモ株式会社
〒151-0072　東京都渋谷区幡ヶ谷2-44-1
TEL:03-3374-8111(代表)
https://www.terumo.co.jp/

トーアエイヨー株式会社
〒104-0032　東京都中央区八丁堀3-10-6
TEL:03-5542-8800
https://www.toaeiyo.co.jp/

サンファーマ株式会社
〒141-0031　東京都品川区西五反田8-9-5
FORECAST五反田WEST
TEL:03-5719-6663
https://jp.sunpharma.com/

株式会社三和化学研究所
〒461-8631　愛知県名古屋市東区東外堀町35
TEL:052-951-8130
https://www.skk-net.com/

JCRファーマ株式会社
〒659-0021　兵庫県芦屋市春日町3-19
TEL:0797-32-8591
https://www.jcrpharm.co.jp/

塩野義製薬株式会社
〒541-0045　大阪市中央区道修町3-1-8
TEL:06-6202-2161
http://www.shionogi.co.jp/

住友ファーマ株式会社
〒541-0045　大阪市中央区道修町2-6-8
TEL:06-6203-5321
https://www.sumitomo-pharma.co.jp

生化学工業株式会社
〒100-0005　東京都千代田区丸の内1-6-1
丸の内センタービルディング10F
TEL:03-5220-8950
https://www.seikagaku.co.jp/

ゼリア新薬工業株式会社
〒103-8351　東京都中央区日本橋小舟町
10-11
TEL:03-3663-2351
https://www.zeria.co.jp/

千寿製薬株式会社
〒541-0048　大阪市中央区瓦町3-1-9
TEL:06-6201-2512(代表)
https://www.senju.co.jp/

第一三共株式会社
〒103-8426　東京都中央区日本橋本町3-5-1
TEL:03-6225-1111(代表)
https://www.daiichisankyo.co.jp/

大正製薬株式会社
〒170-8633　東京都豊島区高田3-24-1
TEL:03-3985-1111
https://www.taisho.co.jp/

ノバルティス ファーマ株式会社
〒105-6333　東京都港区虎ノ門1-23-1
虎ノ門ヒルズ森タワー
TEL:03-6899-8000(代表)
https://www.novartis.co.jp/

ノボ ノルディスク ファーマ株式会社
〒100-0005　東京都千代田区丸の内2-1-1
明治安田生命ビル
TEL:03-6266-1000
https://www.novonordisk.co.jp/

バイエル薬品株式会社
〒530-0001　大阪市北区梅田2-4-9
ブリーゼタワー
TEL:06-6133-7000(代表)
https://byl.bayer.co.jp/

バイオジェン・ジャパン株式会社
〒103-0027　東京都中央区日本橋1-4-1
日本橋一丁目三井ビルディング14階
TEL:03-3275-1900(代表)
https://www.biogen.co.jp/

一般財団法人阪大微生物病研究会
〒565-0871　大阪府吹田市山田丘3-1
大阪大学内
大阪大学融合型生命科学総合研究棟　2F・3F・4F
TEL:06-6877-4804(代表)
https://www.biken.or.jp/

久光製薬株式会社
〒841-0017　佐賀県鳥栖市田代大官町408
https://www.hisamitsu.co.jp/

ファイザー株式会社
〒151-8589　東京都渋谷区代々木3-22-7
新宿文化クイントビル
TEL:03-5309-7000(代表)
https://www.pfizer.co.jp/

富士フイルム富山化学株式会社
〒104-0031　東京都中央区京橋2-14-1
兼松ビルディング
TEL:03-5250-2600
http://fftc.fujifilm.co.jp/

藤本製薬株式会社
〒580-8503 大阪府松原市西大塚1-3-40
TEL:072-332-5151
http://www.fujimoto-pharm.co.jp/

東レ株式会社
〒103-8666　東京都中央区日本橋室町2-1-1
日本橋三井タワー
TEL:03-3245-5111(代表)
https://www.toray.co.jp/

鳥居薬品株式会社
〒103-8439　東京都中央区日本橋本町3-4-1
トリイ日本橋ビル
TEL:03-3231-6811
https://www.torii.co.jp/

日本イーライリリー株式会社
〒651-0086　神戸市中央区磯上通5-1-28
LILLY PLAZA ONE BLDG.
TEL:078-242-9000
https://www.lilly.co.jp/

日本化薬株式会社
〒100-0005　東京都千代田区丸の内2-1-1
明治安田生命ビル
TEL:03-6731-5200(大代表)
https://www.nipponkayaku.co.jp/

日本ケミファ株式会社
〒101-0032　東京都千代田区岩本町2-2-3
TEL:03-3863-1211(大代表)
https://www.chemiphar.co.jp/

日本新薬株式会社
〒601-8550　京都市南区吉祥院西ノ庄門口町14
TEL:075-321-1111
https://www.nippon-shinyaku.co.jp/

日本製薬株式会社
〒598-8558　大阪府泉佐野市住吉町26番
TEL:072-469-4610
https://www.nihon-pharm.co.jp/

日本臓器製薬株式会社
〒541-0046　大阪市中央区平野町4-2-3
TEL:06-6203-0441(代表)
https://www.nippon-zoki.co.jp/

日本ベーリンガーインゲルハイム株式会社
〒141-6017　東京都品川区大崎2-1-1
ThinkPark Tower
TEL:03-6417-2200(代表)
https://www.boehringer-ingelheim.jp/

メルクバイオファーマ株式会社
〒153-8926　東京都目黒区下目黒1-8-1
アルコタワー 4F
https://www.merckgroup.com/jp-ja

持田製薬株式会社
〒160-8515　東京都新宿区四谷1-7
TEL:03-3358-7211
https://www.mochida.co.jp/

株式会社ヤクルト本社
〒105-8660　東京都港区海岸1-10-30
WATERS takeshiba
TEL:03-6625-8960(代表)
https://www.yakult.co.jp/

ヤンセンファーマ株式会社
〒101-0065　東京都千代田区西神田3-5-2
TEL:03-4411-7700
https://www.janssen.com/japan/

ユーシービージャパン株式会社
〒160-0023　東京都新宿区西新宿8-17-1
新宿グランドタワー
TEL:03-6864-7500(代表)
https://www.ucbjapan.com/

わかもと製薬株式会社
〒103-8330　東京都中央区日本橋本町2-2-2
TEL:03-3279-0371
https://www.wakamoto-pharm.co.jp/

扶桑薬品工業株式会社
〒541-0045　大阪市中央区道修町一丁目7番10号
TEL:06-6231-6887
https://www.fuso-pharm.co.jp/

ブリストル・マイヤーズ スクイブ株式会社
〒100-0004　東京都千代田区大手町1-2-1
Otemachi One タワー
TEL:03-6705-7000(代表)
https://www.bms.com/jp

丸石製薬株式会社
〒538-0042　大阪市鶴見区今津中2-4-2
TEL:06-6964-3100(代表)
https://www.maruishi-pharm.co.jp/

マルホ株式会社
〒531-0071　大阪府大阪市北区中津1-5-22
TEL:06-6371-8876(代表)
https://www.maruho.co.jp/

株式会社ミノファーゲン製薬
〒160-0023　新宿区西新宿3-2-11
新宿三井ビルディング二号館　3階
TEL:03-5909-2323(代表)
https://www.minophagen.co.jp/

Meiji Seika ファルマ株式会社
〒104-8002　東京都中央区京橋2-4-16
TEL:03-3273-6030(代表)
https://www.meiji-seika-pharma.co.jp/

【主な医薬品関連団体一覧】

公益社団法人　東京医薬品工業協会
〒103-0022　東京都中央区日本橋室町3-3-9
日本橋アイティビル7F
TEL:03-3270-3561
http://www.pmat.or.jp/

日本製薬工業協会
〒103-0023　東京都中央区日本橋本町2-3-11
日本橋ライフサイエンスビルディング　7階
TEL:03-3241-0326
http://www.jpma.or.jp/

索引

INDEX

医薬部外品……117,122
医療DX……249
医療過誤……168
医療事故……168
医療費……170
医療ビッグデータ……246
医療費抑制……103,242
インクレチン関連薬……143
インシリコ……141
インスリン抵抗性……142
インターフェロン……222
インフォームド・コンセント……178
インフルエンザ脳炎・脳症……205
ウイルス変異……155
エーザイ……46
疫学……64
エスタブリッシュ製品……54
オーソライズド・ジェネリック……141
大塚ホールディングス……40
オートファジー……141,233
オーファンドラッグ……156
オプジーボ……35
卸業者……85

か行

外資系メーカー……36
開発業務受託機関……74
改良後発品……138
かかりつけ薬局……116
学術部……92
活性酸素……212
カプセル剤……135
がん……206
カンジダ……214
患者参加型医療……247
患者の権利章典……187
関節リウマチ……55
感染症の専門医と専門看護師……145
感染症ワクチン……152
がん対策基本法……206
漢方……112,158
既存の薬の改良……139
虚血性心疾患……96
拒薬や怠薬……41
禁忌……86
駆梅剤……163
グローバルサプライチェーン……14

数字・アルファベット

ACE阻害薬……59
AMED……26
CFDA……239
COVID-19……248
CRO……74
DTP……152
GMP……77,99,188
HapMap……219
HMG-CoA還元酵素阻害剤……44
ICHレギュレーション……192
iPS細胞……227,233,251
IQVIA……20
IR……108
JPMA……88
LGBT……106
MedDRA……192
MR……86,88,90
mRNA……152,155
NBM……141
OTC……120
PCR検査……52
PMDA……72
SNP……224

あ行

アーユルヴェーダ……81
アカデミア……34
アクトヒブ……61
アステラス製薬……42
アッヴィ……54
アディポサイトカイン……212,213
アドエア……60
アナフィラキシー……179
アミロイドβ……209
アメリカの管理基準……189
アリナミン……38,39
アルツハイマー型認知症……208
アンジオテンシンⅡ受容体拮抗薬……56
イエローレター……197
遺伝子組換え……164
遺伝子治療……165,222,226
遺伝情報……218
イベルメクチン……232
医薬基盤・健康・栄養研究所……157
医薬品医療機器総合機構……26,173
医薬品承認申請資料のガイドライン……76

少子高齢化……24
使用した成分……123
脂溶性と水溶性……79
承認審査……170
商品名……132
省令……190
女性活躍社会……90
助成金……156
処方せん……114
自律神経……151
新型コロナウイルス……154
新興感染症……204
新指定医薬部外品……122
人種的特性……224
新種の感染症……235
迅速承認……47
新薬……66,69,72,138
新薬開発……174
新薬申請……192
スイッチOTC……57,118
スーグラ……42
スクリーニングテスト……67
ステロイド……65
スピール膏……121
生活衛生関係営業……182
生活環境の変化……225
生殖細胞……227
生物学的同等性……136,137
生物由来製品……185
製薬協……246
セルフメディケーション……125,242
喘息治療薬……60
先天性の疾患……226
創薬のターゲット……236

た行

第一三共……44
第一選択薬……250
第1類医薬品……133
大規模ドラッグストア・チェーン……240
耐性……144
耐性菌……144
体内動態……70
大鵬薬品……40
タイムラグ……74
タカヂアスターゼ……162
武田薬品……38
タンパク質……237
治験……69,172
治験コーディネーター……105
注意欠陥多動性障害……39
中間体……80
経済財政運営と改革の基本方針……140
血小板凝集抑制効果……149
血清療法……66
ゲノム……220
ゲノム解析……218
ゲノム創薬……174,175,218,236
ケモインフォマティクス……228
研究開発……96
抗アレルギー薬……118,119
抗インフルエンザ薬……217
抗ウイルス薬……183
高額療養費制度……199
抗血小板薬……96
抗真菌薬……28,29
合成ペプチドワクチン……154
厚生労働省……114,182
効能追加……97
後発医薬品……16
抗プラスミン剤……45
国際競争力指数……166
国際共同治験……94
国内医薬品メーカー……162
国内大手メーカー……34
国民医療費……242
コロナ禍……12,14
混合診療……171
コンビナトリアルケミストリー……228
コンプライアンス……30

さ行

催奇性……68
剤形……84
剤形研究……98
再審査期間……26
再生医療等製品……201
サイトカイン……210
サプリメント……124
サルバルサン……58
酸化ストレス……212
散剤……135
サントニン……50
ジェネリック……26,30,136
ジェネリック・メーカー……28
ジェネリック医薬品……16
資産のすべてを譲渡……29
自主規制……91
実施基準適合性……72,73
自動体外式除細動器……107
シナジー効果……53
市販後調査……119,191
受容体……211
消化性潰瘍……216

ファンクショナルゲノミクス……141
ブースター接種……12
付加価値額……160
プライベート・エクイティ……13
プラセボ……69
ブリッジング……172
ブルーレター……197
フルライン卸……241
ブロックバスター……230
プロテオーム解析……220
プロテオミクス……228
分子標的薬……48,49
併用禁忌……129
ベクター……223
ヘルシンキ宣言……186
ベンチャー企業の買収……110
包括建議……180
放射線療法……207
保険組合……176

ま行

マルチラブ社……18
慢性疾患……37
民族特性……24,25
メタボロミクス……228
メディカル・アドバイザー……95
メディカルゲノミクス……141
メルク……58
免疫チェックポイント阻害剤……49
免疫抑制剤プログラフ……101

や行

薬害……196
薬害訴訟……178
薬事……75
薬事関連法規……104
薬事工業生産動態統計……36
薬価差益……115
薬価制度……198
薬機法……184
ヤナギの樹皮……148
ユナニー……81
ユビキタス……245
用量……25

ら行

リアルワールドデータ……14,15
リフィル処方せん……128
リモート……93
倫理規定……87
ロシュ……52
中国製新型コロナワクチン……238
中国の医薬品産業……238
長期収載品……22
調剤薬局……126
調剤薬局チェーン……126
腸内細菌……215
腸内細菌叢……214
重複投与……129
チョコラ・シリーズ……46
鎮痛薬……148
ディスクロージャー優良企業……43
テーラーメイド医療……244
適応外使用……170
転帰……196
天然痘撲滅宣言……153
添付文書……89
溶かすための薬剤……138
特許……102
特許切れ……174
ドラッグストア……120,124
トランスクリプトミクス……228

な行

日本医薬品卸業連合会……110
日本OTC医薬品協会……194
日本製薬工業協会……88
日本薬局方……78
認可……72
認知症……208
ネガティブな情報……109
脳梗塞……148
ノバルティス・ファーマ……56

は行

パーキンソン病……251
バイオ医薬品……17
バイオシミラー……31,137,231
バイオテクノロジー……222
配合剤……51
ハイスループットスクリーニング……228
排尿器障害治療薬……147
罰則……195
バリデーション……188
必須医薬品モデルリスト……134
ヒト成長ホルモン……222
ビバンセ……174
肥満遺伝子……62
ヒヤリハット……168,169
病原菌の耐性化……234
被用者OB……177
ピロリ菌……150
ファイザー……50,58

●著者紹介

荒川　博之（あらかわ　ひろゆき）

1951年生まれ。在米25年。サンフランシスコ日米新聞社の編集記者を経てフリーランスの翻訳家・医療ジャーナリストに転身。欧米の糖尿病学会、循環器学会、リウマチ学会等の速報レポートをはじめ、日本医師会、日本精神科病院協会、日本製薬工業協会等の季刊誌、大手新聞や雑誌の健康関連記事、大手製薬メーカーの情報誌にも執筆。全米食品衛生プログラム「食品衛生管理士資格公認テキスト」、米国特許庁・医療関連特許情報の翻訳なども行っている。廣川亜太郎（ひろかわ　あたろう）のペンネームでエッセイも書いている。

図解《ずかい》入門《にゅうもん》業界《ぎょうかい》研究《けんきゅう》
最新《さいしん》医薬品業界《いやくひんぎょうかい》の動向《どうこう》とカラクリがよ～くわかる本《ほん》[第《だい》7版《はん》]

発行日　2023年　7月24日　第1版第1刷

著　者　荒川《あらかわ》　博之《ひろゆき》

発行者　斉藤　和邦
発行所　株式会社　秀和システム
〒135-0016
東京都江東区東陽2-4-2　新宮ビル2F
Tel 03-6264-3105（販売）Fax 03-6264-3094
印刷所　三松堂印刷株式会社　Printed in Japan

ISBN978-4-7980-6893-0 C0033

定価はカバーに表示してあります。

乱丁本・落丁本はお取りかえいたします。

本書に関するご質問については、ご質問の内容と住所、氏名、電話番号を明記のうえ、当社編集部宛FAXまたは書面にてお送りください。お電話によるご質問は受け付けておりませんのであらかじめご了承ください。